炎症性肠病丛书

如何应对溃疡性结肠炎

主　编
李明松　钟英强　张冰凌
郅　敏　王新颖

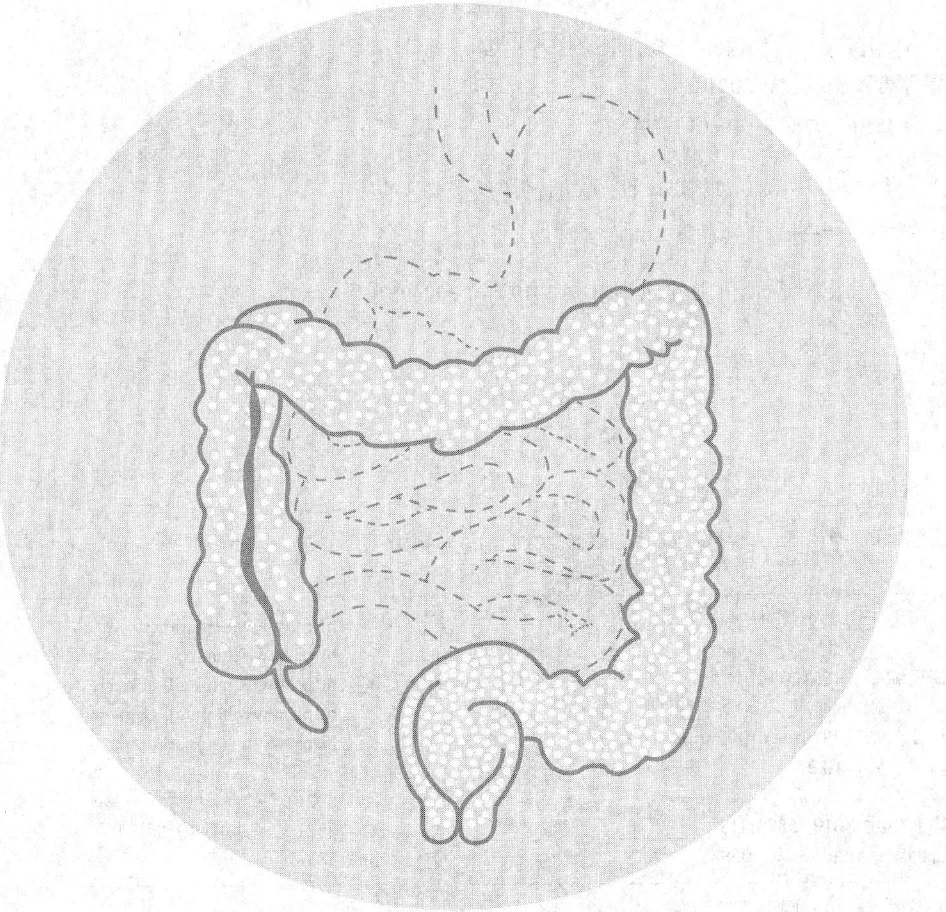

高等教育出版社·北京

图书在版编目（CIP）数据

如何应对溃疡性结肠炎 / 李明松等主编 . -- 北京：高等教育出版社，2021.6
ISBN 978-7-04-052837-4

Ⅰ. ①如… Ⅱ. ①李… Ⅲ. ①溃疡—结肠炎—防治 Ⅳ. ① R574.62

中国版本图书馆 CIP 数据核字（2019）第 227695 号

| 策划编辑 | 李光跃 | 责任编辑 | 李光跃 | 封面设计 | 张申申 | 责任印制 | 刘思涵 |

出版发行	高等教育出版社	网　　址	http://www.hep.edu.cn
社　　址	北京市西城区德外大街4号		http://www.hep.com.cn
邮政编码	100120	网上订购	http://www.hepmall.com.cn
印　　刷	北京汇林印务有限公司		http://www.hepmall.com
开　　本	787mm×1092mm　1/16		http://www.hepmall.cn
印　　张	18.25		
字　　数	290 千字	版　　次	2021 年 6 月第 1 版
购书热线	010-58581118	印　　次	2021 年 6 月第 1 次印刷
咨询电话	400-810-0598	定　　价	38.00 元

本书如有缺页、倒页、脱页等质量问题，请到所购图书销售部门联系调换
版权所有　侵权必究
物　料　号　52837-00

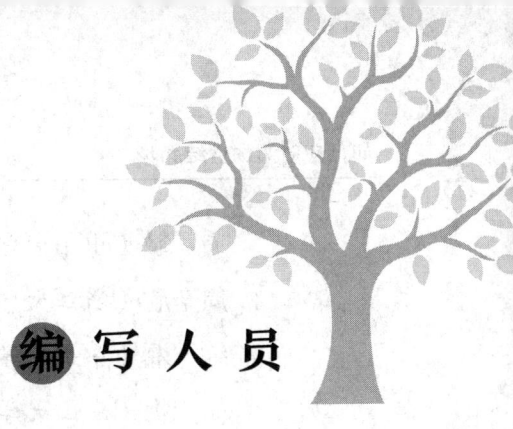

编写人员

主　　编　李明松　钟英强　张冰凌　郅　敏　王新颖
副 主 编　李　瑾　练　磊　张　虎　李　惠　王丽波
编　　委　(按姓氏笔画排序)

王丽波（吉林大学白求恩第一医院小儿消化内科）
王莉慧（南方医科大学南方医院消化内科）
王新颖（南方医科大学珠江医院消化内科）
叶向红（东部战区总医院普通外科研究所）
邢　慧（哈尔滨医科大学附属第二医院消化内科）
刘思雪（中山大学孙逸仙纪念医院消化内科）
宋杨达（中山大学孙逸仙纪念医院消化内科）
宋铱航（中山大学孙逸仙纪念医院消化内科）
苏梅蕾（南方医科大学南方医院心理科）
李　惠（哈尔滨医科大学附属第二医院消化内科）
李　瑾（广州医科大学附属第三医院消化内科）
李明松（广州医科大学附属第三医院消化内科）
李雯静（中山大学孙逸仙纪念医院儿科）
张　华（中南大学湘雅二医院消化内科）
张　虎（四川大学华西医院消化内科）
张冰凌（浙江大学医学院附属第一医院消化内科）
郅　敏（中山大学附属第六医院消化内科）
罗　娴（南方医科大学南方医院心理科）

周　敏（中山大学附属第六医院消化内科）

周辛欣（浙江大学医学院附属第一医院消化内科）

练　磊（中山大学附属第六医院结直肠外科）

胡　梅（中山大学孙逸仙纪念医院消化内科）

钟英强（中山大学孙逸仙纪念医院消化内科）

徐金中（东部战区总医院普通外科研究所）

梁蓉蓉（中山大学孙逸仙纪念医院儿科）

黄花荣（中山大学孙逸仙纪念医院儿科）

蒋明珊（四川大学华西医院消化内科）

学术秘书　张冰凌　李　惠　王丽波

作者简介

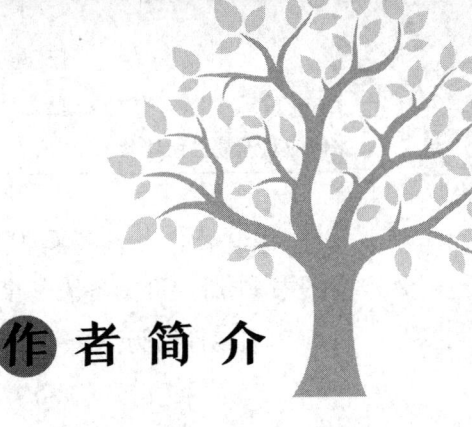

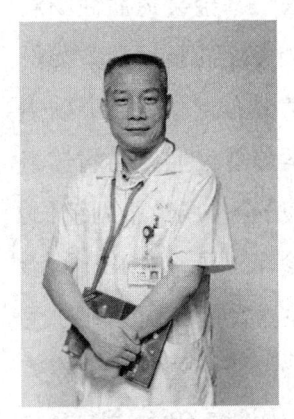

李明松，医学博士，广州医科大学附属第三医院消化科主任，教授、主任医师、博士研究生导师，博士后导师。德国肿瘤研究中心博士后，美国国立卫生研究院前研究员，吴阶平医学基金会炎症性肠病专家委员会前主任委员，中国医药教育协会炎症性肠病专业委员会主任委员，中华医学会肠内肠外营养学分会委员，中华医学会消化病学分会炎症性肠病协作组成员，广东省医学会肠内肠外营养学分会副主任委员。擅长消化道疾病的内镜微创诊疗及炎症性肠病的精准诊疗，成功诊断和治疗了10 000人次以上克罗恩病及溃疡性结肠炎患者。获国家及省部级科研项目10余项，科研经费超过3 000万元，获成果奖6项，获发明专利8项，发表论文80余篇，SCI论文20余篇，主编炎症性肠病专著6部。

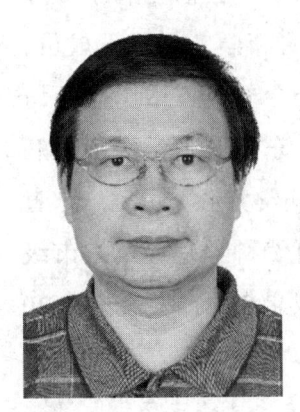

钟英强，医学博士，中山大学孙逸仙纪念医院消化内科教授、主任医师，博士生导师，消化胃肠内科主任，炎症性肠病首席专家。亚洲克罗恩病与结肠炎组织（AOCC）委员，逸仙炎症性肠病联盟主任，吴阶平医学基金会炎症性肠病联盟常务委员，北京医学奖励基金会炎症性肠病专家委员会常务委员，中华医学会消化病学会炎症性肠病学组委员，广东省医学会消化病学分会炎症性肠病学组副组长，广东省医学会消化病学分会委员，广东省医师协会消化病工作委员会

委员。在国内外发表论文200余篇，主编图书5册，副主译图书1册，参与编写图书11册。负责各级基金课题20项，省厅级以及国家自然科学基金课题11项。溃疡性结肠炎系列研究获得2008年广东省科学技术奖三等奖。

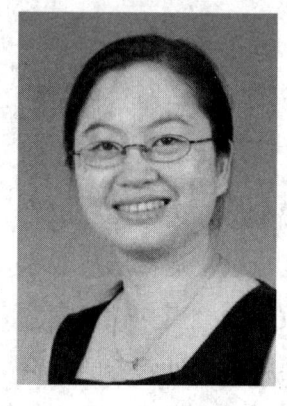

张冰凌，医学博士，浙江大学医学院附属第一医院消化内科主任医师。吴阶平医学基金会炎症性肠病联盟委员，北京医学奖励基金会炎症性肠病专家委员会委员，浙江省医学会消化病学分会青年委员会副主任委员，浙江省医学会消化病学分会炎症性肠病学组副组长，浙江省医学会消化病学分会小肠学组副组长。长期从事消化系病临床和内镜诊疗工作，对IBD的诊治和胶囊内镜有较为丰富的经验。曾赴美国克利夫兰医学中心交流学习。获浙江省科技进步三等奖、浙江省医药卫生科技二等奖和浙江省高校科研成果二等奖共3项。在国内外杂志发表论文40余篇。

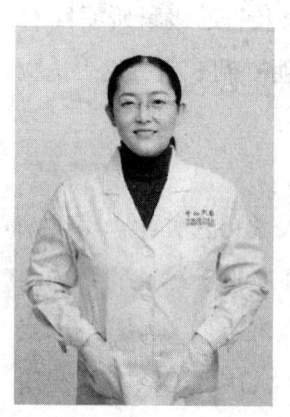

郅敏，医学博士、博士后，主任医师，副教授，博士生导师，中山大学附属第六医院大内科副主任，中山大学附属第六医院消化内科副主任，诊断学教研室主任。中国医师协会整合医学分会消化病学专业委员会委员，中国炎症性肠病青年学者俱乐部成员，北京医学奖励基金会IBD专委会委员，中国医师协会炎症性肠病专委会委员，广东省医师学会消化病学分会委员，广东省医学会肝病学分会委员，广东省中西医结合学会炎症性肠病学组委员。曾主持国家自然科学基金及省市级基金10余项，获国家发明专利3项，参与省级科技成果3项，发表论文20余篇。

作者简介

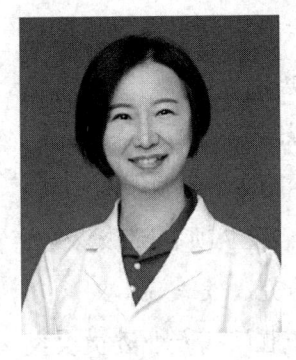

王新颖,女,博士,南方医科大学珠江医院消化内科副主任,主任医师,副教授,硕士生导师。现任广东省医学会消化病学分会常务委员,中华医学会消化病学分会青年协作组副组长,广东省医学会肝病学分会青年委员会副主任委员,广东省医学会消化病学分会炎症性肠病学组副组长,中国炎症性肠病青年学者俱乐部成员,香港大学访问学者,纽约大学博士后。获国家自然科学基金、广东省医学科研基金、广东省科技计划项目、广东省自然科学基金等多项资助。获广东省科学技术进步奖一等奖2项,发明专利1项。在国内外发表学术论文60余篇,其中SCI收录论文近30篇。主编专著3部。

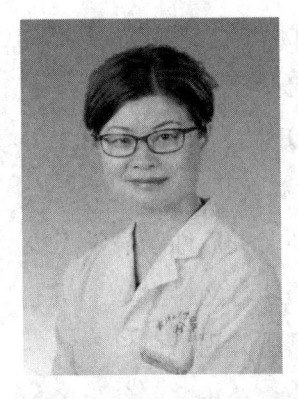

李瑾,广州医科大学附属第三医院消化内科主任医师,副教授,博士生导师。湖北省医学会临床药学分会常委,中华医学会消化病学分会炎症性肠病学组核心成员,炎症性肠病学组青年学组副组长,湖北省医学会消化病学分会委员,武汉市消化内镜学会小肠疾病学组组长,湖北省肠病医学临床研究中心副主任。擅长炎症性肠病、慢性便秘、消化道肿瘤临床诊治。主持国家及省部级科研项目5项,参与国家级及省部级课题10余项。以第一作者或通讯作者发表论文30余篇,SCI收录10篇。参编书籍6部,副主编1部,获湖北省科学技术进步奖二等奖及武汉市科学技术进步奖二等奖各一项。

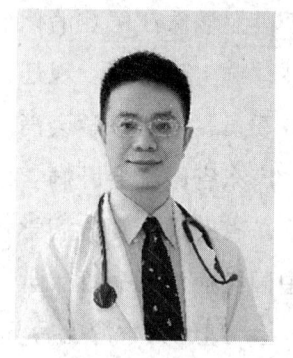

练磊，外科学博士，中山大学附属第六医院结直肠外科副主任医师、副教授、博士生导师，中山大学"百人计划"引进人才，广东省杰出青年医学人才，广州市珠江科技新星。长期致力于IBD相关领域的研究，现已主持3项国家自然科学基金及7项省部级课题，专注于干细胞治疗IBD的相关研究。发表SCI文章70篇。任中国中西医结合学会大肠肛门病专业委员会炎症性肠病专家组副组长、中华医学会消化病学分会炎症性肠病学组成员、中华医学会消化病学分会炎症性肠病协作组委员。

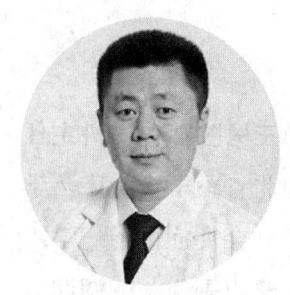

张虎，剑桥大学博士，四川大学华西医院消化内科副教授，硕士研究生导师。先师从欧阳钦教授攻读硕士，后师从世界著名的炎症性肠病专家Miles Parkes攻读博士。近20年来科研方向始终聚焦于IBD。是著名的国际医学SCI期刊NEJM、AIM、AJG和IBD等杂志的特邀审稿者。任英国和美国胃肠病学会会员、中国炎症性肠病青年学者俱乐部成员、四川省医学会炎症性肠病学组委员兼秘书、四川省学术和技术带头人后备人选。主持国家自然科学基金面上项目1项、教育部课题两项。发表SCI论文30余篇，其中并列第一论著发表在Gastroenterology，另在Nature Genetics上共同署名发表多篇论文。参与多本IBD相关专著的编写。

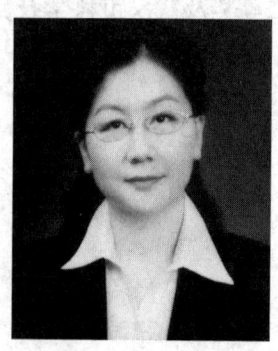

李惠，医学博士，哈尔滨医科大学附属第二医院消化内科副主任医师，副教授、硕士生导师。京都大学医学院附属医院消化器内科访问学者，师从仲濑裕志教授从事炎症性肠病研究。中日医学科技交流协会会员，吴阶平医学基金会炎症性肠病联盟青年委员会副主任委员，黑龙江省医学会委员。从事消化内科临床工作10余年，擅长胃肠镜及超声内镜，对IBD及小肠疾病的诊疗有较丰富的经验。近年主要研究方向为炎症性肠病，主持相关的课题多项，在国内外杂志发表多篇文章，并参与编写多部教材及相关专著。

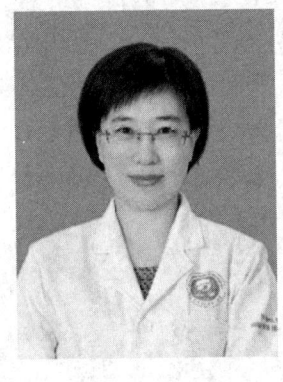

王丽波，医学博士，吉林大学白求恩第一医院小儿消化内科副主任，副主任医师、副教授，硕士生导师。中华医学会消化内镜学分会超声内镜学组委员，中国医师协会内镜医师分会儿科消化内镜专业委员会委员，中国中西医结合学会消化内镜学专业委员会小肠镜专家委员会委员，吉林省医学会消化内镜分会委员，吉林省消化内镜质控中心副主任。擅长小儿消化疾病及小儿消化内镜的诊治。在国内外发表论文30余篇，科研方向主要是儿童胃肠疾病的基础及临床研究。承担多项省级课题。

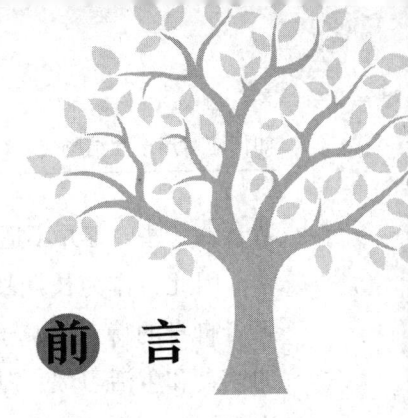

前 言

炎症性肠病（inflammatory bowel disease，IBD），包括克罗恩病（Crohn's disease，CD）和溃疡性结肠炎（ulcerative colitis，UC），原本在我国少见，但是，近30年来，由于生活方式和环境的改变，我国IBD发病率逐渐升高，目前已成为我国消化系统疾病中的常见病。更重要的是，IBD为终身性疾病，需要长期甚至终身治疗，并具有致残性，会影响患者的生长、发育和生育以及学习、工作和生活，患者及其家庭要长期承担巨大的痛苦和经济负担，一些家庭甚至因此而致贫。因此，IBD不仅是一个医学难题，而且也是一个社会问题。

经过我国广大IBD学者的共同努力，近年来，我国IBD诊断和治疗水平得到了迅速的普及和提高。但是，由于IBD疾病本身的特点，导致IBD的诊断和治疗不仅具有复杂性和挑战性，而且价格高昂；由于IBD目前还不能治愈，而且还会反复发作，需要长期甚至终身治疗，其中大部分时间是在院外治疗，严重影响了患者的依从性；由于IBD多发生于青少年，会严重影响患者的生长、发育、结婚、生育以及学习、工作和生活，不仅会导致一系列生理性疾病，而且会导致精神和心理异常；由于患者及其家属对IBD普遍缺乏基本的了解，导致患者及其家属对IBD及其相关诊断和治疗有诸多的未知和疑问，需要有IBD专家以患者及其家属能够理解的语言来及时、准确而且通俗地解答；更重要的是，这些未知和疑问如果不能够得到及时的解答，会严重影响患者诊断的准确性和治疗效果，甚至会导致病情复发和迅速恶化，会加重患者后续疾病的进展和进程，产生严重、不可弥补的不良后果。上述这些问题均表明，IBD患者及其家属迫切需要更多、更及时和更具体的专业性指导。

针对上述问题，欧洲和北美已经做了大量的工作，出版了大量的通俗易懂的书籍和简易手册来向患者及其家属传播IBD相关的基本知识，来解答IBD患者及其家属对IBD相关的疑问，而且取得了良好的效果。然而，欧洲和北美的相关工作是基于西方人的疾病特点以及西方的自然环境、社会环境和人文背景，一些内容并不适合中国的 IBD 患者。

因此，作为长期战斗在中国 IBD 前线的我们，基于中国 IBD 疾病和 IBD 患者自身的特点，基于中国 IBD 相关的自然、社会和人文背景，基于中国人的饮食和生活习惯，基于我们自己在与 IBD 长期战斗中积累的丰富的理论知识和临床经验，基于中国政府公共卫生的相关政策、法令和法规，以中国 IBD 患者及其家属能够准确理解的语言和文字，编写了这套适合中国 IBD 患者及其家属的通俗书籍——《如果应对克罗恩病》和《如何应对溃疡性结肠炎》，希望能够以此来指导中国的 IBD 患者及其家属充分认识 IBD 的本质和特点，勇敢地面对现实，积极并且合理地应对 IBD 所带来的诸多挑战，从而更好地生长、发育、生育以及学习、工作和生活，并最终战胜 IBD，超越自我，提高生活质量。

本书的各个章节由不同的作者独立编写，部分章节的个别内容可能存在少许重叠，为了保持各个章节的完整性，仍然保留了这些少许重叠的内容。感谢张冰凌教授、郅敏教授和李惠教授对全文进行了归纳、整理、补充和校对。尤其是李惠教授，对本书的构恩、起草和成型发挥了关键作用。

尽管我们已竭尽全力，力图写出一套让患者及其家属满意的通俗读物，但是，由于编者水平所限，书中一定有不妥和疏漏之处，恳请广大读者斧正。

李明松

2018 年 8 月 8 日于广州

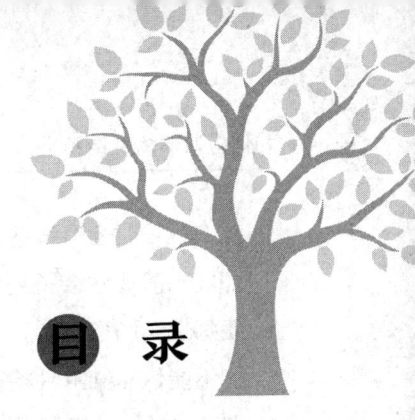

目 录

第一章 基本问题 — 001

1. 溃疡性结肠炎在中国常见吗? — 001
2. 溃疡性结肠炎是怎么引起的? — 001
3. 溃疡性结肠炎常见于什么人? — 001
4. 溃疡性结肠炎会遗传给下一代吗? — 002
5. 溃疡性结肠炎是吃出来的吗? — 002
6. 吸烟对溃疡性结肠炎有影响吗? — 002
7. 饮酒对溃疡性结肠炎有影响吗? — 002
8. 溃疡性结肠炎和环境污染有关系吗? — 003
9. 阑尾切除术对溃疡性结肠炎有影响吗? — 003
10. 溃疡性结肠炎如何治疗? — 003
11. 溃疡性结肠炎能够治好吗? — 003
12. 溃疡性结肠炎需要手术治疗吗? — 004
13. 溃疡性结肠炎需要终身治疗吗? — 004
14. 溃疡性结肠炎会癌变吗? — 004
15. 溃疡性结肠炎适合中医中药治疗吗? — 004
16. 溃疡性结肠炎会影响体格及智力发育吗? — 005
17. 溃疡性结肠炎会影响生育能力吗? — 005
18. 溃疡性结肠炎会导致胎儿出现问题吗? — 005

第二章 检查篇 — 006

1. 首次就诊时需要提供哪些信息? — 006

2. 首次就诊时会有哪些检查？ 006
3. 怀疑患溃疡性结肠炎后，体检时应该包括哪些内容？ 006
4. 溃疡性结肠炎患者为什么需要做很多检查才能确诊？ 007
5. 能不能依靠某一种检查就能够确诊溃疡性结肠炎？ 007
6. 实验室检查主要做哪些项目？ 007
7. 疑诊溃疡性结肠炎患者，血常规检查会出现哪些异常？ 007
8. 溃疡性结肠炎患者看血常规化验单时应该重点关注哪几项？ 008
9. 疑诊溃疡性结肠炎为什么要查凝血指标？ 009
10. 溃疡性结肠炎患者凝血指标检查会出现哪些异常？说明什么问题？ 009
11. 如果怀疑有高凝状态所致的血管栓塞性病变，应该做哪些检查？ 009
12. 溃疡性结肠炎患者肝功能化验会出现异常吗？ 009
13. 溃疡性结肠炎患者肾功能化验会出现异常吗？ 010
14. 溃疡性结肠炎患者血的电解质和微量元素检查会出现异常吗？ 010
15. 什么是炎症指标，为什么要化验炎症指标？它包括哪些？ 011
16. 疑诊溃疡性结肠炎患者需要对尿液进行分析化验吗？ 012
17. 疑诊溃疡性结肠炎患者大便应该检查哪些项目？ 012
18. 溃疡性结肠炎病情活动时，一定会出现异常的大便吗？治疗后感觉便次少了、异常的大便也少了，是不是我的病就好了呀？ 013
19. 什么样的大便叫做黏液脓血便呢？ 013
20. 送检大便化验时，我应该对大便哪些部分进行采样？ 013
21. 为什么要做一些与细菌或病毒等感染相关的检查呢？ 014
22. 为什么有些检查要送到医院外去做？这些项目医保覆盖吗？ 014
23. 内镜检查有哪些类型？不同的内镜检查有什么注意事项？ 014
24. 疑诊溃疡性结肠炎患者需要做哪些消化内镜检查？ 014
25. 我是因为腹痛、腹泻入院的，为什么要让我检查胃镜呢？ 015
26. 胃镜检查哪些内容？ 015
27. 哪些患者不能做胃镜检查？ 015
28. 胃镜检查注意事项有哪些？ 015
29. 肠镜检查是必须进行的吗？ 016
30. 肠镜检查能够看到哪些地方？能观察到胃和小肠吗？ 016

31. 肠镜检查时必须对整个大肠检查完全吗? ... 017
32. 因为肠镜是侵入性检查,我始终有顾虑,如果不做肠镜,依靠其他化验和检查能够诊断溃疡性结肠炎吗? ... 017
33. 肠镜是不是一次性的?能保证不传播疾病吗? ... 017
34. 我本来就有些腹痛,做了肠镜会加重腹痛吗? ... 017
35. 肠镜检查需要麻醉吗? ... 018
36. 肠镜时选择麻醉会影响智力吗? ... 018
37. 选择麻醉会有后遗症吗? ... 018
38. 结肠镜检查注意事项有哪些?肠镜检查之前饮食需要注意吗? ... 018
39. 肠镜检查会加重病情吗? ... 019
40. 什么情况下做乙状结肠镜? ... 019
41. 胃肠镜检查之后多久可以进食? ... 019
42. 有肠腔狭窄或者肠梗阻的话,可以行肠镜检查吗? ... 020
43. 有肠道出血时可以行肠镜检查吗? ... 020
44. 有腹部其他疾病或手术史的患者可以行肠镜检查吗? ... 020
45. 曾行手术的患者行肠镜检查会增加危险吗? ... 020
46. 儿童能够行肠镜检查吗? ... 021
47. 儿童内镜检查应该注意哪些? ... 021
48. 老年人行肠镜检查有风险吗? ... 021
49. 老年人肠镜检查应该注意哪些问题? ... 021
50. 什么样的情况不能做肠镜? ... 021
51. 病理学检查是必要的吗?肠镜一定要取病理活检吗? ... 022
52. 溃疡性结肠炎肠镜的病理学检查的目的是什么? ... 022
53. 溃疡性结肠炎病理学特征有哪些? ... 022
54. 病理活检会不会加重肠道黏膜的损伤? ... 022
55. 反复多次取病理组织会不会引起肠道穿孔? ... 023
56. 能依靠病理确诊溃疡性结肠炎吗? ... 023
57. 既然病理不是诊断的金标准,那为什么还总是要做病理检查呢? ... 023
58. 肠镜活检病理要取多少块组织才够用? ... 023
59. 病理报告单上包括哪些内容? ... 024

60. 可以通过肠镜活检的病理报告判断病情比较轻还是重吗？　　024
61. 什么是超声内镜？　　024
62. 超声内镜要检查什么内容？　　024
63. 做超声内镜的目的是什么？　　025
64. 为什么做了肠镜之后，还要再重新肠道准备行超声肠镜检查？　　025
65. 超声肠镜的诊断价值很高吗？　　025
66. 刚做完肠镜，马上又要做超声肠镜，会不会对肠道有损害？　　025
67. 超声肠镜预约一天以后做，还需要再口服缓泻剂吗？　　026
68. 超声肠镜检查有哪些注意事项？　　026
69. 超声对人体有损伤吗？　　026
70. 通过体表超声可以替代超声肠镜吗？　　026
71. 胃镜和肠镜检查完成后，为什么医生建议我检查小肠？　　026
72. 小肠镜检查的注意事项有哪些？　　027
73. 小肠镜检查和麻醉的时间长，有别的简单的办法替代吗？　　027
74. 什么是胶囊内镜检查？　　027
75. 胶囊内镜检查适合所有的患者吗？哪些患者不能行胶囊内镜检查？　　028
76. 胶囊内镜检查的注意事项有哪些？　　028
77. 胶囊内镜多久能够排出来？　　028
78. 胶囊内镜未及时排出来危险吗？　　028
79. 如何确认胶囊内镜是否排出来？　　029
80. 胶囊内镜可以代替胃肠镜检查吗？　　029
81. 做了内镜检查之后，为什么还要我做腹部的影像学检查？　　029
82. 影像学检查包括哪些？　　029
83. 腹部体表超声检查有多大意义？　　029
84. 肝、胆道、胰腺、脾、双肾等腹部器官超声检查有必要吗？　　030
85. 腹腔内器官之外的腹部组织的超声检查有必要吗？　　030
86. 腹部超声的注意事项有哪些？　　030
87. 腹部肠道外其他器官超声检查前应注意哪些问题？怎样准备？　　030
88. CTE和MRE小肠检查有必要吗？　　031
89. CTE和MRE检查的注意事项有哪些？　　031

90. CT检查观察哪些内容？ 031
91. CT能看到肠道，为什么还要我做肠镜？ 032
92. CT检查辐射量很大、对人体有害吧？ 032
93. CT检查会加重病情吗？ 032
94. 核磁检查是什么？有什么优势？ 032
95. CTE与MRE有何区别与相似处？ 032
96. 在肠道检查方面，核磁检查比CT检查更好吗？ 033
97. 幼年发病的患者需要做哪些特殊检查吗？ 033
98. 基因检测在什么情况下需要做？ 033
99. 月经期可以行肠镜检查吗？ 033
100. 月经期影响血液学检查结果吗？ 034
101. 女性在备孕期，可以行内镜检查吗？ 034
102. 我在孕期，行内镜检查对母体和胎儿有风险吗？ 034
103. 孕妇内镜检查的注意事项是什么？ 034
104. 我在备孕期，可以行影像学检查吗？ 035
105. 放射性检查对胎儿有哪些危害？ 035
106. 怀疑溃疡性结肠炎，初诊时可能需要做哪些检查？ 035
107. 我已经确诊溃疡性结肠炎，正在用药和治疗，在复查和随访的时候需要检查哪些项目呢？ 036
108. 我已经确诊溃疡性结肠炎，它是传染病吗？我的亲属和家人需要进行检查吗？ 037
109. 溃疡性结肠炎会癌变吗？怎么监测？ 037

第三章　药物篇　　038

1. 溃疡性结肠炎可以治愈吗？ 038
2. 能够用药物控制住溃疡性结肠炎，是不是溃疡性结肠炎就不会再加重或者复发了？ 038
3. 在用药治疗的同时，我想要在日常生活中改善我的生活习惯，配合治疗，提高疗效，那我应注意哪些问题呢？ 038

4. 不能用药彻底治愈，那溃疡性结肠炎用药治疗的目标是什么？ 039
5. 溃疡性结肠炎是怎样的疾病？用什么样的药物控制？ 040
6. 什么叫做诱导缓解？ 040
7. 什么叫做维持缓解？ 040
8. 我们经常听医生说的缓解期和活动期是什么意思？ 040
9. 黏膜愈合是什么意思？为什么要达到黏膜愈合？ 041
10. 除了"黏膜愈合"还有其他的评价标准吗？ 041
11. 我在医院治疗已经得到病情的控制，为什么之后还要减药、停药或者换药？继续用原来的药物不行吗？ 041
12. 我用药已经得到了病情的控制，是不是说我的病已经好了？ 042
13. 用药已经得到病情的控制，我会坚持继续用药的，这样病情还会再活动、复发吗？ 042
14. 溃疡性结肠炎药物治疗包括哪些方面？ 043
15. 营养治疗是指什么？是饮食上需要加强营养吗？ 043
16. 溃疡性结肠炎患者为什么会营养不良？ 043
17. 营养治疗的目的是什么？ 043
18. 所有溃疡性结肠炎患者都存在营养不良吗？ 044
19. 我已经确诊溃疡性结肠炎，怎么判断我有没有营养不良的情况？ 044
20. 溃疡性结肠炎患者都可能缺哪些营养物质呢？我会因此有哪些表现？ 044
21. 什么是营养风险？怎样评估我是否存在营养风险？ 045
22. 我是溃疡性结肠炎患者，觉得目前体型还不错，如果我不纠正这种"营养不良"，会有什么后果？可以不纠正吗？营养不良有哪些危害？ 045
23. 我只是在饮食上加强营养不行吗？一定要接受营养治疗用药吗？ 046
24. 溃疡性结肠炎患者每天需要多少能量？ 046
25. 所有营养治疗都需要始终坚持吗？什么时候能够停止？ 046
26. 营养治疗都有哪些途径？哪种最好呢？ 047
27. 肠内营养比肠外营养的优势是什么？ 047
28. 肠内营养能够诱导和维持溃疡性结肠炎缓解吗？ 047
29. 哪些患者适合肠内营养？ 047
30. 哪些患者不能行肠内营养？ 048

31. 肠内营养有哪些方法？ 048
32. 肠内营养有哪些途径？ 048
33. 肠内营养制剂有哪些种类？我该如何选择？ 049
34. 可以向肠内营养制剂中加入些保健品或辅助营养成分吗？ 049
35. 肠内营养会出现并发症吗？ 049
36. 什么情况下应该使用肠外营养？ 050
37. 肠外营养会出现并发症吗？ 050
38. 肠外营养会出现哪些并发症？ 050
39. 溃疡性结肠炎的主要治疗药物分哪几类呢？ 050
40. 溃疡性结肠炎常用药物包括哪些？ 051
41. 溃疡性结肠炎用药治疗有什么原则吗？ 051
42. 氨基水杨酸制剂是什么作用原理？ 051
43. 氨基水杨酸制剂有哪些类型？ 051
44. 我已确诊溃疡性结肠炎，适合用氨基水杨酸制剂吗？ 052
45. 氨基水杨酸制剂对溃疡性结肠炎有用吗？效果好吗？ 052
46. 氨基水杨酸制剂的用法是什么？ 052
47. 我用氨基水杨酸制剂，可能会有哪些不良反应？ 052
48. 长期口服氨基水杨酸制剂，不良反应发生率会增高吧？ 053
49. 长期口服氨基水杨酸制剂有好处吗？ 053
50. 氨基水杨酸制剂可以说停就停吗？需要逐渐减量停药吗？ 053
51. 氨基水杨酸可能有这么多的不良反应，我不愿用氨基水杨酸制剂，有别的药物可以替代吗？ 053
52. 糖皮质激素是什么药？ 053
53. 溃疡性结肠炎患者什么时候应该用激素治疗？ 054
54. 糖皮质激素分几种类型？ 054
55. 糖皮质激素的用法是怎样的？ 054
56. 糖皮质激素都有哪些不良反应？ 054
57. 我知道激素的不良反应特别多，平衡利弊的话，医生建议我使用激素，它对于溃疡性结肠炎的疗效很好吗？ 055
58. 激素怎么减量？ 055

59. 激素用药过程中应该注意什么？ 055
60. 激素用药过程中，我应该观察哪些方面的指标变化？ 056
61. 激素减量停药了，拿什么去控制病情呢？ 056
62. 既然激素副作用多，不能长期应用，还需要减药、停药、换药，为什么不从一开始就用别的药呢？ 056
63. 什么是激素依赖？ 056
64. 激素依赖的溃疡性结肠炎怎么办？ 056
65. 什么是激素抵抗？ 057
66. 对于激素抵抗的溃疡性结肠炎怎么办？ 057
67. 免疫抑制剂是指什么？ 057
68. 免疫抑制剂包括哪些药物？ 057
69. 嘌呤类药物是什么药？包括哪些？ 057
70. 嘌呤类药物作用机制是什么？ 058
71. 什么情况下使用嘌呤类药物？ 058
72. 嘌呤类药物的用法如何？ 058
73. 嘌呤类药物的不良反应有哪些？怎样监测？ 058
74. 嘌呤类药物可以长期应用吗？需要像激素一样减药、停药、换药吗？ 059
75. 长期应用嘌呤类药物会不会对身体有不好的影响？ 059
76. 使用嘌呤类药物应注意哪些问题？ 059
77. 甲氨蝶呤是什么药？ 060
78. 甲氨蝶呤的作用机制是什么？ 060
79. 什么样的患者应该用甲氨蝶呤？ 060
80. 甲氨蝶呤的用法是怎样的？ 060
81. 应用甲氨蝶呤有没有不良反应？ 060
82. 应用甲氨蝶呤的注意事项有哪些？ 061
83. 甲氨蝶呤对溃疡性结肠炎的效果好吗？ 061
84. 生物制剂是什么药？ 061
85. 生物制剂包括哪些药物？ 062
86. 我国现在有哪些可应用于溃疡性结肠炎的生物制剂？ 062
87. 英夫利西单抗很贵，治疗效果很好吗？ 063

88. 英夫利西单抗的用法是怎样的? 063
89. 我应用了英夫利西单抗,效果很好,为什么不在一开始就给我用这个药物呢? 063
90. 什么样的患者适合用英夫利西单抗? 064
91. 什么样的患者不能用英夫利西单抗? 064
92. 英夫利西单抗有不良反应吗? 064
93. 英夫利西单抗在使用期间应该注意哪些问题? 064
94. 阿达木单抗应用于哪些患者?比英夫利西单抗的优势在哪里? 065
95. 应用阿达木单抗的注意事项有哪些? 065
96. 生物制剂可以长期使用吗? 065
97. 我应用了生物制剂,效果很好,很担心会不会有一天失效了,病情不能得到控制,无药可用可怎么办? 066
98. 什么是生物仿制药? 066
99. 目前我能用上生物仿制药吗? 066
100. 不是说溃疡性结肠炎是免疫异常的疾病吗?为什么要用抗生素? 067
101. 溃疡性结肠炎应用抗生素有哪些注意事项? 067
102. 益生菌都有哪些? 067
103. 单独应用益生菌治疗溃疡性结肠炎有效吗?这些益生菌能够到达小肠、大肠等病变部位吗? 067
104. 益生菌能起到哪些作用? 068
105. 如果益生菌对病情有帮助的话,我平时在饮食上多补充"含有益生菌的制品"行吗? 068
106. 沙利度胺是什么药物? 068
107. 沙利度胺作为治疗用药的优势是什么? 068
108. 沙利度胺效果好吗? 069
109. 沙利度胺便宜、对有些患者效果还不错,为什么不从一开始就直接用沙利度胺呢? 069
110. 沙利度胺的不良反应多吗? 069
111. 沙利度胺的用法是怎样的? 069
112. 除了这些常用的药物,还有别的主要控制病情的药物吗? 069
113. 中医中药有用吗,疗效可靠持久吗? 070

114. 都有哪些中医中药可用于溃疡性结肠炎？ 070

115. 什么是升阶梯治疗？ 070

116. 什么是降阶梯治疗？ 070

117. 什么叫做优化治疗？ 070

118. 溃疡性结肠炎治疗药物应该如何选择？ 071

119. 为什么要采用抗凝药物？ 071

120. 我应用了上述药物，没有好的效果，怎么办？ 072

121. 什么是难治性溃疡性结肠炎？ 072

122. 在医院治疗一段时间后，疾病已经得到控制，进入维持缓解阶段，应该怎样随访？多久随访一次？随访哪些内容？ 072

123. 治疗溃疡性结肠炎需要多久？治疗过程中如何自我管理？ 073

124. 用这些药会不会对生育力有影响？ 073

125. 哪些药物会对胎儿有损伤？ 073

126. 什么情况下要手术治疗？ 074

127. 溃疡性结肠炎有哪几种手术方案？ 074

128. 什么情况下需要紧急手术呢？ 074

129. 溃疡性结肠炎术后会完全痊愈吗？ 074

130. 溃疡性结肠炎患者的贫血该如何治疗？ 075

131. 溃疡性结肠炎合并关节病该如何治疗？ 075

132. 溃疡性结肠炎合并代谢性骨病该如何治疗？ 075

133. 溃疡性结肠炎合并结节性红斑该如何治疗？ 075

134. 溃疡性结肠炎合并坏疽性脓皮病该如何治疗？ 076

135. 溃疡性结肠炎的眼部表现该如何治疗？ 076

136. 溃疡性结肠炎合并肝胆疾病该如何诊治？ 076

137. 溃疡性结肠炎进入缓解期后如何维持治疗？ 076

138. 如何监测癌变的发生？ 076

第四章　手术篇　　078

1. 溃疡性结肠炎可以手术治疗吗？ 078

2. 手术可以治愈溃疡性结肠炎吗? 078
3. 什么情况需要手术治疗? 078
4. 我什么时候需要请外科医生会诊? 079
5. 跟药物治疗相比,手术可以给我带来什么好处? 079
6. 手术前需要做哪些准备? 079
7. 药物对手术有影响吗? 079
8. 营养不良对手术有影响吗? 080
9. 有哪些手术方式可以治疗溃疡性结肠炎? 080
10. 手术分几期做是什么意思? 080
11. 什么是储袋手术? 081
12. 储袋有哪几种?我该如何选择? 081
13. 溃疡性结肠炎的手术具体是怎么做的? 082
14. 结肠有什么生理功能? 083
15. 把结肠全给切了,能行吗? 083
16. 可以用腹腔镜手术吗? 083
17. 腹腔镜手术治疗有哪些好处? 084
18. 做手术前需要做哪些检查? 084
19. 什么是肠粘连? 084
20. 肠粘连能够治好吗? 084
21. 什么是吻合口瘘? 084
22. 出现吻合口瘘怎么办? 085
23. 手术能够治好吻合口瘘吗? 085
24. 切除肠子的同时需要造口吗? 085
25. 造口有什么好处? 085
26. 造口术后多久可以还纳? 085
27. 怎样才能防止造口还纳后复发 086
28. 造口怎么护理? 086
29. 手术后为什么出现下肢肿胀? 086
30. 下肢肿胀一定是血管栓塞吗? 087
31. 血管栓塞和手术治疗相关吗? 087

32. 如何预防血管栓塞？ 087
33. 血管栓塞一定要手术治疗？ 088
34. 术后什么时候可以洗澡？ 088
35. 做完手术后还要吃药吗？ 088
36. 术后恢复需要注意什么？ 088
37. 术后吃什么会恢复得快一点？ 088
38. 手术后多久能够恢复活动？ 089
39. 手术后多久能够出院？ 089
40. 手术后恢复不好，是否与手术做得不好有关？ 089
41. 手术后为什么会便血？ 089
42. 手术后便血怎么办？ 089
43. 需要做哪些检查来确定手术后便血的原因？ 089
44. 手术后便血需要再次手术治疗吗？ 089
45. 术后便血一定要手术治疗吗？ 090
46. 术后为什么会一直拉肚子呢？ 090
47. 如何治疗手术后一直拉肚子？ 090
48. 手术治疗影响性生活吗？ 090
49. 手术治疗影响怀孕吗？ 091
50. 有造口能怀孕吗？ 091
51. 手术治疗影响分娩吗？ 091
52. 储袋术后吃东西要注意什么？ 091
53. 储袋手术有哪些并发症？风险大吗？ 091
54. 什么是储袋炎？怎么治疗？ 092
55. 储袋术后一般情况下排便次数如何？ 092
56. 储袋术后怎样可以减少排便次数？ 092
57. 什么是袖套炎（封套炎）？ 092
58. 储袋失败了怎么办？ 092
59. 储袋失败了还能做第二次储袋手术吗？ 093

第五章　生育篇　094

1. 溃疡性结肠炎会影响性功能吗？　094
2. 诊断溃疡性结肠炎的检查方法会影响性功能吗？　094
3. 治疗溃疡性结肠炎的药物会影响性功能吗？　094
4. 溃疡性结肠炎的手术治疗会影响性功能吗？　095
5. 溃疡性结肠炎合并并发症会影响性功能吗？　095
6. 男性溃疡性结肠炎患者服用美沙拉秦期间能否生育？　095
7. 溃疡性结肠炎会影响男性精子质量吗？　095
8. 溃疡性结肠炎会影响生育功能吗？　095
9. 诊断溃疡性结肠炎的检查方法会影响受孕能力吗？　096
10. 对于妊娠来说，药物是不是安全用什么指标来评价？　096
11. 治疗溃疡性结肠炎的药物会影响妊娠吗？　097
12. 溃疡性结肠炎的手术治疗会影响受孕能力吗？　097
13. 溃疡性结肠炎合并并发症会影响受孕能力吗？　097
14. 溃疡性结肠炎对怀孕过程有不利影响吗？　097
15. 孕期出现病情变化，我该怎么办？　097
16. 孕期内溃疡性结肠炎患者饮食上有什么需要注意的吗？　098
17. 怀孕期间的溃疡性结肠炎患者可以喝牛奶吗？　098
18. 孕期内特殊饮食对溃疡性结肠炎患者有益处吗？　098
19. 孕期如何预防溃疡性结肠炎的复发？　099
20. 溃疡性结肠炎有过外科手术者能怀孕吗？　099
21. 溃疡性结肠炎会引发妊娠期的其他疾病吗？　099
22. 溃疡性结肠炎对胎儿健康有影响吗？　099
23. 妊娠过程会加重溃疡性结肠炎吗？　100
24. 患有溃疡性结肠炎的人可以正常结婚生子吗？　100
25. 孕期内溃疡性结肠炎患者可以运动吗？　100
26. 溃疡性结肠炎患者如何生个健康的宝宝？　100
27. 溃疡性结肠炎患者怀孕期间哪些检查会影响胎儿？　101

28. 怀孕会使溃疡性结肠炎术后复发的概率增加吗? 101
29. 妊娠期治疗溃疡性结肠炎应注意什么? 101
30. 溃疡性结肠炎会遗传吗? 102
31. 有药物可以降低溃疡性结肠炎的遗传概率吗? 102
32. 溃疡性结肠炎患者怀孕怎么查宝宝有没有遗传? 102
33. 怀孕会引发溃疡性结肠炎并发症吗? 102
34. 溃疡性结肠炎合并其他并发症会影响妊娠吗? 103
35. 孕期服用巯嘌呤类药物对后代有影响吗? 103
36. 溃疡性结肠炎会影响分娩吗? 103
37. 孕期溃疡性结肠炎会导致早产或难产吗? 103
38. 诊断溃疡性结肠炎的检查方法会影响分娩吗? 104
39. 治疗溃疡性结肠炎的药物会影响分娩吗? 104
40. 溃疡性结肠炎的手术治疗会影响分娩吗? 104
41. 溃疡性结肠炎合并的并发症会影响分娩吗? 104
42. 分娩会加重溃疡性结肠炎吗? 104
43. 溃疡性结肠炎分娩会引起并发症吗? 105
44. 溃疡性结肠炎患者生育后如何调理身体? 105
45. 溃疡性结肠炎的女性可以进行母乳喂养吗? 105
46. 诊断溃疡性结肠炎的检查方法会影响哺乳吗? 105
47. 溃疡性结肠炎患者的乳汁分泌会减少吗? 106
48. 溃疡性结肠炎的手术治疗会影响哺乳吗? 106
49. 溃疡性结肠炎合并的其他并发症会影响哺乳吗? 106
50. 溃疡性结肠炎患者生育的小孩需要延长哺乳期吗? 106
51. 哺乳会加重溃疡性结肠炎吗? 106
52. 溃疡性结肠炎患者哺乳会引起并发症吗? 107
53. 溃疡性结肠炎患者哺乳期需要停止用药吗? 107
54. 使用英夫利西单抗治疗的母亲分娩的新生儿接种疫苗有什么注意的吗? 107
55. 儿童溃疡性结肠炎的体征及症状是什么? 107
56. 青春期延迟会怎么样? 我的孩子会正常吗? 107
57. 我怎么判断我的孩子是否发育不良? 108

58. 溃疡性结肠炎会影响智力吗? 108

59. 溃疡性结肠炎会给患儿带来什么影响? 108

60. 溃疡性结肠炎会随着孩子们长大而痊愈吗? 109

61. 儿童服用药物治疗溃疡性结肠炎可能会出现哪些副作用? 109

62. 服用益生菌是否对儿童溃疡性结肠炎患者有益? 109

63. 儿童溃疡性结肠炎的常用检测方法有哪些? 110

64. 儿童溃疡性结肠炎的药物治疗方法有哪些? 110

65. 溃疡性结肠炎如何影响生长发育? 110

66. 诊断溃疡性结肠炎的检查方法会影响儿童生长发育吗? 111

67. 治疗溃疡性结肠炎的药物会影响儿童生长发育吗? 111

68. 溃疡性结肠炎的手术治疗会影响儿童生长发育吗? 111

69. 溃疡性结肠炎会影响儿童生长发育吗? 111

70. 溃疡性结肠炎患者生育的小孩需要额外补充营养吗? 112

71. 儿童溃疡性结肠炎会随着年龄的增长加重吗? 112

第六章　儿童篇　113

1. 儿童溃疡性结肠炎常见吗? 113

2. 儿童溃疡性结肠炎会遗传吗? 113

3. 儿童溃疡性结肠炎会传染吗? 114

4. 儿童溃疡性结肠炎发病有男女性别差异吗? 114

5. 什么原因会引起儿童溃疡性结肠炎? 114

6. 儿童溃疡性结肠炎发病和饮食习惯有关吗? 114

7. 儿童溃疡性结肠炎发病和居住环境有关系吗? 115

8. 儿童溃疡性结肠炎可以预防吗? 115

9. 儿童溃疡性结肠炎有哪些表现? 115

10. 儿童溃疡性结肠炎一定会有腹痛腹泻吗? 115

11. 儿童与成人的疡性结肠炎的症状一样吗? 115

12. 孩子得溃疡性结肠炎应去哪个科就诊? 116

13. 儿童溃疡性结肠炎容易诊断吗? 116

14. 儿童做肠镜前要注意什么？ 116
15. 儿童做肠镜风险大吗？ 117
16. 儿童溃疡性结肠炎有轻重之分吗？ 117
17. 儿童溃疡性结肠炎怎样才能诊断？ 118
18. 儿童溃疡性结肠炎要与哪些疾病鉴别？ 118
19. 儿童溃疡性结肠炎与克罗恩病有何不同？ 119
20. 儿童溃疡性结肠炎要怎样治疗？ 119
21. 儿童溃疡性结肠炎比成人好治吗？ 120
22. 儿童溃疡性结肠炎预后好不好？ 120
23. 儿童溃疡性结肠炎会引起严重的并发症吗？ 120
24. 儿童患了溃疡性结肠炎会容易患感染性疾病吗？ 120
25. 患溃疡性结肠炎的儿童会影响生长发育吗？ 121
26. 溃疡性结肠炎会影响孩子的智力吗？ 121
27. 溃疡性结肠炎会对儿童心理造成影响吗？ 121
28. 溃疡性结肠炎的患儿可以正常上学吗？ 121
29. 儿童溃疡性结肠炎会癌变吗？ 121
30. 儿童溃疡性结肠炎要终身吃药吗？ 122
31. 儿童溃疡性结肠炎要吃哪些药？ 122
32. 患溃疡性结肠炎儿童在服药期间要注意什么？ 123
33. 治疗儿童溃疡性结肠炎有没有特效药？ 124
34. 儿童溃疡性结肠炎治疗时间久不久？ 124
35. 儿童溃疡性结肠炎药物治疗贵不贵？ 124
36. 可以吃中药治疗儿童溃疡性结肠炎吗？ 124
37. 儿童溃疡性结肠炎药物治疗效果不好怎么办？ 125
38. 儿童溃疡性结肠炎一定要手术治疗吗？ 125
39. 手术治疗溃疡性结肠炎对孩子身体危害大不大？ 125
40. 手术可以治愈儿童溃疡性结肠炎吗？ 125
41. 手术治疗儿童溃疡性结肠炎会出现什么并发症？ 125
42. 儿童溃疡性结肠炎可以干细胞移植治疗吗？ 126
43. 溃疡性结肠炎患儿没有症状了可以停药吗？ 126

44. 溃疡性结肠炎患儿在什么情况下可考虑停药？ 126

45. 溃疡性结肠炎患儿的饮食要注意什么？ 126

46. 儿童得了溃疡性结肠炎可以剧烈运动吗？ 127

47. 儿童溃疡性结肠炎容易复发吗？ 127

48. 孩子得了溃疡性结肠炎可以结婚生孩子吗？ 127

49. 家里有一个孩子得了这个病，再生一个得病概率高不高？ 127

50. 溃疡性结肠炎患儿参加患者教育有用吗？ 127

51. 现在很多报纸报道溃疡性结肠炎的非药物治疗方法，究竟什么是非药物疗法？有什么用？ 128

52. 什么是要素饮食，肠内营养治疗有用吗？ 128

53. 溃疡性结肠炎会随着孩子们长大而痊愈吗？ 128

54. 患有溃疡性结肠炎是否会带来心理上的问题呢？ 129

55. 是否该让孩子的老师和朋友们知道病情？ 129

第七章　老年篇　130

1. 溃疡性结肠炎患者一般是年轻人比较多，为什么老年人也会患溃疡性结肠炎？ 130

2. 溃疡性结肠炎是老年人常见疾病吗？男女有差别吗？ 130

3. 溃疡性结肠炎发病率会随着年龄增加吗？ 131

4. 溃疡性结肠炎会传染给身边的家人朋友吗？ 131

5. 溃疡性结肠炎会遗传给自己的后代子女吗？ 131

6. 老年人溃疡性结肠炎有什么症状？ 132

7. 出现腹痛、腹泻、血便等消化道症状就是患了溃疡性结肠炎吗？ 132

8. 老年人患溃疡性结肠炎一定要住院治疗吗？ 133

9. 诊断溃疡性结肠炎一般需要做哪些检查？ 133

10. 溃疡性结肠炎容易诊断吗？易误诊吗？ 134

11. 溃疡性结肠炎如何诊断？ 134

12. 老年人诊断溃疡性结肠炎一定要做肠镜吗？ 135

13. 老年人溃疡性结肠炎在肠镜中有哪些表现？ 135

14. 通过肠镜如何区分老年人溃疡性结肠炎的严重程度? 136
15. 通过肠镜怎样进行病理组织活检? 136
16. 通过肠镜如何判断溃疡性结肠炎的治疗效果? 136
17. 如何根据内镜下病变的程度指导治疗? 136
18. 治疗过程中一般多久复查肠镜? 如何指导治疗? 137
19. 什么是激素依赖型溃疡性结肠炎? 137
20. 如何知道自己可能需要外科手术治疗? 137
21. 肠镜检查在溃疡性结肠炎的随访中有哪些作用? 137
22. 老年人可以做胃、肠镜吗? 138
23. 做胃、肠镜痛苦吗? 139
24. 老年人做胃、肠镜检查前后有什么需要特别注意的? 139
25. 有高血压、冠心病、糖尿病等疾病的老年人可以做胃、肠镜吗? 140
26. 做完胃、肠镜会不会对胃肠道有损害? 会加重腹痛腹泻症状吗? 140
27. 做完胃、肠镜后一定能确诊溃疡性结肠炎吗? 140
28. 老年人是不是更应该选择胶囊内镜呢? 141
29. 胶囊内镜检查适合所有的老年溃疡性结肠炎患者吗? 哪些患者不能行胶囊内镜检查? 141
30. 老年人溃疡性结肠炎的病情如何评估? 141
31. 老年人溃疡性结肠炎易癌变吗? 有办法预防吗? 142
32. 溃疡性结肠炎会加重高血压、冠心病、糖尿病等老年疾病吗? 143
33. 老年人溃疡性结肠炎经治疗后会有后遗症吗? 143
34. 老年人得了溃疡性结肠炎会影响寿命吗? 会致死、致残吗? 143
35. 老年人得了溃疡性结肠炎生活质量会受到多大影响? 144
36. 老年人溃疡性结肠炎要治疗多久? 会比年轻人要长吗? 是不是很难治愈? 144
37. 老年人溃疡性结肠炎的治疗最好吃哪些药? 这些药都是特效药吗? 145
38. 老年人用这些药出现不良反应的概率会不会更高? 146
39. 治疗溃疡性结肠炎的药贵不贵? 146
40. 与年轻人相比,老年人溃疡性结肠炎在用药上有什么不同? 146
41. 老年人溃疡性结肠炎在治疗过程中会有什么严重并发症吗? 147
42. 老年人溃疡性结肠炎只通过吃药治疗就可以了吗? 148

43. 医生开的治疗溃疡性结肠炎的药有很多种，联合应用药物还会增加
    不良反应发生率，这些药都是必需的吗？能少吃一点吗？ 148
44. 老年溃疡性结肠炎患者如果长期吃药不见好转，怎么办？ 149
45. 老年溃疡性结肠炎患者什么时候需要用糖皮质激素治疗？怎么防止
    或者减少其不良反应？ 149
46. 抗炎治疗后老年患者抵抗力低下，可以打疫苗预防感染吗？ 149
47. 什么是生物制剂？生物制剂对于老年溃疡性结肠炎患者安全吗？ 150
48. 英夫利西治疗老年溃疡性结肠炎有什么优势吗？ 150
49. 老年溃疡性结肠炎患者用英夫利西有什么需要特别注意的吗？ 151
50. 可以服用中药治疗老年人溃疡性结肠炎吗？ 151
51. 老年溃疡性结肠炎患者在什么情况下需要直肠局部治疗？效果如何？ 151
52. 老年溃疡性结肠炎患者可以自己在家里灌肠治疗吗？ 152
53. 老年溃疡性结肠炎患者在什么情况下需要进行手术治疗？ 152
54. 手术可以治愈老年人溃疡性结肠炎吗？ 152
55. 溃疡性结肠炎的手术治疗是切除部分肠子吗？会影响日后消化功能吗？ 153
56. 老年溃疡性结肠炎患者做手术会不会有很大风险？ 153
57. 老年溃疡性结肠炎患者手术治疗的效果会不会比年轻人差？ 153
58. 老年溃疡性结肠炎患者可以做微创手术吗？ 153
59. 手术治疗后溃疡性结肠炎还会复发吗？ 154
60. 做完手术以后还需要吃药吗？ 154
61. 如果没有肠道症状了，算不算痊愈？可以不吃药吗？ 154
62. 病情控制以后，要多久看医生一次？ 155
63. 老年人溃疡性结肠炎一定要门诊随诊吗？可以自己买药按剂量服用吗？ 155
64. 老年人溃疡性结肠炎在饮食方面有什么需要特别注意的吗？ 155
65. 患溃疡性结肠炎后可以吃补品吗？ 156
66. 吸烟会不会影响溃疡性结肠炎？ 157
67. 患溃疡性结肠炎后只能休息吗？能不能锻炼身体或者做家务？ 157
68. 患病后总是会出现不舒服，治疗也很麻烦，很沮丧怎么办？ 157
69. 吃抗抑郁焦虑药物好吗？对疾病治疗有帮助吗？ 158
70. 现在很多报纸报道溃疡性结肠炎的非药物治疗方法，究竟什么是

非药物疗法？有什么用？ 159

第八章　营养与饮食篇　160

1. 溃疡性结肠炎的饮食原则是怎样的？ 160
2. 饮食和溃疡性结肠炎有关吗？ 160
3. 单用饮食能控制溃疡性结肠炎病情吗？ 160
4. 我需要高纤维膳食还是低纤维膳食呢？ 160
5. 哪些是低纤维食物？ 161
6. 哪些是高纤维食物？ 161
7. 我可以吃高蛋白饮食吗？ 161
8. 我可以吃高脂肪饮食吗？ 161
9. 我可以吃辛辣刺激的食物吗？ 161
10. 我可以吃甜食吗？ 162
11. 溃疡性结肠炎患者的饮食的烹调有什么要求？ 162
12. 什么是食物过敏？ 162
13. 什么是食物不耐受？ 162
14. 什么是个体化饮食？ 163
15. 我应该如何记饮食日记？ 163
16. 我可以喝牛奶吗？ 163
17. 我可以喝酸奶吗？ 164
18. 如何选择合适的酸奶？ 164
19. 我可以吃水果吗？ 164
20. 我可以吃海鲜吗？ 165
21. 我可以喝茶吗？ 165
22. 我可以喝咖啡吗？ 165
23. 我可以吃零食吗？ 165
24. 我可以喝冷饮吗？ 165
25. 我可以吃汉堡、炸鸡等快餐吗？ 165
26. 我需要补充维生素吗？ 166

27. 我需要补充维生素D吗? 166

28. 我需要补充叶酸吗? 166

29. 我需要补充维生素B_{12}吗? 166

30. 我需要补钙吗? 167

31. 我需要补铁吗? 167

32. 补充鱼油可以改善溃疡性结肠炎吗? 167

33. 我可以吃一些祛湿降火的食物吗? 167

34. 中医药膳能治愈我的疾病吗? 168

35. 我需要吃滋补品(如人参、灵芝、鹿茸)吗? 168

36. 我需要限制饮酒吗? 168

37. 吸烟对我有影响吗? 168

38. 我需要补充益生菌吗? 168

39. 我需要补充益生元吗? 169

40. 腹泻、解黏液血便时,饮食应该注意什么? 169

41. 腹泻时需要增加水的摄入吗? 169

42. 腹痛时,饮食应该注意什么? 169

43. 我最近症状已经好转了,需要怎样调整饮食? 170

44. 我最近没什么症状,我还需要注意饮食吗? 170

45. 我正在使用激素治疗,饮食要注意什么? 170

46. 我正在使用柳氮磺胺吡啶或甲氨蝶呤治疗,饮食要注意什么? 170

47. 我需要进行肠道手术,手术前需要调整饮食、加强营养吗? 171

48. 我做了全结肠切除手术,术后饮食应该注意什么? 171

49. 我发生了"储袋炎",需要补充益生菌吗? 171

50. 我做了肠造口术,饮食应该注意什么? 171

51. 什么是肠内营养? 172

52. 我需要服用肠内营养液吗? 172

53. 常用EN制剂有哪些? 172

54. 我服用营养液后,出现腹胀腹泻、恶心呕吐怎么办? 172

55. 什么情况下需要肠外营养? 173

56. 儿童和青少年患者,饮食应该注意什么? 173

57. 孕妇饮食应该注意什么？　173

第九章　心理篇　174

1. 溃疡性结肠炎是心身疾病吗？与心理有何关系？　174
2. 溃疡性结肠炎患者常见的精神心理异常有哪些？　174
3. 溃疡性结肠炎患者出现焦虑、抑郁的比例有多少？活动期有变化吗？　175
4. 患者的抑郁、焦虑水平与溃疡性结肠炎的复发有关吗？　175
5. 如何科学地评估溃疡性结肠炎患者的心理状态？　175
6. 我是一名溃疡性结肠炎患者，怎样识别我可能存在焦虑状态？　175
7. 我感觉自己有焦虑情绪，但不确定，有没有什么简便的自我筛查的方法？　176
8. 我患了溃疡性结肠炎，常常感觉疲乏、伤心、孤独，这是抑郁症吗？　176
9. 我想判断自己有没有抑郁情绪，有没有什么简便的自我筛查的方法？　176
10. 溃疡性结肠炎患者的个性方面有什么特征吗？　177
11. 精神心理因素对溃疡性结肠炎患者的生活质量有何影响？　177
12. 针对溃疡性结肠炎患者的生活质量，常用的评估工具有哪些？　177
13. 精神心理因素为什么会影响溃疡性结肠炎的发生发展呢？　178
14. 心理应激会加重溃疡性结肠炎的病情吗？　178
15. 压力甚至抑郁会引起溃疡性结肠炎吗？　178
16. 得了溃疡性结肠炎，压力的来源主要有哪些？　178
17. 平时工作压力就很大、生活紧张，对溃疡性结肠炎有影响吗？　179
18. 我现在处于溃疡性结肠炎活动期，感觉压力很大，需要去心理科治疗吗？　179
19. 溃疡性结肠炎常用的心理干预手段有哪些？　179
20. 目前针对溃疡性结肠炎的心理治疗有哪些？　179
21. 什么是认知行为治疗？对溃疡性结肠炎有效吗？　180
22. 感觉身边的朋友常常不能理解我，我该怎么办？　180
23. 得了溃疡性结肠炎，我常常因为担心而睡不着觉，该怎么办？　181
24. 在溃疡性结肠炎复发的时候，我常常感到愧疚……　181
25. 怀疑自己心理出了问题，应该怎么办？　181
26. 针对溃疡性结肠炎的精神心理异常，是否有药物可以治疗？　182

27. 溃疡性结肠炎伴有焦虑应该如何治疗? 182
28. 溃疡性结肠炎伴有抑郁应该如何治疗? 182
29. 是否有药物能够通过调节情绪或者"神经心理"对溃疡性结肠炎起到治疗效果? 183
30. 关于溃疡性结肠炎的治疗有什么好的建议和展望吗? 183

第十章 活动篇 184

1. 体育锻炼对身体有什么益处? 184
2. 溃疡性结肠炎患者可以进行体育锻炼吗? 184
3. 一般来说,什么情况下可以从事体育活动呢? 184
4. 如何选择适合自己的运动项目? 184
5. 溃疡性结肠炎患者在运动前需要做些什么准备? 184
6. 病情稳定的溃疡性结肠炎患者可以进行运动吗? 185
7. 缓解期的溃疡性结肠炎患者可以进行剧烈运动吗? 185
8. 缓解期的溃疡性结肠炎患者可以踢足球吗? 185
9. 缓解期的溃疡性结肠炎患者可以进行打篮球等剧烈运动吗? 185
10. 缓解期的溃疡性结肠炎患者可以进行摔跤等剧烈运动吗? 185
11. 缓解期的溃疡性结肠炎患者可以进行登山运动吗? 185
12. 缓解期的溃疡性结肠炎患者可以进行全程或半程马拉松比赛吗? 186
13. 缓解期的溃疡性结肠炎患者可以去跳广场舞吗? 186
14. 缓解期的溃疡性结肠炎患者可以进行瑜伽锻炼吗? 186
15. 缓解期的溃疡性结肠炎患者可以打太极拳吗? 186
16. 缓解期的溃疡性结肠炎患者可以进行散步吗? 186
17. 溃疡性结肠炎患者可以进行游泳吗? 186
18. 患病前未做过运动的患者,如何选择运动项目? 186
19. 以前没有进行过体育锻炼的患者如何开始体育运动? 187
20. 可以在健身房中进行力量训练吗? 187
21. 手术之后可以进行运动吗? 187
22. 哪些运动适合手术后的患者? 188

23. 肠粘连患者可以进行体育运动吗？ 188
24. 肠梗阻的患者可以进行体育运动吗？ 188
25. 正在使用免疫抑制剂或（和）激素的患者可以运动吗？ 188
26. 正在使用生物制剂患者可以运动吗？ 188
27. 合并代谢性骨病或关节病的患者可以进行运动吗？ 188
28. 溃疡性结肠炎患者可以出门旅游吗？ 189
29. 出门旅行前需要做些什么准备？ 189
30. 溃疡性结肠炎患者可以工作吗？ 189
31. 青少年患者可以运动吗？ 189
32. 有哪些运动是适合青少年患者的？ 190
33. 孕妇患者可以进行运动吗？ 190
34. 有哪些运动是适合孕妇患者的？ 190
35. 老年患者可以进行运动吗？ 190

第十一章　护理篇　　191

1. 溃疡性结肠炎患者常见的症状是什么？ 191
2. 什么是粪便性质改变？ 191
3. 该如何判断溃疡性结肠炎的严重程度？ 191
4. 我刚被确诊为溃疡性结肠炎，如何判断是否发生危急情况？ 192
5. 溃疡性结肠炎为什么会有严重的腹泻呢？ 192
6. 什么是腹泻？ 192
7. 什么是便秘？ 192
8. 什么是排便规律？ 193
9. 正常的粪便是怎么样的？ 193
10. 什么是黏液便？ 193
11. 什么是脓血便？ 194
12. 什么是里急后重？ 194
13. 溃疡性结肠炎患者腹泻，应注意观察什么？ 194
14. 如何留取粪便标本？ 194

15. 溃疡性结肠炎患者出现黏液脓血便，提示什么？	195
16. 溃疡性结肠炎患者大便中出现大量鲜血，提示什么？	195
17. 溃疡性结肠炎合并消化道大出血时，需要观察什么？	196
18. 溃疡性结肠炎合并消化道大出血时，应如何休息和饮食？	196
19. 溃疡性结肠炎患者活动期严重腹泻，出现肛周皮肤损伤，应如何护理？	196
20. 溃疡性结肠炎患者为什么会出现肛周病变，常见的肛周病变有哪些？	197
21. 如何护理肛周感染？	197
22. 我是溃疡性结肠炎患者，出现了肛瘘或会阴瘘，如何护理？	198
23. 我是溃疡性结肠炎患者，做了肛瘘手术，术后需要做什么来恢复肛门功能？	199
24. 我是溃疡性结肠炎患者，做了肛瘘手术，害怕复发怎么办？	199
25. 我是溃疡性结肠炎患者，出现了肛裂，如何护理？	200
26. 溃疡性结肠炎患者活动期严重腹泻，能否进食？	200
27. 溃疡性结肠炎患者活动期腹痛、腹泻，应如何休息？	201
28. 溃疡性结肠炎患者缓解期应如何休息？	201
29. 溃疡性结肠炎患者缓解期能上学或工作，或与朋友外出吗？	201
30. 溃疡性结肠炎患者如何安排活动期和缓解期的职业生活？	201
31. 溃疡性结肠炎患者的腹痛常见吗？	202
32. 如何评估疼痛程度？	202
33. 溃疡性结肠炎患者的腹痛如何护理？	203
34. 溃疡性结肠炎患者腹痛剧烈可以应用止痛剂吗？	203
35. 溃疡性结肠炎患者若出现持续性腹痛和明显压痛，提示什么？	204
36. 溃疡性结肠炎患者若出现突发的全腹剧痛，提示什么？	204
37. 什么是腹膜刺激征？	204
38. 溃疡性结肠炎患者腹部剧痛考虑有急性穿孔能进食吗？	204
39. 溃疡性结肠炎患者考虑有慢性穿孔能进食吗？	204
40. 溃疡性结肠炎患者腹痛加重，并出现排气排便停止，提示出现了什么？	205
41. 什么是肠梗阻？	205
42. 溃疡性结肠炎患者考虑已出现肠梗阻，可以进食吗？	205
43. 什么是胃肠减压？	205

44. 胃肠减压期间应注意什么? 206
45. 胃肠减压期间一定要禁食水吗? 那怎么吃口服药? 206
46. 放置胃肠减压期间可以刷牙吗? 206
47. 我是溃疡性结肠炎患者, 因肠道狭窄医生建议在内镜下进行治疗, 请问内镜下能进行什么治疗? 206
48. 内镜下球囊扩张术后如何护理? 207
49. 溃疡性结肠炎患者都会有发热吗? 207
50. 什么叫发热? 208
51. 如何测量体温? 208
52. 常用的降温方法有哪些? 208
53. 常用的物理降温方法及注意事项是什么? 209
54. 采用酒精擦浴降温应该注意哪些事项? 209
55. 为什么溃疡性结肠炎患者发热时要谨慎使用药物降温? 210
56. 溃疡性结肠炎患者发热可以应用退热栓剂吗? 210
57. 溃疡性结肠炎患者发热时能口服退热剂吗? 210
58. 溃疡性结肠炎患者营养不良常见吗? 210
59. 溃疡性结肠炎患者饮食要求是怎样的? 210
60. 如何规划溃疡性结肠炎患者的个体化饮食? 211
61. 溃疡性结肠炎患者提倡个体化饮食, 还需要遵医嘱进食吗? 211
62. 我是溃疡性结肠炎患者, 我能吃什么? 212
63. 我是溃疡性结肠炎患者, 我不能吃什么? 212
64. 溃疡性结肠炎的发病与常吃冷藏食物有关吗? 212
65. 溃疡性结肠炎患者的饮食要一直不变吗? 213
66. 溃疡性结肠炎患者可以外出就餐吗? 213
67. 真有神奇食谱可以治好溃疡性结肠炎? 213
68. 溃疡性结肠炎需要营养治疗吗? 213
69. 溃疡性结肠炎的营养治疗有哪些方式? 214
70. 肠内营养管饲的方法有哪些? 214
71. 肠内营养时如何选择合适的途径? 214
72. 在行肠内营养过程中, 我感到恶心、呕吐、腹胀是怎么回事呢,

　　　　如何预防？ 215
73. 胃肠镜检查前的准备工作有哪些？ 216
74. 肠镜检查前的饮食原则是什么？ 216
75. 肠镜检查，什么样的肠道准备最佳？ 217
76. 目前医院常用什么清肠剂？服用后有什么副作用？ 217
77. 肠镜检查前口服清肠剂效果欠佳，怎么办？ 218
78. 溃疡性结肠炎患者肠道准备过程中可能会出现哪些情况？ 218
79. 我是溃疡性结肠炎患者，可以同时进行胃镜和肠镜检查吗？ 218
80. 胃肠镜检查之后的注意事项有哪些？ 218
81. 我是溃疡性结肠炎患者，最近又出现腹痛、腹泻的症状，因为这已经是第三次了，就自行服药进行治疗，但效果不明显，还有加重的趋势，请问我一定要去医院吗？ 219
82. 溃疡性结肠炎应用抗生素有哪些注意事项？ 219
83. 益生菌是什么？可以单独治疗溃疡性结肠炎吗？ 220
84. 益生菌和酸奶里的乳酸菌有什么区别？酸奶能代替益生菌吗？ 220
85. 益生菌什么时候吃比较合适？ 220
86. 我是溃疡性结肠炎患者，医生建议用美沙拉秦治疗，请问美沙拉秦是哪类药物？ 221
87. 可以用美沙拉秦的栓剂代替灌肠剂吗？ 221
88. 怎么使用美沙拉秦灌肠剂？ 221
89. 我的溃疡性结肠炎正处于活动期，使用氨基水杨酸制剂效果不明显，可以立刻停药吗？ 222
90. 糖皮质激素是神药还是毒药？ 222
91. 我是重度溃疡性结肠炎活动期患者，刚服用激素7天，朋友们说我的脸看起来有点肿，这是服用激素导致的吗？我不想再吃激素了，可以停吗？ 223
92. 服用激素时应该注意什么？ 223
93. 激素的不良反应有哪些？ 224
94. 什么是药物依从性？ 225
95. 我是溃疡性结肠炎活动期患者，目前正在静点激素诱导治疗，效果

良好，我想出院回家继续治疗可以吗？ 226

96. 我是溃疡性结肠炎活动期患者，正在使用激素诱导治疗，最近我的血糖、血压升高明显，服用原来剂量的降糖药和降压药效果也不好了，这是啥原因？怎么办？ 226

97. 我是溃疡性结肠炎活动期患者，使用激素诱导缓解后用嘌呤类药物维持缓解治疗已半年，定期随访正常，请问我可以停用硫唑嘌呤吗？嘌呤类药物副作用也很多，长期服用我很担心。 227

98. 目前常用的免疫抑制剂有哪些？服用的时候需注意什么？ 227

99. 听说生物制剂的疗效很好，请问什么样的患者适合使用生物制剂？使用生物制剂就一定能治好溃疡性结肠炎吗？ 228

100. 使用类克治疗过程中需注意哪些问题？ 228

101. 我是急性重症溃疡性结肠炎患者，目前激素治疗无效，甚至出现激素抵抗，医生建议尽早使用类克，甚至还要考虑进行外科手术治疗，我想知道类克的治疗效果如何？ 228

102. 我是溃疡性结肠炎患者，一直有要孩子的打算，治疗溃疡性结肠炎的药物会影响我要孩子吗？ 229

103. 我是重症溃疡性结肠炎患者，目前激素治疗无效，甚至出现激素抵抗，医生建议尽早使用类克，甚至还要考虑进行外科手术治疗，请问手术可以治疗溃疡性结肠炎吗？ 229

104. 我是溃疡性结肠炎患者，现已出现并发症，医生建议手术治疗，我可以选择手术方式吗？我不喜欢开膛破肚式手术，不喜欢造口，不想带着造口生活。 230

105. 什么是储袋手术？术后一般情况下排便次数多少？如何减少排便次数？ 230

106. 我是溃疡性结肠炎患者，准备做储袋手术，为什么我要做三次手术？ 231

107. 我是溃疡性结肠炎患者，做了储袋手术后，如何做好肛周护理？ 231

108. 我是溃疡性结肠炎患者，做了储袋手术后，怎样促进肛门功能的恢复？ 232

109. 我是溃疡性结肠炎患者，做了储袋手术后，害怕出现切口裂开、吻合口瘘，有什么方法可以预防？ 232

110. 我做了储袋手术后什么时候可以饮水吃东西？ 232

111. 我做了储袋手术后，储袋如何护理？ 233

112. 什么是肠造口？ 233
113. 肠造口并发症有哪些，我该如何预防和处理？ 233
114. 我留置了回肠造口，肠液多，害怕肠液腐蚀皮肤，我该怎么做？ 234
115. 我做了造口，如何更换造口袋？ 235
116. 我做了造口，更换造口袋有什么小技巧吗？ 236
117. 我做了肠造口，出现了造口皮肤黏膜分离，我要怎么处理呢？ 236
118. 我留置永久肠造口，如何进行开口式造口袋的清洁？ 237
119. 我计划开腹做手术，我有些紧张，手术前我需要做什么准备？ 238
120. 我是溃疡性结肠炎患者，术后几天要如何配合？能给我一些指导吗？ 238
121. 我是溃疡性结肠炎患者，计划开腹做手术，术后一定会很疼，怎么办？有什么方法可以止疼？ 239
122. 我是溃疡性结肠炎患者，近期要做第二次手术，术后的口渴是我最不能忍受的，有什么办法能减轻吗？ 239
123. 术后吃什么会恢复得快一点？ 240
124. 什么是缩唇呼吸、抬腿运动和踝泵运动？ 240
125. 我今天开腹做手术，为什么让我穿弹力袜？ 242
126. 肠造口术患者的心理变化是怎样的？ 242
127. 我留置了永久性回肠造口，术后可能会有什么并发症？我需要留心什么？ 242
128. 我是溃疡性结肠炎患者，已手术治疗，留置了永久性回肠造口，如何进行自我护理？ 242
129. 留置永久肠造口，如何做好个人卫生？ 243
130. 我的肠造口袋漏了，气味很大，让我很尴尬，如何预防粪便泄露？ 243
131. 我刚留置永久性回肠造口，每次更换造口袋都很紧张，要留意些什么？ 244
132. 我留置永久性回肠造口，今后离不开造口袋了，如何选择合适的造口袋？ 244
133. 我将长期携带肠造口，如何保护它不受伤？ 244
134. 我手术后留置了永久性回肠造口，恢复良好，能开始正常生活了吗？ 245
135. 我手术治疗后留置了永久性回肠造口，什么时候可以开始过夫妻生活，需要注意些什么？ 246

136. 我留置了永久性回肠造口，准备过夫妻生活，造口灌洗应该怎么做？　247

137. 我有永久肠造口，我可以做什么运动，运动时需要注意什么？　248

138. 切除全大肠后，溃疡性结肠炎就治好了吗？　248

139. 如何预防溃疡性结肠炎的复发？　248

第一章

基本问题

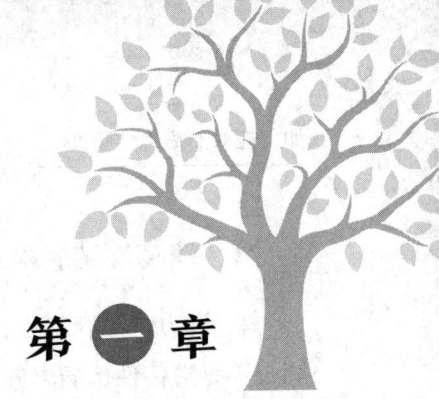

1. 溃疡性结肠炎在中国常见吗？

20世纪90年代以前，我国溃疡性结肠炎少见。近20年来，我国溃疡性结肠炎的发病率逐年升高，目前已成为我国消化系统常见病。但是，我国溃疡性结肠炎的发病率和患病率仍大大低于欧美国家，也明显低于韩国和日本。2013年我国流行病学调查显示溃疡性结肠炎发病率为0.13~2.22人/10万人，而且南方地区高于北方和西部地区。

2. 溃疡性结肠炎是怎么引起的？

迄今，溃疡性结肠炎的病因尚未完全明确。目前认为，溃疡性结肠炎是一种由多因素（包括易感基因、饮食、肠道微生态紊乱、肠道黏膜免疫异常以及环境因素等）综合作用导致的自身免疫性疾病，具体地说，是指具有易感基因的人群在多种环境因素的共同作用下，肠道及机体免疫系统产生不可控的免疫反应，从而导致消化道以及消化道外组织器官的炎症及损伤。

3. 溃疡性结肠炎常见于什么人？

在西方国家，溃疡性结肠炎的发病年龄呈双峰趋势，发病最高峰为15~30岁，第二高峰为50~70岁。但是，在亚洲国家第二高峰则不明显（可能与样本数较小有关）。在西方国家，溃疡性结肠炎在男性的发病率较高，而在亚洲，溃疡性结肠炎的男女发病率几乎相同。

4. 溃疡性结肠炎会遗传给下一代吗？

虽然溃疡性结肠炎与多种易感基因相关，具有遗传倾向，但是，溃疡性结肠炎不是遗传性疾病，并不会直接遗传给下一代，只是说溃疡性结肠炎患者的直系亲属患病风险相对升高。

5. 溃疡性结肠炎是吃出来的吗？

虽然目前尚无确切的证据表明溃疡性结肠炎就是吃了某种或某类食物所致，但是，大量的研究表明，饮食与溃疡性结肠炎关系密切。

不当的食物（尤其是西方式的高脂肪、高蛋白及高糖类食物）可作为诱因或者促发因素，引起溃疡性结肠炎发作或者加重。

辛辣等刺激性强和难以消化的食物以及富含反式不饱和脂肪酸食物均可增加溃疡性结肠炎发病和复发风险。

长链 n-3 脂肪酸（如 EPA 和 DHA）的摄入与溃疡性结肠炎发病风险呈负相关。

牛奶、蔬菜、水果和肉类食物对于溃疡性结肠炎发病的影响因人而异。因此，溃疡性结肠炎患者没必要过度限制饮食，如对牛奶、鸡蛋、肉类等无过敏并能耐受，可以适当摄入。但不应该过多摄入高糖、高脂及辛辣刺激食物。

6. 吸烟对溃疡性结肠炎有影响吗？

吸烟是溃疡性结肠炎的保护因素，也就是说，吸烟对溃疡性结肠炎有预防和治疗作用。在吸烟者中，患溃疡性结肠炎的相对危险度常常较低。吸烟能让约45%的溃疡性结肠炎患者病情获得不同程度的缓解，而溃疡性结肠炎患者如果戒烟，会诱发或加重溃疡性结肠炎的病情。但吸烟本身对全身脏器总体而言，弊大于利，所以，对于不吸烟的溃疡性结肠炎患者，并不鼓励其以吸烟作为治疗手段。

7. 饮酒对溃疡性结肠炎有影响吗？

与不饮酒的人群相比，少量饮酒者和酗酒者溃疡性结肠炎的发病风险更高。而且当饮酒伴随吸烟时，吸烟的保护作用会被抵消。因此，溃疡性结肠炎患者应尽量避免饮酒，尤其是大量或长期饮酒。

8. 溃疡性结肠炎和环境污染有关系吗？

大量的研究发现，汽车尾气和工业废气是溃疡性结肠炎的危险因素。溃疡性结肠炎发病率城市高于农村，工业发达的国家溃疡性结肠炎发病率更高，表明溃疡性结肠炎发病与环境污染存在一定相关性。

9. 阑尾切除术对溃疡性结肠炎有影响吗？

阑尾切除术对于溃疡性结肠炎的发生具有保护作用，也就是说，阑尾切除术对溃疡性结肠炎有预防和治疗作用。有研究发现，在得溃疡性结肠炎之前阑尾切除术可以使溃疡性结肠炎的发生率减少69%。另外，阑尾切除术还影响溃疡性结肠炎的发展和进程，可以降低溃疡性结肠炎患者的复发率及手术率。

10. 溃疡性结肠炎如何治疗？

溃疡性结肠炎治疗不能仅仅以控制症状为目标，理想的治疗目标应达到黏膜愈合（即结肠镜下溃疡糜烂等病变消失，恢复正常结构）。溃疡性结肠炎治疗以药物为主，5-氨基水杨酸制剂（美沙拉秦、奥沙拉秦、柳氮磺胺吡啶）为轻中度溃疡性结肠炎的最常用而且有效的治疗药物，中重度溃疡性结肠炎可能需要激素、免疫抑制剂、生物制剂治疗。对于上述药物无效的顽固性溃疡性结肠炎，或者反复发作、严重影响生活质量的患者，或者出现并发症时，应该考虑手术治疗。

11. 溃疡性结肠炎能够治好吗？

溃疡性结肠炎为自身免疫性疾病，多反复发作，除极少数轻症初发型患者外，目前绝大多数患者无法治愈。对于接受全结肠手术的患者，从发病部位来看，完全切除结直肠可视为治愈，不需要针对溃疡性结肠炎本身继续用药。但是，溃疡性结肠炎手术治疗后常有并发症，而且多需要进一步治疗。从这个角度来看，即使是手术切除了溃疡性结肠炎的发病部位，也不是一了百了，仍然有许多后续的事情要处理。

12. 溃疡性结肠炎需要手术治疗吗？

绝大多数溃疡性结肠炎患者，经过合理的以药物为主的内科治疗，即可很好地控制病情，当然无须手术治疗。

下列情况需要手术治疗。

（1）对于药物无效的顽固性溃疡性结肠炎。

（2）病情反复发作，严重影响生活质量。

（3）肠道癌变。

（4）急性重度溃疡性结肠炎，或者出现严重并发症（如中毒性巨结肠、穿孔、大出血），药物拯救治疗无效时。

13. 溃疡性结肠炎需要终身治疗吗？

对于活动期患者，首先应通过药物治疗使其达到缓解。缓解期患者如不用药维持治疗，则容易复发，所以，缓解期患者同样需要用药长期维持缓解治疗。因此，溃疡性结肠炎患者原则上需长期甚至终身用药，不仅能够避免复发，而且能够降低癌变风险。

14. 溃疡性结肠炎会癌变吗？

病程超过8年的溃疡性结肠炎患者，其癌变风险会逐年增加，尤其是病情反复发作导致肠道炎症长期不能缓解的患者，全结肠型、有肿瘤家族史和合并原发性硬化性胆管炎（primary sclerosing cholangitis，PSC）的患者，其癌变发生率更高。因此，溃疡性结肠炎患者需要定期复查结肠镜，并进行染色、放大内镜观察及活检来监测癌变。

15. 溃疡性结肠炎适合中医中药治疗吗？

中医药在中华民族几千年的繁衍生息中发挥了重要作用，但是，中国既往溃疡性结肠炎罕见，中医药在溃疡性结肠炎领域并无丰富的理论知识和临床经验。既往虽然也有中医药诊疗溃疡性结肠炎的记录，但是中医中药治疗溃疡性结肠炎的证据并不充分，而且也缺乏规范性和可重复性，所以，中医药目前仅作为溃疡性结肠炎的备选治疗。

可喜的是，近年来，我国中医中药的广大同仁在溃疡性结肠炎的基础研究和临床诊断及治疗领域做了大量卓有成效的工作，初步的研究结果显示，一些中药对部分溃疡性结肠炎患者确有良好的治疗效果。因此，中医药对溃疡性结肠炎更好的治疗效果值得期待。

16. 溃疡性结肠炎会影响体格及智力发育吗？

溃疡性结肠炎在儿童中不常见，尤其10岁以下发病率低，且大多数儿童患者通过药物治疗控制病情，对于体格及智力发育并不会造成明显的影响。

17. 溃疡性结肠炎会影响生育能力吗？

缓解期溃疡性结肠炎患者的生殖能力与正常人群无明显差异。活动期患者的生殖力有所下降，可能与活动期输卵管炎和卵巢炎、手术干预、腹腔粘连等因素有关，也和患者的性功能减退有关。就溃疡性结肠炎育龄女性患者群体而言，她们中的85%～90%可以正常妊娠和分娩。

18. 溃疡性结肠炎会导致胎儿出现问题吗？

溃疡性结肠炎患者在病情持续活动状态下受孕或妊娠，不良事件发生风险增高，若在疾病缓解期妊娠，患者不良事件发生风险与正常人无差别，说明疾病严重程度会显著影响溃疡性结肠炎患者的妊娠结局。因此，应尽量在缓解期受孕。

总体来看，溃疡性结肠炎患者出现不良妊娠结局的整体风险较正常人高。溃疡性结肠炎患者更易出现流产（包括人工流产和自然流产）、早产（妊娠满28周至不足37周分娩者）、低出生体重儿（出生体重小于2.7 kg者）。

哈尔滨医科大学附属第二医院消化内科　李　惠
广州医科大学附属第三医院消化内科　李明松

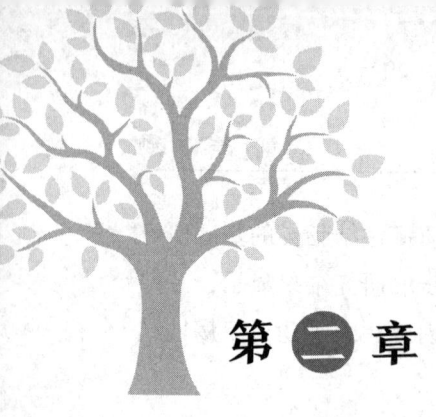

第二章

检 查 篇

1. 首次就诊时需要提供哪些信息？

您首次就诊时，需要提供尽可能多的有关您病情的相关信息，包括排便次数，大便出血情况和多少，是否有夜间痛醒、腹泻、发热、关节疼痛、口腔溃疡等症状。除此之外，还需要提供出现某些症状的时间、频率、持续时间以及加重和缓解因素等。同时，还应该包括既往病史，尤其是既往药物史、食物过敏史、手术史和旅游史。此外，也应该说明家族中是否有类似情况。

上述这些信息越丰富、越完整，就越有助于医生做出准确的判断，也就越有利于你的早期诊断和早期治疗。

2. 首次就诊时会有哪些检查？

首次就诊时，医生首先会向您详细询问病史，也就是上述情况，然后在此基础上再做一系列检查。从大的方面来看，这些检查主要包括体格检查、实验室检查、内镜检查、影像学检查和病理组织学检查等内容。

由于溃疡性结肠炎容易和感染性疾病混淆，在检查中应该重点针对感染性疾病。

3. 怀疑患溃疡性结肠炎后，体检时应该包括哪些内容？

体检的基本内容包括基础指标检测和常规体格检查。基础指标包括营养状况、体温、脉搏、血压、体重指数（BMI），儿童应注意生长发育情况。体格检查包括口腔、皮肤、关节、腹部体检，肛周、会阴检查，直肠指检等。如口腔是否有溃疡、关节是否有红肿热痛、皮肤是否有结节性红斑、腹部是否有压痛和包块、肛周是否有脓肿和肛瘘等。

虽然溃疡性结肠炎主要累及肠道，但是，也常有肠外病变，尤其是皮肤和关节病变，因此，全面而系统性的体检是非常有必要的。

4. 溃疡性结肠炎患者为什么需要做很多检查才能确诊？

溃疡性结肠炎是一个以腹痛、腹泻、黏液脓血便为主要表现的慢性肠道疾病。由于它的临床表现都不是特异性的，因此，溃疡性结肠炎的诊断和鉴别诊断都比较复杂，临床上主要结合症状、实验室检查、内镜和病理组织学等进行综合分析，并排除感染性和其他非感染性肠炎基础上才能作出诊断。而且有些治疗溃疡性结肠炎的特异性药物会降低人体免疫能力，会诱发或加重感染，所以，在使用这些特异性的药物之前，也需要通过很多检查排除感染性疾病，确保药物治疗安全可靠。

5. 能不能依靠某一种检查就能够确诊溃疡性结肠炎？

目前溃疡性结肠炎的诊断并无确切的金标准，需要结合病史、临床表现、内镜及组织病理学、影像学和实验室检查进行综合分析。其实，在临床上，某一种检查或者检验的结果可以由很多种疾病所引起，而且，同一种疾病也有着不同的病情发展、严重程度及临床表现，并没有某一种检查能够特异性指示溃疡性结肠炎的诊断。

6. 实验室检查主要做哪些项目？

实验室检查包括血常规、血沉、C反应蛋白、肝功能、肾功能、电解质、大便钙卫蛋白及乳铁蛋白、维生素D、维生素B_{12}、核周型抗中性粒细胞胞质抗体（pANCA）、抗酿酒酵母抗体（ASCA）、抗鞭毛蛋白抗体、抗OmpC抗体、硫代嘌呤甲基转移酶（TPMT）等。很多时候为了鉴别诊断或为了治疗前的准备，还需要做乙肝三系、T-SPOT等检查。

7. 疑诊溃疡性结肠炎患者，血常规检查会出现哪些异常？

疑诊溃疡性结肠炎时，血常规检查结果中红细胞系、白细胞系和血小板系统均可能存在异常。

红细胞系的检查，可能出现红细胞数目下降、血红蛋白降低等。根据血红蛋白的数值，可以判断贫血的严重程度，而且贫血与溃疡性结肠炎疾病活动度相关。

白细胞系的数值与溃疡性结肠炎患者的病情、病期以及不同药物的干预结果有关，也是临床上医生们关注的重点之一。缓解期及轻度活动期溃疡性结肠炎患者白细胞计数多数正常或仅为轻度增高，而中重度溃疡性结肠炎患者可有明显的升高，和炎症活动以及是否合并感染有关。应用激素治疗时，白细胞也可明显升高，而有些药物（如硫唑嘌呤、氨基水杨酸制剂等）则会通过抑制骨髓的造血功能使白细胞计数降低。

溃疡性结肠炎患者血小板数目常有增多，与失血、急慢性炎症性疾病、缺铁等有关。另外，应用激素可导致血小板增多。临床上，医生关注血小板的数量还有一个原因便是关注溃疡性结肠炎患者的高凝状态及可能并发的血栓性疾病。

血常规异常以及常见的原因见图 2-1。

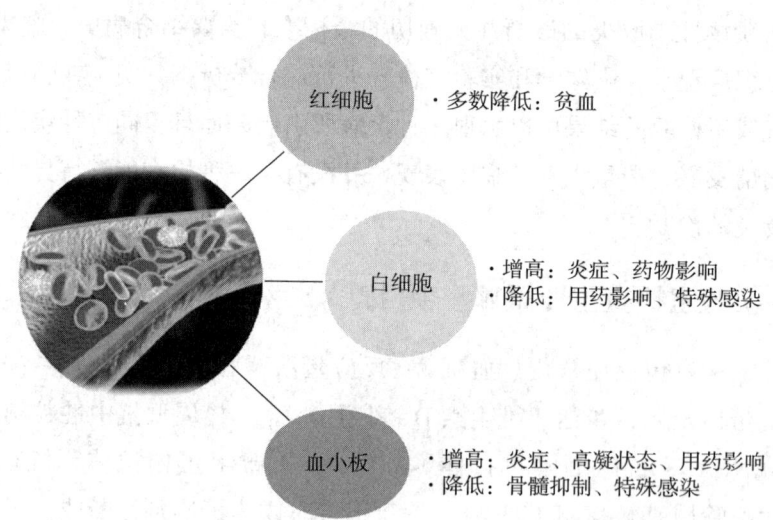

图 2-1　溃疡性结肠炎患者常见的血常规异常及其原因

8. 溃疡性结肠炎患者看血常规化验单时应该重点关注哪几项？

溃疡性结肠炎患者应该重点关注血常规化验单中的下列三项：白细胞总数和中性粒细胞比例，血红蛋白浓度，血小板计数。

9. 疑诊溃疡性结肠炎为什么要查凝血指标？

凝血方面相关指标的检测，是临床上溃疡性结肠炎患者常规的检查之一，尤其是中重度溃疡性结肠炎患者。之所以医生对于该项指标重视，是因为它提示着血液的高凝状态，即血液发生凝固的可能，溃疡性结肠炎的患者，尤其是中重度活动期的患者，或轻或重均存在高凝状态，凝血指标的高低能够帮助医生来决定是否需要抗凝药物来预防血栓性疾病的发生，并制订更完善、更合理的治疗方案。试想患者本身深受腹痛、腹泻、血便的痛苦，如果再合并肺栓塞、脑栓塞、甚至心肌梗死……这样的结局是医生、患者以及家属都不愿意看到的。

10. 溃疡性结肠炎患者凝血指标检查会出现哪些异常？说明什么问题？

溃疡性结肠炎患者除了有血小板计数明显升高外，还可能出现凝血因子的异常、凝血时间延长、D-二聚体增高等。这些因素均提示患者体内存在高凝状态，这在溃疡性结肠炎的治疗上是不利的，有可能出现血栓形成或栓塞性疾病。

11. 如果怀疑有高凝状态所致的血管栓塞性病变，应该做哪些检查？

如果怀疑溃疡性结肠炎患者有高凝状态所致的血管栓塞性病变，应该针对可能的病变部位，急诊行血管多普勒超声检查，或者CT/MR血管显影，必要时行血管造影。

12. 溃疡性结肠炎患者肝功能化验会出现异常吗？

生化检查包括肝功能化验、肾功能化验以及电解质等检查。其中，肝功能检查反映的是肝细胞、胆管细胞等肝内细胞是否受损。肝是人体最大的化工厂，人体的代谢离不开肝内肝细胞、胆管细胞以及其他相关细胞的正常工作。在溃疡性结肠炎患者合并肝损伤时，可以出现转氨酶的升高，其升高的程度也代表着肝细胞受损的程度。另外，溃疡性结肠炎患者也可以出现蛋白质的代谢异常，后者主要表现为肝功能化验中的血清白蛋白的下降，这可能与患者的营养不良状态，以及肠道炎症致蛋白质吸收障碍有关。有研究称，血清白蛋白的变化在一定程度上反映了病变活动性及严重程度等，可以作为炎症性肠病患者病情活动与缓解的指标之一。持续较低的血清白蛋白水平是一种药物治疗无效、可能需要手术治疗的预警信号。球蛋白各组分的改变也有一定的价值。

此外，多种治疗溃疡性结肠炎的药物（如硫唑嘌呤、氨基水杨酸制剂）也会损害肝肾功能，导致肝功能异常。

13. 溃疡性结肠炎患者肾功能化验会出现异常吗？

血尿素氮、尿素、尿酸、肌酐等在溃疡性结肠炎患者较少出现异常，但也有患者出现肾受累，此时可能出现上述肾功能化验指标的异常。溃疡性结肠炎本身可累及肾，一些治疗溃疡性结肠炎的药物也能引起肝肾功能损伤，同时，溃疡性结肠炎合并肾结石也不少见，可导致肾功能异常。此外，也应行积极的全面检查，除外肾本身的疾病。因此，除初诊须进行肾功能检查之外，溃疡性结肠炎的复查以及随访期间均需检测肝肾功能。

14. 溃疡性结肠炎患者血的电解质和微量元素检查会出现异常吗？

轻症溃疡性结肠炎患者的电解质和微量元素常无明显改变，但在严重病例，患者由于腹泻和进食减少，常有明显的电解质紊乱，易出现低血钾、低血钠和低血氯，尤以低血钾为突出，严重者出现酸中毒。在暴发型及重型溃疡性结肠炎患者，低血钾、低血钠易发生结肠扩张，毒素吸收增加，病情加重，甚至引发中毒性巨结肠。

微量元素异常比较少见，通常是长期营养不良的结果。

生化检查的异常如图 2-2 所示。

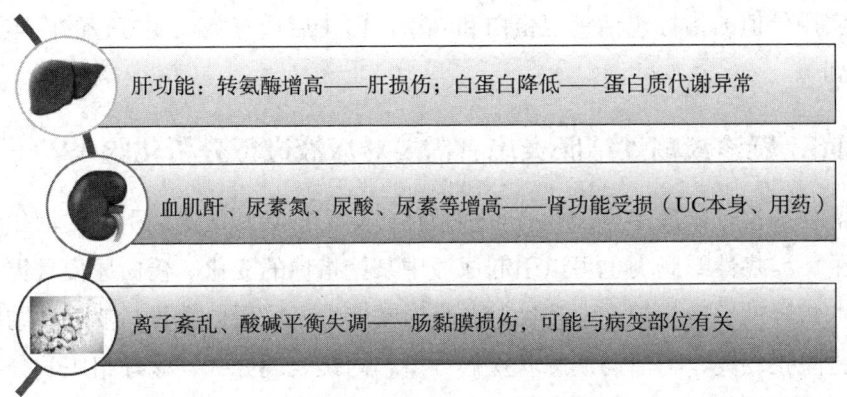

图 2-2　溃疡性结肠炎患者生化检查可能出现的异常及其意义简图

15. 什么是炎症指标，为什么要化验炎症指标？它包括哪些？

炎症指标，顾名思义，在临床上用来反映炎症是否存在以及炎症程度的指标。大体上，炎症包括感染性炎症和非感染性炎症。溃疡性结肠炎的炎症既有非感染性炎症，也可能有感染性炎症存在。常用的炎症指标主要有红细胞沉降率（简称血沉，缩写为 ESR）以及 C 反应蛋白（缩写为 CRP）。

ESR 升高为溃疡性结肠炎活动度的敏感指标，可反映疾病严重程度和活动性。但由于与溃疡性结肠炎活动有关的某些血清蛋白半衰期较长，故临床症状改善时，ESR 下降也相对滞后。轻度溃疡性结肠炎和病灶局限在直肠的患者，ESR 可正常，可能与炎症程度较轻有关。

C 反应蛋白较 ESR 对于炎症的反映更客观，与炎症程度呈正相关，如果 CRP 高于 12 mg/L，提示患者病变严重。

除 ESR 和 CRP 之外，还有其他一些炎症指标，如血清降钙素原（缩写为 PCT）等。降钙素原是反映脓毒症患者细菌感染及其严重程度的重要标志，可能有助于判断溃疡性结肠炎疾病活动度。

实际上，医生们在判断患者病情、制订合理治疗方案、预测患者可能的对药物的反应、评估溃疡性结肠炎预后等过程中，只参考一项指标是远远不够的，仅仅参考炎症指标也是十分片面的。需要全面、多维度的检测数据，甚至反复多次的化验检查才能够做出客观有效的临床决策。

除了血中的炎症指标外，大便中也存在一些反映肠道炎症的指标，常见而且有实用价值的指标包括钙卫蛋白和乳铁蛋白（后边有关大便检查的内容会详细讲到）。

16. 疑诊溃疡性结肠炎患者需要对尿液进行分析化验吗？

需要尿检。尿液中可以检查很多项目，除了排除其他疾病引起的消化道症状之外，溃疡性结肠炎也可以引起尿液中某些指标的变化。蛋白尿便是炎症的一个非特异性反应指标。溃疡性结肠炎活动期患者尿蛋白含量与溃疡性结肠炎活动性呈正相关，与活动期患者疾病分型、内镜表现分级、病理组织学分级相关，与血 CRP 水平相关。

17. 疑诊溃疡性结肠炎患者大便应该检查哪些项目？

溃疡性结肠炎主要表现在大肠，因此，对于大便这种与肠道黏膜直接接触的肠道的排泄物，临床上有很多相关的检测项目值得关注。溃疡性结肠炎患者出现黏液脓血便，大便常规检查可见大量红细胞、白细胞、脓球等，还可见嗜酸粒细胞。大便病原学检查的意义在于排除感染性肠炎，而且在治疗过程中出现机会感染，可对大便进行细菌培养、阿米巴滋养体检查、大便集卵查寄生虫，有条件者还可以查病毒颗粒或病毒特异性抗原，以除外病毒的机会性感染。大便钙防卫蛋白和乳铁蛋白的水平与疾病的严重程度相关，在临床上很有意义。因此，大便检查在溃疡性结肠炎的初诊、复诊等过程中必不可少（图 2-3）。

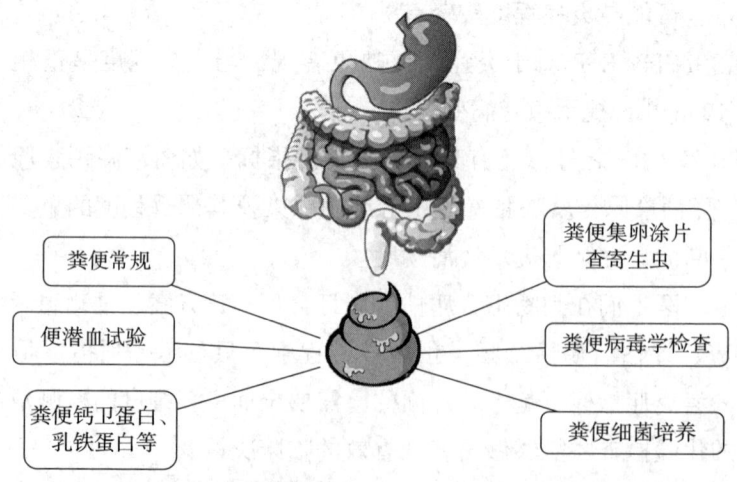

图 2-3　溃疡性结肠炎患者大便可进行检查的项目

18. 溃疡性结肠炎病情活动时，一定会出现异常的大便吗？治疗后感觉便次少了、异常的大便也少了，是不是我的病就好了呀？

不是所有的溃疡性结肠炎患者在活动期都会出现便次增多以及大便外观的改变，以此作为评估病情是否活动是不准确的，但排便次数增多、大便形状异常却是多数溃疡性结肠炎患者活动期可能出现的症状。溃疡性结肠炎患者多在初诊时因大便习惯改变、便次增多或出现黏液脓血便等便质异常而就诊，在行内镜检查及其他系统检查之后诊断为溃疡性结肠炎，接受合理治疗后，大便形状改变以及便次增多的症状可能会缓解，虽然这是医生及患者都愿意看到的结果。但是，这仅仅是患者的主观感受，并不是医生来评价病情是否缓解的依据，还需要行内镜检查判断原来的病变部位是否达到黏膜愈合，从而准确地评估病情及治疗效果。切不可个人主观判断"病情已经好转"而降低对治疗策略的依从，最终延误治疗时机。而且，截至目前，针对溃疡性结肠炎尚无使之完全治愈的特效治疗方法，控制病情在缓解期是溃疡性结肠炎的治疗目标。患者在治疗及随访期间，出现便次增多、大便形状异常应及时向医生反馈，行内镜及其他相关检查，以明确疾病的进展，确定合理治疗方案。

19. 什么样的大便叫做黏液脓血便呢？

多数溃疡性结肠炎患者因肠道炎症可能出现黏液脓血便，在不成形的稀烂便中，出现黏液、脓液、血液等，与便质不混合，其中黏液多呈白色，部分呈块状。脓液多呈淡黄绿色，血液为稀薄淡红色，有时可为暗红色或黑褐色。不是所有的患者都会出现黏液脓血便，而且也不是患者的黏液脓血便必须都含有黏液、脓液及血液等全部成分。

20. 送检大便化验时，我应该对大便哪些部分进行采样？

送检便常规及潜血时，对大便中患者自觉明显异常部分送检更容易获得阳性结果，所谓阳性结果可能即为黏液脓血便的真实情况反映。如果出现黏液脓血便，即获取黏液、脓液、血液及少量便质进行化验。

21. 为什么要做一些与细菌或病毒等感染相关的检查呢？

溃疡性结肠炎与一些感染性肠病的症状有类似之处，溃疡性结肠炎治疗过程中也会出现一些机会性感染或者潜伏的感染被激活，因此溃疡性结肠炎总是和感染性疾病纠缠不清。更重要的是，这两者的治疗方案有很大区别，甚至完全相反。因此，有必要做相关的检查，以排除这些常见的肠道感染，尤其是要排除常见的艰难梭菌、巨细胞病毒、EB 病毒和阿米巴原虫性疾病。还有结核这个重要的慢性感染，也需要通过多种检查予以排除，如胸部 X 线或 CT、PPD 试验和 T-SPOT。

22. 为什么有些检查要送到医院外去做？这些项目医保覆盖吗？

目前有一些新型的检查项目，多数医院因技术困难、造价昂贵、须行检查者比较少等原因，尚未广泛开展。另外也有一些检查，平时少见，由于成本核算等原因，一些医院也不开展。因此，这些相关的检查要借助一些生物技术公司的力量来进行，如 IBD 相关基因检测、钙卫蛋白检测、血药浓度的监测等。在多数地区，我国的医保项目并不覆盖这些检测项目，医生根据病情，如果需要进行这些检测，会与患者及家属关于其必要性、意义及费用等商议并选择。

23. 内镜检查有哪些类型？不同的内镜检查有什么注意事项？

内镜检查可以分为胃镜、结肠镜、小肠镜、胶囊内镜这几项检查。其中结肠镜检查配合活检是溃疡性结肠炎明确诊断的关键。如果因为肠腔狭窄导致无法完成结肠镜检查，此时可选择钡剂灌肠检查、CT 或 MRI 结肠显像显示病变情况。急性重症溃疡性结肠炎时，先以常规腹平片了解有无肠道穿孔情况，再做开塞露准备的有限乙状结肠镜检或者直肠镜检，加活检，以策安全。

24. 疑诊溃疡性结肠炎患者需要做哪些消化内镜检查？

由于溃疡性结肠炎是可以累及全消化道的慢性病，为了明确诊断和了解疾病累及的范围，一般需要进行全消化道的内镜检查，包括胃镜、结肠镜、胶囊内镜或气囊辅助小肠镜。

25. 我是因为腹痛、腹泻入院的，为什么要让我检查胃镜呢？

腹痛、腹泻是溃疡性结肠炎的表现之一，很多其他疾病也可以出现腹泻症状。而且溃疡性结肠炎是一种排除性诊断，只有排除许多其他可能引起腹痛、腹泻、黏液脓血便等疾病的基础上，才能够诊断该病，这些疾病可能累及全消化道，而且这些病变却不一定都会出现患者可以感知的症状，医生为了确诊，需要获得尽可能多的临床信息，了解病变的范围、程度，会建议患者在肠镜检查同时或者之后接受胃镜检查及小肠的相关检查。而且有些药物在治疗过程中，可能引起上消化道症状如上腹痛、恶心呕吐等，也须行胃镜检查。简言之，胃镜、肠镜检查以及小肠的相关检查在溃疡性结肠炎的诊断以及鉴别诊断等方面都是必要的。

26. 胃镜检查哪些内容？

胃镜检查能够观察口腔、咽喉部、食管、胃部、十二指肠等部位，对这些部位是否存在肿瘤、溃疡及黏膜炎症等进行仔细观察，必要时结合超声、病理学检查获取胃壁层次结构以及组织学检查结果。

27. 哪些患者不能做胃镜检查？

下列患者不能进行胃镜检查。
（1）严重心肺疾患，无法耐受胃镜检查者不建议胃镜检查。
（2）病情重，临床疑有休克或消化道穿孔等疾病的患者不建议胃镜检查。
（3）患有精神、心理疾病，不能配合内镜检查者。
（4）消化道急性炎症，尤其是腐蚀性炎症的患者，胃镜检查可加重病情。
（5）胸腹主动脉瘤患者，胃镜检查可诱发主动脉瘤破裂。
（6）脑卒中患者。
（7）高度脊柱畸形患者胃镜检查插镜困难不能成功实施。

28. 胃镜检查注意事项有哪些？

胃镜检查的注意事项如下（图2-4）。

（1）检查前要将既往和现在全部的疾病史告知医生，如高血压病、冠心病、血友病、肾功能不全、哮喘、血管支架植入以及过敏史等。

（2）服用抗凝药物者，须将药物的名称和剂量、使用疗程等提前告知，建议停用抗凝药物3～5日之后检查。

（3）胃镜在检查的前一日晚零点后及早餐均应禁食禁水，检查时空腹前往医院。

（4）无痛胃镜检查还需要携带心电图及相关其他检查。

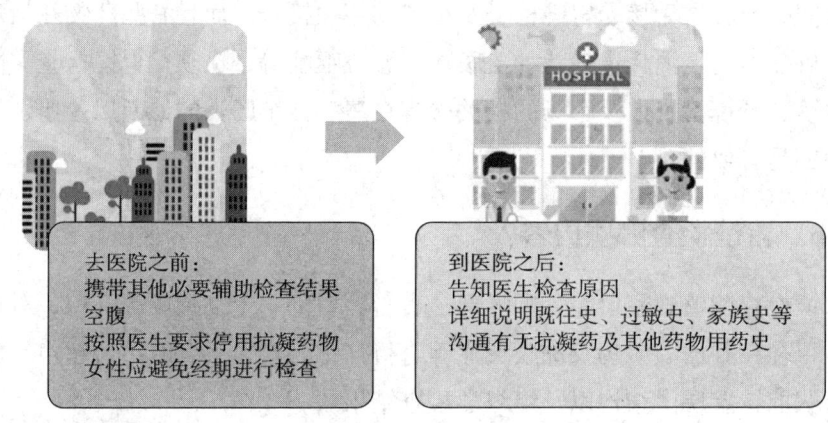

图2-4　胃镜检查注意事项

29. 肠镜检查是必须进行的吗？

对于疑诊溃疡性结肠炎的患者以及已确诊溃疡性结肠炎进行随访的患者，除非有禁忌证，均推荐进行肠镜检查。肠镜检查对于黏膜表面炎症程度、病变范围、是否有并发症的发生等均有重要的诊断意义。而且，肠镜检查同时取病理活检可对组织学诊断提供标本，对临床进行鉴别诊断及排除诊断有重要意义。

30. 肠镜检查能够看到哪些地方？能观察到胃和小肠吗？

肠镜，是结肠镜的简称，正常情况下，检查时肠镜应该到达盲肠，部分还可以进入回盲瓣观察回肠末端，即理想的肠镜的观察范围为回肠末端、回盲瓣、盲肠、阑尾开口、升结肠、结肠肝曲、横结肠、结肠脾曲、降结肠、乙状结肠、直肠及肛门部。因此，肠镜检查不能观察到胃部及全部小肠。

第二章 检查篇

31. 肠镜检查时必须对整个大肠检查完全吗?

进行肠镜检查时,医生及患者都希望肠镜能够非常理想地到达回肠末端的终点,并顺利无死角地倒退观察回肛门部。但是,因为种种原因,如溃疡性结肠炎患者肠道炎症较重、接触性出血、患者处于妊娠期、患者不能耐受肠镜检查的痛苦、肠道清洁太差无法观察、肠道痉挛或游离肠道弯曲过多等致操作困难等原因,肠镜检查并不都能如愿完成。

32. 因为肠镜是侵入性检查,我始终有顾虑,如果不做肠镜,依靠其他化验和检查能够诊断溃疡性结肠炎吗?

在IBD的诊断中,肠道黏膜的形态以及病变范围对于诊断及鉴别诊断有重要意义,必不可少。针对肠道的影像学检查,包括超声、CTE、CTC、MRE、MRC、肠镜、胶囊内镜等。其中,CTE、CTC分别是针对小肠和大肠的CT检查,MRE、MRC分别是针对小肠和大肠的核磁检查,除了肠道外还可观察肠系膜、腹腔淋巴结、腹腔脂肪组织、盆腔软组织等,均为由肠腔外获得腹部影响资料的非侵入性检查。相反,肠镜和胶囊内镜是在肠腔内获得黏膜相关改变的影像学检查。其中,肠镜主要检查大肠及回肠末端的黏膜形态,而胶囊内镜可以检查胃、小肠等,多数尚不能全面检查大肠。相比来讲,肠镜却有着操控自如、图像直观、病理组织取材方便等优势,对于大肠疾病为首选检查。

33. 肠镜是不是一次性的?能保证不传播疾病吗?

肠镜并非一次性器械,是清洗、消毒后重复使用的。但各大医院均将内镜的洗消工作作为感染监控的重点。每次检查使用后,均于专门设置的设备中,以特殊的试剂进行清洗、消毒。一些医院甚至要求患者行肠镜检查之前,首先进行相关传染性疾病的检查以区分不同组群进行特殊消毒。各大医院均能保证足够的清洗消毒时间,以及规范的洗消操作,切断传播途径,防止疾病传播。

34. 我本来就有些腹痛,做了肠镜会加重腹痛吗?

因人而异,部分患者可能会出现腹痛加重的情况。肠镜检查会在操作时向肠腔内注入空气撑开肠腔以便观察,患者可能会在操作中及操作后感觉腹胀。

另外肠镜检查的操作过程会进行伸长、缩短、牵拉、钩拽肠管等操作，患者可能会产生一过性的不适感。但多数患者在肠镜检查完成后腹部不适症状逐渐缓解，甚至在检查完成当时自觉腹部异常舒适。在检查过程中，如感觉腹痛难忍可与医生沟通停止肠镜检查。行无痛肠镜检查者，医生如果发现炎症程度较重，判断强行肠镜操作患者可能出现术后腹痛、甚至穿孔等并发症时也会与患者家属沟通停止检查。

35. 肠镜检查需要麻醉吗？

麻醉状态下进行的肠镜检查，即通常所说的无痛肠镜。麻醉可缓解患者紧张情绪，患者主观感受较好，而且麻醉能够产生肠道松弛的效果，可降低肠镜操作难度。但是，患者同时需要承担麻醉的风险，而且也有报道指出无痛肠镜发生穿孔并发症的概率高于普通肠镜检查。

36. 肠镜时选择麻醉会影响智力吗？

不会。无痛肠镜一般选择静脉麻醉，麻醉操作简单，且麻醉时间不会太长。麻醉状况下检查有优有劣，需要承担麻醉的风险。但目前尚无报道称麻醉会影响智力及智力发育。

37. 选择麻醉会有后遗症吗？

一般不会出现后遗症。但麻醉当天患者不能进行驾驶、高空作业等危险操作。应注意的是，麻醉过程中可能出现指脉氧降低、血压降低等情况，肠镜操作结束后，应当观察是否有呛咳，以及血氧、血压、意识恢复情况等，一段时间之后，方可活动。

38. 结肠镜检查注意事项有哪些？肠镜检查之前饮食需要注意吗？

肠镜与胃镜检查的准备是不同，仅空腹是不够的，需要进行全肠道清洁准备。检查前三天吃无渣或少渣的食物，前一天吃流食会让肠道准备容易些。如果肠镜检查安排在上午，检查当天不能吃早餐；如果肠镜检查安排在下午，那么您的午餐也不能吃，但是可以进少量流质早餐。

如果你是服用一次性的肠道清洁剂，那么只需要在肠镜检查前 4 h 服用肠道清洁剂及 2 L 左右温水就可以了。如果你是把肠道清洁剂分两次服用，则检查前晚 9 点左右口服第一次肠道清洁剂及 1 L 左右温水，在肠镜检查当天提前 4 h 服用第二次肠道清洁剂及 1 L 左右温水。

在肠道准备过程中可出现轻微的腹胀、腹痛及恶心、呕吐等不良反应，多可自行缓解。在进行肠道准备时，如出现腹部剧烈绞痛、严重腹胀、肛门无排气排便等症状，应立即终止清洁肠道并及时到医院处理。肠道准备成功的标志是您解出来的大便就像比较干净的水一样。干净的肠腔容易让医生发现全部的病灶。对于结肠镜下取活检或息肉电切除的患者，需进流质饮食，术后要注意大便颜色改变，观察有无腹痛、便血等症状。女性应避免月经期进行肠镜检查。

39. 肠镜检查会加重病情吗？

肠镜是一种侵入性检查，因此，很多患者都有这样的顾虑。其实，肠镜检查仅仅是一种更贴近病变、更直观的观察方式，病情的轻重理论上与肠镜检查无关。但是，肠镜检查确实有一定的并发症，比如 2‰ 比例的穿孔。溃疡性结肠炎患者本身存在肠道黏膜的炎症，行肠镜检查发生出血或穿孔的概率比一般人群或许略高。而且，肠镜检查的同时多数还须行活检病理学检查，也有引起出血的可能。但不要过于担心，医生在操作时，一旦发现炎症比较重，继续强行进镜可能会有穿孔及出血的风险，出于安全考虑可能不再继续检查。

40. 什么情况下做乙状结肠镜？

有些溃疡性结肠炎患者病情严重，或因为肠腔狭窄无法观察全部结直肠时，可选择乙状结肠镜。乙状结肠镜检查时间较短，引起的不适感相比于结肠镜更小，通常不需要在麻醉或者镇静下操作。肠道准备也很简单，只需在检查当天使用一至两个灌肠剂。

41. 胃肠镜检查之后多久可以进食？

普通胃肠镜检查后，大约 2 h 后，咽部麻醉感、异物感消失，腹胀缓解之后方可进食，建议自流食开始。部分患者有咽部疼痛感、腹部疼痛感，须待症状逐渐缓解后方可进食。无痛胃肠镜检查后，观察血氧、血压等均平稳，且意识状态无异常，咽部、腹部无不适之后方可进食。

42. 有肠腔狭窄或者肠梗阻的话，可以行肠镜检查吗？

肠腔狭窄时，可能会使肠镜镜身不能通过，但患者是可以行肠镜检查的。除了观察狭窄处远端大肠黏膜的形态之外，还可以观察狭窄处黏膜的形态，狭窄发生的大致部位，必要时肠镜操作中可将超声微探头深入狭窄部位，观察狭窄处肠壁的全层结构，这些均有助于获取临床信息，有益于诊断的确立及治疗方案的制订。

但是，肠道狭窄或肠梗阻发生时，肠道准备是有困难的。如果无视梗阻而行常规肠道清洁，可能会诱发腹痛、腹胀、恶心呕吐等梗阻症状加重。此时须与医生沟通，探讨其他方式进行肠道准备，如改换其他方式进行肠道清洁，或待梗阻症状略缓解时行肠镜检查。

43. 有肠道出血时可以行肠镜检查吗？

胃肠道出血并非胃肠镜检查的禁忌证。除非有大出血危及生命，须稳定生命体征之后方可行肠道准备或直接肠镜检查，其他情况均应行肠镜检查，确定肠道黏膜情况，找到出血原因。肠道出血的患者在肠道准备时，应由医生视病情轻重酌情处理，切不可自行盲目进行肠道清洁。

44. 有腹部其他疾病或手术史的患者可以行肠镜检查吗？

一般来讲，腹部有其他疾病或手术史的患者，由于病变的影响，在肠镜操作过程中或许会出现疼痛、腹胀等症状，这可能与病变本身及腹腔粘连有关。肠镜检查对于疾病的程度、病变范围等诊断有重要意义。应在保证患者安全的前提下尽可能进行。

45. 曾行手术的患者行肠镜检查会增加危险吗？

手术后的患者，多数可能会出现腹腔肠管的粘连，肠镜检查难度有所增大。发生肠道并发症的概率有所增高。但绝大多数手术后的患者均能够耐受肠镜操作，并且安全地完成肠镜检查，无须过度担心。

46. 儿童能够行肠镜检查吗？

儿童也是行肠镜检查的。其实应用于成人的肠镜即可以应用于婴幼儿，但毋庸置疑，小儿肠镜会更适合，在某些情况下，也可以成人的胃镜或鼻胃镜替代肠镜，镜身较普通肠镜更细，更适合小儿。

47. 儿童内镜检查应该注意哪些？

因年龄较小，尚不能配合肠镜检查，推荐小儿行麻醉下肠镜检查方能获得良好的检查效果。许多小儿处于免疫力较低的阶段，肠镜检查时尚有流涕、发热等上感表现，流涕的小儿是不能进入麻醉状态的，否则容易引起窒息，务必请家长注意。其余肠镜检查注意事项同前所述。

48. 老年人行肠镜检查有风险吗？

肠镜检查发生穿孔的病例，多数发生在老年患者，这可能与老年人肠壁较薄、腹痛痛阈升高、耐受性好有关。营养不良的老年人发生穿孔的概率更高；许多老年人合并有心脑血管疾病，也会增加肠镜检查发生并发症的风险；老年人对麻醉药物代谢较差，容易发生麻醉意外。

49. 老年人肠镜检查应该注意哪些问题？

肠镜检查前，须与医生及麻醉医生充分沟通既往的病情、合并的其他疾病，完成一些必要的检查以评估身体条件，做好相应的准备之后，方可行肠道准备及肠镜检查。检查时及检查后均应严密观察生命体征，以防意外发生。在溃疡性结肠炎老年患者，推荐行非侵入性检查，如MRC、CTC之后，如仍不能确诊，再行侵入性肠镜检查。

50. 什么样的情况不能做肠镜？

各种原因不能合作者不适合肠镜检查；严重心肺功能障碍者不宜行肠镜检查；严重脑血管病变者；直肠畸形或高度狭窄结肠镜不能插入者；可疑腹膜炎或结肠穿孔者；有腹部疝气或切口疝者肠镜检查可加重症状甚至诱发并发症，不建议肠镜检查；脊柱严重畸形者；腹腔动脉瘤患者；急性放射性结直肠炎者；腹部或盆腔手术后有严重和广泛肠粘连者；女性月经期不建议肠镜检查。严重凝血功能异常者应改善凝血状态后再考虑肠镜检查。

51. 病理学检查是必要的吗？肠镜一定要取病理活检吗？

非常有必要。在做内镜时医生会从患者的患病处取部分组织做病理学检查，一般都可以获得诊断的详细信息，病理学检查在诊断溃疡性结肠炎上可以说是有"法官"一样的判决作用，病理学特征性的表现可以为诊断溃疡性结肠炎提供非常有价值的参考信息。除了普通染色病理之外，有时医生会给患者行进一步特殊染色的病理学检查，如免疫组织化学染色、抗酸染色、刚果红染色等，是用来鉴别淋巴瘤、巨细胞病毒（CMV）感染、结核、淀粉样变性等其他多种疾病，这些疾病有时也可以出现肠道炎症表现，普通染色并不能满足诊断需要。

52. 溃疡性结肠炎肠镜的病理学检查的目的是什么？

溃疡性结肠炎肠镜下需要进行活检，活检组织需要进行组织病理学检查，可以用于溃疡性结肠炎的诊断、疾病活动度评估、与上皮内瘤变（异型增生）和肿瘤的鉴别诊断。

53. 溃疡性结肠炎病理学特征有哪些？

溃疡性结肠炎处于活动期时，会出现固有膜内弥漫性急慢性炎症细胞浸润，尤其是上皮细胞间中性粒细胞浸润及隐窝炎。隐窝结构改变：隐窝大小、形态不规则，排列紊乱，杯状细胞减少等。黏膜表面糜烂，浅溃疡形成和肉芽组织增生。缓解期时出现黏膜糜烂或溃疡愈合。固有膜内中性粒细胞浸润减少或消失，慢性炎症细胞浸润减少。隐窝结构改变：隐窝结构改变可加重，如隐窝减少、萎缩，可见帕内特细胞化生。当然您不是很需要了解这些内容，交给病理医生判断就可以了。

54. 病理活检会不会加重肠道黏膜的损伤？

病理活检的操作是以活检钳钳取肠道组织而获得病理标本的。本身会对肠道黏膜造成损伤，但是该损伤较轻微，而且患者在操作过程中不会出现腹痛症状，绝大多数患者均不会出现严重的不可控的并发症，而且此过程对溃疡性结肠炎的诊断有极其重要的意义，所以还是应该行病理活检的。

55. 反复多次取病理组织会不会引起肠道穿孔？

出于病情诊治需要，有时确实须多次多点取病理组织活检。医生一般在每次取材不会取病灶的同一个位点。对 IBD 患者来讲，肠道存在炎症病变，也可能有较深的溃疡，进行活检时，同一位点深挖活检确有造成穿孔的可能。但在取材操作时，医生也会尽量小心，避免穿孔等意外的发生。

56. 能依靠病理确诊溃疡性结肠炎吗？

病理的结果对溃疡性结肠炎的诊断有重要意义，能够为溃疡性结肠炎的诊断提供有重要价值的信息，但却并不是溃疡性结肠炎诊断的金标准，不能单纯依靠病理确诊溃疡性结肠炎。还需要进行全面的检查，获取血液学、影像学等其他检查结果，排除感染性疾病、肿瘤性疾病、其他炎症性疾病等方可确诊。

57. 既然病理不是诊断的金标准，那为什么还总是要做病理检查呢？

病理检查，是对组织进行处理后，以显微镜观察的方法获取细胞学、组织学的信息的方法。理想的病理检查能够获得很多关于疾病发生的原因、过程及病情的程度等信息，对于疾病的诊断及鉴别诊断有重要价值。在疾病发生的不同时间点及不同疾病部位，在内镜检查时反复多次取病理，是为了获取更客观、更全面的相关信息，以期指导临床诊治过程。

58. 肠镜活检病理要取多少块组织才够用？

关于病理组织块的取材数目，并没有固定的要求。虽然目前国内外的指南主张检查时应行包括病变部位及非病变部位的多段、多点活检，但这种活检有盲目性，损伤大，国内多数采取内镜下染色、放大以及超声技术的辅助及指导下对可疑病变部位进行定点活检。阳性率高，诊断准确，损伤小。但在诊断过程中，一般医院进行不少于 3 枚的活检数量。

59. 病理报告单上包括哪些内容？

病理检查包括肠镜活检病理以及手术病理。相对来讲，手术后切除的病变组织块体积大、切除病变层次完整，手术切除标本比肠镜活检标本的病理学检查能够提供更多的信息。理想的病理报告包括病变范围、程度、活动性等资料。确定病变的类型以及有无并发症等。

60. 可以通过肠镜活检的病理报告判断病情比较轻还是重吗？

肠镜活检标本病理学检查的结果，只是选取几个有病变或非病变的点进行活检。从这几个点的细胞学来判断病情轻重，无疑是以偏概全、是不客观的。而且，除非活检病变非常典型、能够查找到肿瘤细胞等，如果仅仅通过几个活检组织来判断溃疡性结肠炎病情的全貌并确定严重程度，这无异于盲人摸象，这样言之凿凿确诊溃疡性结肠炎的诊断结果也是不可靠的。

61. 什么是超声内镜？

超声内镜是将超声影像与内镜技术结合起来，在内镜操作的同时观察消化道管壁以及周围器官和组织超声影像的技术。很多人都做过超声检查，这里的超声是指体表超声，"棒槌"样的超声探头在腹壁或者体表部位由外向内探查，获取影像学资料。超声内镜却是由内向外进行探查而获得超声影像的。超声内镜有两种类型，一种是将超声收集装置固定在胃镜、肠镜的头端，在进行胃肠镜检查的同时获取超声信息。另一种是在普通胃肠镜操作的基础上，通过镜身活检孔道探入超声微探头，多用来获取消化道管壁不同层次结构内容等相关信息。

62. 超声内镜要检查什么内容？

超声内镜检查多采用普通内镜结合超声微探头的方式，对肠道病变局部进行层次扫描，获取不同层次是否清晰存在、各层次的厚度、病变的回声强弱、瘘管及脓肿的存在与否。另外，以固定探头超声内镜（环扫超声内镜）可以观察壁外肿大的淋巴结、腹腔内的脓肿、瘘管等。溃疡性结肠炎患者在进行诊断和鉴别诊断时，有时需要行超声内镜检查。

63. 做超声内镜的目的是什么？

肠镜检查仅仅能够观察肠道黏膜的病变，却"看不透"黏膜之外肠壁深层的病变，就像我们看到一个人，只能看得见他穿在表面的外衣、帽子、围巾、皮鞋，却看不到内层的衬衫、毛衣、内衣、袜子等。能够获取更全面、更客观的病变相关的信息是医生们一直追求的，因为超声内镜获得的信息更多，对于疾病的诊断和鉴别诊断更有意义，所以溃疡性结肠炎患者在尚未确诊时，多数需要超声内镜检查来帮助诊断及鉴别诊断。

64. 为什么做了肠镜之后，还要再重新肠道准备行超声肠镜检查？

超声内镜，前文已经提到，是超声技术和内镜技术的结合。在内镜的基础上加上超声技术，一个是需要内镜医生更进一步掌握超声相关的知识，另一个是在设备上需要超声发生器、传感器、探头等器械。前者要求医生有专业的学习经历及资质，后者需要有专业的设备及空间。

实际上并非所有的医院均能开展超声内镜这项工作，而且目前大多数医院并不能给每台肠镜主机均配备超声相关装置及经过培训的医生，不能做到肠镜检查同时行超声检查。因此肠镜检查完成后，可能需要重新预约超声、更换内镜医生，所以需要患者再行超声肠镜检查，必要时再次肠道准备。

65. 超声肠镜的诊断价值很高吗？

超声肠镜检查，尤其是肠镜结合超声微探头的检查，能够清楚扫查肠壁的层次结构，对肠道病变的诊断及鉴别诊断有重要意义。简言之，清晰理想的超声肠镜，可以看作是"简化的全层活病理"。内镜医生通过肠镜超声图像对肠道病变进行初步鉴别及评估，能够获得相对全面客观的临床资料，同时超声可以指导肠镜活检，以期提高诊断率。但是超声肠镜的观察效果对图像的分辨率、医生的专业水平等有较高的要求，超声肠镜检查结果是否有价值，受多种条件的限制和影响。

66. 刚做完肠镜，马上又要做超声肠镜，会不会对肠道有损害？

这种情况一般不会对肠道产生损伤，而且，在前一次肠镜检查的基础上，可能肠道已经冲洗干净、一些弯曲的肠襻业已拉直、医生对于病变程度及范围已"心中有数"，这些均能降低超声肠镜进镜的难度。部分情况下，超声还可以引导活检点的选择，减少无效活检，对患者有益。

67. 超声肠镜预约一天以后做，还需要再口服缓泻剂吗？

需要的。肠道是在不停产生肠液、并不断蠕动的，即使不进食，肠腔也会在第一次口服缓泻剂之后再次变得不清洁而无法观察，需要再次进行肠道准备，清洁肠腔。

68. 超声肠镜检查有哪些注意事项？

超声肠镜的检查是一种相对安全的项目，它所产生的并发症与普通肠镜一致，发生概率不会因为超声的操作有所增多。患者在检查前需要的注意事项也与肠镜检查一致，前文已有介绍，此处不再赘述。

69. 超声对人体有损伤吗？

目前公认的，相比较CT、X线等，检查使用的超声波对人体是安全无损伤的。孕妇以及胎儿多以超声作为胎儿形成早期、胎儿发育期监测的手段，这足以说明超声检查对人体的安全性。目前尚无超声对人体有损伤的报道。

70. 通过体表超声可以替代超声肠镜吗？

体表超声"由外向内"检查，从腹壁皮肤来检查肠管的结构，势必要受到腹壁脂肪、腹部的气体的干扰而影响观察效果。相反，超声肠镜"由内向外"检查，身处肠腔，能够冲洗干净肠腔内容物，直接接触肠壁而获得肠管的超声图像，直观高效，避免了其他组织的干扰，所以在初诊时体表超声不能替代超声肠镜检查。但是，目前有些学者报道体表超声用于IBD患者治疗后的随访，已经获得一些有意义的数据。

71. 胃镜和肠镜检查完成后，为什么医生建议我检查小肠？

胃镜检查范围到十二指肠为止，肠镜检查最远端只能到回肠末端。在十二指肠和回肠末端之间，还有3～5 m长的空肠、回肠是胃镜和肠镜不能触及的。

而且，小肠是 CD 最可能的病变部位，在进行 IBD 的鉴别诊断过程中，可能需要进行小肠的检查。小肠的检查方法有核磁、CT、胶囊内镜、小肠镜等，各有侧重优劣。

72. 小肠镜检查的注意事项有哪些？

目前小肠镜主要使用气囊辅助式小肠镜，分为经口插入和经肛插入两种方式。经口检查者插入方式与胃镜相同，经肛检查者插入方式与肠镜相同。很多时候一种插入方式并不能完成全小肠检查，医生会根据病灶可能的部位决定较近距离的插入方式，当然如有需要可以两种都进行。小肠镜可以评估溃疡性结肠炎是否累及小肠，并且可以取组织活检。由于小肠较长，而且蜿蜒曲折，所以小肠镜的操作时间会比较长，需要使用麻醉或镇静来减轻患者不适感。

检查前一般需要禁食 12 h，如果从肛门进镜，医生会让您做好肠道准备，准备方式与肠镜的肠道准备一样；检查当天护士会为您留置套管针，以便静脉输液及方便麻醉药或镇静药物的使用。检查完毕后卧床休息 1～3 h，如果有腹痛、腹胀情况，按摩腹部帮助气体排出可以有效缓解。检查完 1 h 后可以进食流质或者半流质饮食，如果是麻醉或镇静者需要在禁食 4～6 h。女性避免月经期进行经肛小肠镜检查。服用抗凝药物者，须将药物的名称和剂量，使用疗程等提前告知检查医生。

73. 小肠镜检查和麻醉的时间长，有别的简单的办法替代吗？

小肠的观察方法有很多种，除了小肠镜之外，还有核磁、CT、胶囊内镜等。核磁及 CT 的小肠检查不如胶囊内镜和小肠镜对炎症的判断更直观、更全面，但是却可以获得腹腔其他器官、组织的图像，推荐和胶囊内镜或小肠镜共同进行检查。胶囊内镜的检查患者无痛苦，在检查小肠时，可以考虑替代小肠镜进行观察，但是因为胶囊内镜不能进行病理活检取材，所以胶囊内镜筛查出病变时还需要行小肠镜检查，但此时或许只是经口小肠镜或经肛小肠镜即可，无须两部分都进行检查。

74. 什么是胶囊内镜检查？

胶囊内镜是包裹在胶囊内的无线摄像头，胶囊内镜被吞入消化道后不断翻转、拍照，连续摄像并输出信号至体外的信号接收器，通过专门软件分析接收信号即可了解消化道有无病变。

胶囊内镜可以无创性、直视性地检查消化道，没有任何痛苦，患者接受程度较好。但是，目前的胶囊内镜仅能够较好地观察腔道较小的小肠，对于腔道较大的胃及大肠则容易漏诊。

75. 胶囊内镜检查适合所有的患者吗？哪些患者不能行胶囊内镜检查？

胶囊内镜并不适合存在肠道狭窄甚至梗阻的患者。因此，在胶囊内镜检查前评估肠道是否有狭窄甚至梗阻的情况。此外，有肠瘘或憩室的患者也不宜行胶囊内镜检查。因此，在行胶囊内镜检查前，应先行立位腹部平片、消化道造影或腹部 CT 等检查除外上述情况。

76. 胶囊内镜检查的注意事项有哪些？

胶囊内镜检查应该注意下列事项：胶囊内镜检查也需要肠道准备；吞食胶囊后待其进入十二指肠并进入实时监控后，方可离开医生视线；胶囊内镜在人体期间不能靠近任何强电磁场源；胶囊内镜检查时间约 8 h，根据医生指示确定是否结束；在胶囊内镜观察期间避免剧烈运动，且尽量不要弯腰俯身。

77. 胶囊内镜多久能够排出来？

因人而异。胶囊内镜排出的时间取决于胃肠道蠕动的快慢。通常情况下，胶囊内镜应该在吞入后的 24 h 内排出来。如果胃肠道蠕动缓慢，可能需要几天。如果有肠道狭窄，则可能引起胶囊滞留。

78. 胶囊内镜未及时排出来危险吗？

由于胶囊内镜在肠道内是不会分解的，也没有毒性，不会造成黏膜的化学性损伤，所以胶囊内镜即使没有排出来，单纯的因为肠道蠕动慢、排泄时间长而存留在肠道是不会有危险的，不要过于惊慌。此时须与医生及时沟通查明原因，确定下一步措施。最严重的情况是由于肠腔狭窄或肠梗阻引起胶囊内镜未排出，此时可能诱导或加重狭窄或肠梗阻，甚至是急性、完全性肠梗阻，严重时需要急诊手术取出。

79. 如何确认胶囊内镜是否排出来？

胶囊内镜含有塑料和金属，在 X 线下能够清晰地显示出来。因此，进行立位腹部平片检查即可，不仅能够确定胶囊内镜是否排出来，而且能够大致确定确实没有排出来时，胶囊内镜滞留在肠道的大致位置。

80. 胶囊内镜可以代替胃肠镜检查吗？

胶囊内镜尚不能完全替代胃肠镜检查。胶囊内镜适合肠腔较窄小的小肠，检查时不容易遗漏病变。而胃腔和肠腔相对宽大，检查时不容易做到"不留死角"地观察拍照。目前还有磁控胶囊内镜，可以由医生操控胶囊对胃部进行扫查，理论上既能够做到检查无痛苦，还能做到无病变遗漏，甚至可以做到进一步的 NBI 等电子染色观察，但却不能实时获取病理活检组织，也还不能完全替代胃镜检查。

81. 做了内镜检查之后，为什么还要我做腹部的影像学检查？

腹部的影像学检查，顾名思义，更侧重的是腹部，而非肠道。腹部除了肠管之外，还有其他的器官和组织。腹部的影像学检查除了肠管管壁、管腔之外，还对于腹部肝、胆、胰、脾、肾、肠系膜、腹腔淋巴结等内容进行观察。能够获得更加全面的临床信息，对诊断和鉴别诊断有益。

82. 影像学检查包括哪些？

包括腹部的 X 线、体表超声、CT、核磁等。其中，X 线检查包括 X 线钡剂造影、腹部 X 线平片。CT 包括 CT 脏器检查、结肠 CTC 及小肠 CTE 检查，核磁包括核磁脏器检查、结肠 MRC 和小肠 MRE 检查、盆腔核磁检查。影像学检查可以对疾病的部位、范围、活动度等进行准确的判断，结合临床实验室以及内镜检查，可以与其他疾病相鉴别。

83. 腹部体表超声检查有多大意义？

超声无辐射、经济便捷，而且可以实时动态成像。腹部体表超声可检查肝、胆、脾、肾等腹腔脏器，这些脏器距离体表较近，可以清晰探及病变。超声还可对肠道、肛周等组织进行扫查，对回肠末端、结肠的病变也可以显示清楚。但是，超声检查的应用也具有一定的局限性，对操作者水平及经验的依赖性较高，而且观察范围较小，获得图像无法完全呈现肠道病变情况。超声的检查依赖于探头在病变部位对组织的压迫，部分IBD患者无法耐受压迫的疼痛感。

84. 肝、胆道、胰腺、脾、双肾等腹部器官超声检查有必要吗？

有必要的。IBD患者肝肾功异常，需要仔细查找原因，鉴别相关疾病，并评估病变程度。超声检查安全、简便、经济，而且在合并肝损伤与原发性硬化性胆管炎、脂肪肝、胆结石、慢性肝疾病等的鉴别诊断方面，超声是一线检查手段。

85. 腹腔内器官之外的腹部组织的超声检查有必要吗？

腹部超声可作为疑有腹腔脓肿、炎性包块或瘘管的初筛检查，同时亦可作为了解肠道是否存在狭窄甚至肠梗阻的诊断技术之一。如配合多普勒超声（Limberg肠壁血流信号分级）及弹性超声等相关项目，可较好地判断是否存在血管性病变、炎症性病变的严重程度以及区分炎症性狭窄和纤维性狭窄。因此，腹部超声检查是有必要的。

86. 腹部超声的注意事项有哪些？

检查前要禁食并排空大便，因为胃肠内的气体、食物残渣及大便的存在会影响超声的判断；如果之前有做X线钡餐造影检查，则需要在3日后再安排做腹部B超检查；胃、小肠检查要求前一日晚餐进食流质食物，然后禁食8~12 h。检查前4 h禁水。肠道检查时须服用甘露醇充盈肠道；如有可能安排在同一天行CTE或MRE检查，可以先行CTE或MRE口服甘露醇后尽快至B超室行胃肠道超声检查；胃肠镜检查后因肠腔内气体较多，不宜行胃肠道超声检查（特殊情况除外）。

87. 腹部肠道外其他器官超声检查前应注意哪些问题？怎样准备？

肝、胆、胰、脾、肾血管、肾上腺及腹主动脉、下腔静脉、腹膜后淋巴结等器官的超声检查时，需禁食禁水禁烟 8~12 h。对于泌尿系统的检查要求膀胱充盈，以观察膀胱以及周围脏器。此时需要患者适量饮水并保证膀胱充盈。如两者要求同时检查时，应禁止食用脂肪类、蛋白质类食物以保证胆囊未排空、处于充盈状态，才能更好地观察胆囊壁的病变，同时适量饮水保证膀胱充盈。

88. CTE 和 MRE 小肠检查有必要吗？

CTE 和 MRE 是迄今评估小肠炎性病变的标准影像学检查，目前已作为克罗恩病的常规检查，在溃疡性结肠炎患者鉴别诊断过程中可能需要行 CTE 或 MRE 检查。该检查可以反映肠壁的炎症改变、病变分布的部位和范围、狭窄的存在及其可能的性质、肠外并发症等。

89. CTE 和 MRE 检查的注意事项有哪些？

CTE 检查有两种，一种是使用阳性对比剂，需要口服加入泛影葡胺的水（泛影葡胺 20 mL+ 纯净水 1 000~1 500 mL）；另一种是使用阴性对比剂，但需要在检查时静脉注射增强显影剂，IBD 患者一般使用后一种方法。您需要在前一日禁食有渣食物，并口服缓泻剂 1 日，目的是排空肠道内大便，以免把肠腔内大便当作病变。可以喝水和运动饮料，以补充热量、电解质；检查当日需要口服肠道显影剂（泛影葡胺 20 mL+ 纯净水 1 000~1 500 mL），或等渗体液（甘露醇 250 mL+ 纯净水 1 750 mL）在 CT 检查前 1 h 开始服用，同时注射 654-2 以保持小肠的扩张状态，口服完半小时内行全腹部平扫 CT 检查。MRE 的准备方法基本相同，但 MRE 检查要注意体内不能有金属植入物。由于胶囊内镜含有金属，因此，在胶囊内镜未排出之前，不应该行 MRE 或盆腔 MRI 检查。

90. CT 检查观察哪些内容？

目前 CT 应用于 IBD 患者最主要的用途是 CTE 和 CTC，前者主要检查小肠，后者主要检查大肠。CTE 对小肠疾病的检出和诊断有较高的价值。检查前患者多须口服对比剂充盈扩张小肠，之后行 CT 平扫和增强检查。增强检查可以清楚地观察到强化的肠壁，因此对小肠疾病的诊断显著优于常规 CT 检查。CTC 对于结肠的肠壁增厚与否、结肠系膜脂肪密度、小血管排布等进行观察，

CD 患者 CT 检查可出现典型的靶征、脂肪爬行征、梳样征等。

91. CT 能看到肠道，为什么还要我做肠镜？

CT 观察肠道的优势在于能够呈现出肠道的全貌，观察肠壁层次，肠壁外器官和组织的变化，还有可能观察到肠瘘的方向及周围结构等。但是 CT、核磁等对于肠道黏膜层的观察却远远不如肠镜直观。肠镜"钻入"肠腔内，能够自如地观察肠道黏膜的良恶性改变，还能够运用包括色素内镜、电子染色等染色技术判断病变性质，还能够行活检取材。其他影像学手段是做不到的，CT 并不能取代肠镜检查。

92. CT 检查辐射量很大、对人体有害吧？

反复多次的 CT、X 线检查，对于儿童和青少年，确实会增加放射线相关肿瘤的发生风险。因此，在临床实践中上述患者，尤其是年龄较小的患者，应尽量减少 CT 检查次数，必要时选取合适的替代检查手段，另外，有条件的医院，低剂量 CT 的应用也是解决的一种方案。

93. CT 检查会加重病情吗？

CT 检查不会加重病情。反复多次进行 CT 操作才会累积受辐射剂量。CT 及增强检查对于疾病的诊断价值是不容置疑的、是必要的，且 CT 检查是非侵入性、无创检查，对病情本身没有影响。

94. 核磁检查是什么？有什么优势？

核磁检查成像原理与 CT 不同，主要通过外加梯度磁场使氢质子在特定脉冲作用下发生震动，检测其所发射出的电磁波，据此绘制成物体内部的结构图像的方法来进行检查，无放射线参与、无辐射，安全无创。目前，核磁以其多参数、多序列、多方位成像、无辐射，以及良好的软组织分辨率和获取信息量大等优点，在消化道的应用有了较大的发展。

95. CTE 与 MRE 有何区别与相似处？

CTE 与 MRE 对评估肠道以及肠道周围病变的精确性相似，费用也差不多，只是 MRE 较费时，对设备和技术要求较高，对患者的呼吸配合要求也高，且检查时间略长，一般需 30～40 min，但无放射性损伤之忧，一般适合复查患者及可以配合检查的儿童。

96. 在肠道检查方面，核磁检查比 CT 检查更好吗？

核磁检查与 CT 检查评估 IBD 病变的准确性相当，同样可以对小肠和结肠的病变进行准确评估。而且，核磁有较高的软组织分辨率，较 CTE 更能够清晰显示黏膜面的溃疡。但核磁检查也有其局限性，比如体内有金属物置入的患者，如心血管、胆管、肠道金属支架放置术后是核磁检查的相对禁忌证。而且核磁检查时间较长，图像易受到肠道蠕动影响。

97. 幼年发病的患者需要做哪些特殊检查吗？

大部分的 IBD 患者都是成年人，但有 20% 的患者是童年时发病，有的年幼患者甚至是在 5 岁以下的年纪就发病，而且病情很凶险。这一部分人群有比较独特的基因类型或者基因突变，同时他们的病程发展快、急、重，对一般的治疗药物不敏感。针对这一部分人群，主诊医生可以考虑进行基因检测，以选择合适的治疗方案。如果是基因有变异，则可选择分子靶向药物治疗或干细胞移植治疗，但目前仍缺少依据和经验。

98. 基因检测在什么情况下需要做？

若家族成员中有 IBD 患者或其他严重的慢性消化系疾病患者，基因检测会对诊断有所帮助，尤其是近亲家属患有 IBD 的情况，基因检测结果就很重要了，如确因某种基因异常而引起疾病的发生，可能需要行干细胞移植手术才能获得较好的疗效。需要注意的是，基因检测不是常规检测手段。

99. 月经期可以行肠镜检查吗？

月经期应避免行肠镜检查。肠镜检查是将约 1 m 的肠镜镜身经肛门送入肠腔内部，观察结肠黏膜病变的一种方法。女性在月经期间，免疫力相对较低，容易发生妇科感染，另一方面，许多女性在月经来潮时都会有腹部不适甚至腹痛的症状，此时肠镜检查可能会加重不适感。而且月经期行肠镜检查操作确实有不方便之处。建议女性患者在经期过后再行肠镜检查。

100. 月经期影响血液学检查结果吗？

月经期对于影像学及多数血液学检查没有影响，但凝血功能及激素相关检查或许会有变化。月经是因为子宫内膜周期性蜕膜性改变，女性的子宫内膜含有很多活化的物质，会促使血中的纤溶酶原转变为纤溶酶，也会破坏凝血因子妨碍凝血，所有这些是机体调整以利于月经血不凝固、保持液态而排出体外。此时检测凝血像，可能会发现血液中 ATPP、TT 延长，纤维蛋白原减少。因此，如欲获得单纯反映 IBD 引起的凝血功能变化，应避开月经期检查。

101. 女性在备孕期，可以行内镜检查吗？

一方面，女性在备孕期并非内镜检查的禁忌证，临床上是可以行内镜检查的。另一方面，理论上讲，备孕期行内镜检查对于受孕是没有影响的，胃肠道系统的观察不应影响受孕的能力。但有个别报道指出在孕期前后一年进行内镜检查，包括胃镜、肠镜、小肠镜等，能够降低受孕率以及再次受孕率。但此报道样本例数较少，观察时间较短，参考价值有限，且类似报道数目极少，尚未形成共识。

102. 我在孕期，行内镜检查对母体和胎儿有风险吗？

孕期行内镜检查的安全性研究十分有限，因为不确定风险程度，多数医生在检查前进行知情沟通时，会强调可能出现的风险，有时会夸大内镜检查导致孕妇不适甚至流产的风险，其实这种概率很低，目前认为孕妇进行胃镜检查是安全有效的；对于肠镜检查来讲，这种情况下，医生不再追求以回肠末端的终点，会适可而止。

103. 孕妇内镜检查的注意事项是什么？

肠道清洁应酌情考虑。不推荐孕妇采用磷酸盐、柠檬酸类的泻药，聚乙二醇溶液在人体肠道内吸收甚少，不引起水电解质平衡紊乱。但有关孕妇及胎儿的研究数据均非常少，并不能完全确定聚乙二醇是否在短期及长期对孕妇和胎儿均安全。现有资料认为孕妇使用后肠道清洁效果佳、耐受性好，是孕妇妊娠期间进行肠道准备的较佳选择。

左侧卧位可减少对胎儿的压迫。推荐在内镜检查时孕妇采用左侧卧位进行操作，肠镜检查尽量减少体位变动，减轻平卧位时胎儿对腔静脉的压迫。麻醉剂量也应慎重，应使用最小有效剂量。

妊娠期妇女的内镜检查，建议由具有IBD诊疗经验的高年资内镜医生操作，判断合适的终点，有效地进行活检取材，肠镜检查过程适可而止。

104．我在备孕期，可以行影像学检查吗？

影像学检查分为X线、CT、核磁、超声等。相对来讲，X线和CT均有辐射，有一定风险。核磁检查无放射性，不产生电离辐射。目前一般认为，在孕晚期（孕28～40周）进行核磁检查是相对安全的，但应尽可能避免孕早期（孕12周前）的核磁检查。超声检查的安全性最高，常规超声检查对胎儿及母体无不利影响，是产科常用的检查手段。对于孕妇应首选超声检查。

105．放射性检查对胎儿有哪些危害？

孕期前8周的胎儿接受过量的射线有明确的致流产概率，孕4～22周是胎儿各器官发育成形的时期，此时接受过量放射线照射，会引起各种器官畸形及基因突变。那么多少射线量算是"过量"呢？大约超过2次CT照射、2次钡剂灌肠检查便会引起放射线剂量超标。相对来讲，胸片、腹平片等X线检查单次辐射剂量低，比较安全。致癌方面，X线可以增加胎儿出生后罹患各种恶性肿瘤的风险，如儿童白血病的发病率升高1～3倍，由十万分之一升高到十万分之三，实际上还是很低的。

106．怀疑溃疡性结肠炎，初诊时可能需要做哪些检查？

总体来看，溃疡性结肠炎是一种排除性诊断，要排除其他系统疾病胃肠道表现、排除感染性疾病、排除肿瘤性疾病、排除炎症性肠病的其他类型等，才能确诊。因此，初诊即未确诊时，需要进行详尽的、全面的检查以确诊，方可确立可靠的、合理的治疗方案。

总结前文内容，初诊溃疡性结肠炎需要做以下检查：基础检查；体格检查；血液学检查；大小便检查；消化内镜检查及活检标本病理学检查；影像学检查；有时还需要骨髓穿刺活检以及 PET-CT 检查。具体见图 2-5。

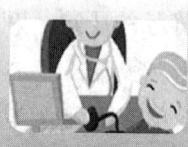
基础检查
一般状况、营养状况
体温、脉搏、血压、体重指数
儿童应注意生长发育情况

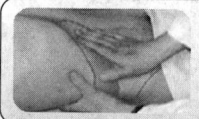
体格检查
口腔、皮肤、关节
腹部体检、肛周、会阴检查、直肠指检

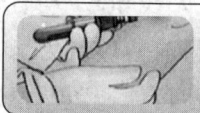
血液学检查
血常规、血沉、凝血像、炎症因子、生化、免疫学检查、病原学检查

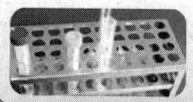
排泄物检查
粪便常规+潜血、粪便病原学检查、尿液检查

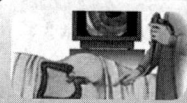
消化内镜及病理检查
肠镜、胃镜、小肠镜、胶囊内镜、超声内镜等

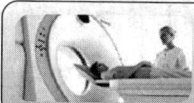
影像学检查
超声、X线、CT、核磁、必要时PET-CT等

图 2-5　溃疡性结肠炎患者初诊时可能进行的检查总览

107. 我已经确诊溃疡性结肠炎，正在用药和治疗，在复查和随访的时候需要检查哪些项目呢？

需要检查以下几方面的内容：首先是判断药物是否有效的相关检查，如炎症指标是否下降、内镜检查黏膜是否愈合、必要时结合影像学检查；其次是判断药物的应用是否引起不良反应，此时须根据药物本身的特点及患者病情的个性化表现进行选择，如血常规、神经传导速度、尿常规、生化等；再次是病情的进展是否出现并发症或合并出现其他情况，如机会性感染、发生肠道狭窄、瘘口形成、癌变等，此时需要重复相关血液学检查、病原学检查、影像学检查，内镜检查时尤其需要注意可疑癌变黏膜。患者在治疗过程中，除了需要按照医生的指导按时复诊之外，还应该根据病情出现的新的症状或主观感受，及时与医生沟通，切勿延误诊治。

108. 我已经确诊溃疡性结肠炎，它是传染病吗？我的亲属和家人需要进行检查吗？

溃疡性结肠炎本质上是一种炎症反应，主要表现在但并非局限于消化道，它可累及全身许多器官。溃疡性结肠炎并非传染病，亲属和家人不会因为日常接触而获得疾病的传播，这一点不要担心。因为基因遗传有一定相关性，所以有时可表现出家族聚集倾向，必要时可进行基因检测来确定基因突变引起疾病的可能。

109. 溃疡性结肠炎会癌变吗？怎么监测？

溃疡性结肠炎患者患结直肠癌（colorectal cancer，CRC）风险比普通人增加，广泛型结肠炎具有发生异型增生和结直肠癌的风险，因此随访时间及频率与其他类型不同。直肠炎患者患结直肠癌的风险就与普通人相等。左半结肠炎的患者（包括直肠－乙状结肠炎）具有中等水平CRC发生风险；然而当其处于疾病活动期时，CRC发生风险则与广泛型结肠炎患者CRC发生风险相同。因此左半结肠炎患者和广泛型结肠炎患者通常被建议定期接受结肠镜随访，而直肠炎患者则不需要。

肠镜筛查建议从出现症状8年后开始以重新评估病变范围并排除异型增生。高风险人群须每年进行监测，包括过去5年发现狭窄和异型增生者，并发原发性硬化性胆管炎（PSC）者，广泛、严重的活动性炎症者。中度风险人群每2~3年行一次肠镜检查。中度风险包括：广泛的轻、中度炎症，炎症后的息肉，肠癌家族史（其一级亲属在50岁或以上诊断肠癌）。其余人群每5年检查一次肠镜。

中山大学附属第六医院消化内科　周　敏　郅　敏

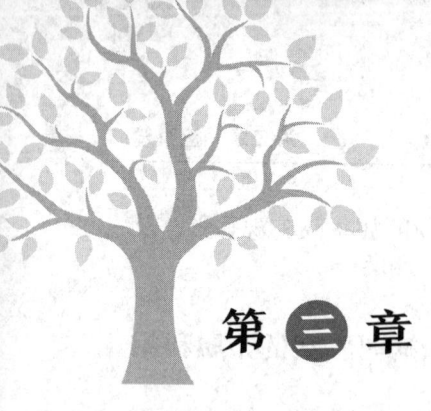

第三章

药 物 篇

1. 溃疡性结肠炎可以治愈吗？

溃疡性结肠炎是一种慢性疾病，通常可以被药物控制，但不能被治愈。事实上，有许多慢性疾病，比如高血压病、糖尿病，它们的病情都可以被成功控制。而对溃疡性结肠炎来说，药物能够控制大部分患者的症状。溃疡性结肠炎治疗的三个主要目标是：一是取得病情的缓解（指症状减轻或消失），二是维持病情的缓解，三是改善生活质量。

2. 能够用药物控制住溃疡性结肠炎，是不是溃疡性结肠炎就不会再加重或者复发了？

溃疡性结肠炎是一种终身疾病，即使用药治疗，总的趋势也还是会反复发作的。随着病情的发展，患者逐渐会出现消化道结构和功能的障碍，最终不得不手术治疗，甚至有些患者并不能一次手术解决问题，会需要多次手术。而且可能手术后也还是会复发。但是请不要气馁，虽然溃疡性结肠炎是一种难缠的疾病，不能根治，但在本质上是一种炎症性疾病，并不像癌症那样难以控制。合理的药物治疗贯穿溃疡性结肠炎患者治疗的始终，会尽量控制患者的各种症状、延长缓解期的时间，使患者能够正常地工作生活、结婚生育。

3. 在用药治疗的同时，我想要在日常生活中改善我的生活习惯，配合治疗，提高疗效，那我应注意哪些问题呢？

虽然有报道指出吸烟对溃疡性结肠炎患者有一定好处，但整体来看吸烟对机体弊大于利，推荐溃疡性结肠炎患者戒烟并远离二手烟。溃疡性结肠炎患者应该充分休息,提倡生活规律、心态平和,避免剧烈运动、生活无节制。在饮食生活中,溃疡性结肠炎患者因为许多用药反应对胃肠道的影响,会引起食欲减退、吸收不良、消化不良等不适感,此时应配合清淡、少渣、开胃、易消化和均衡的要素饮食才好,这样的食物不仅能给机体提供营养,而且也能够减少对消化道的不良刺激,甚至具有诱导缓解和维持缓解的作用。最后,建议溃疡性结肠炎患者选择信赖的医生,提高长期用药的依从性。相关内容见图3-1。

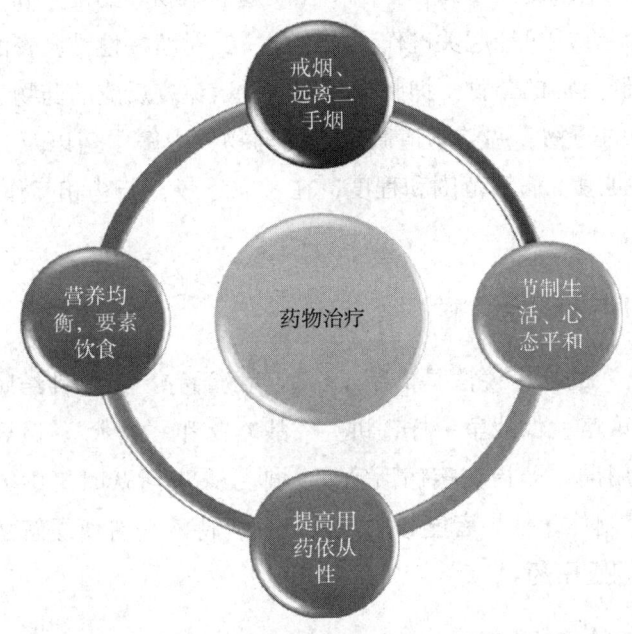

图3-1 溃疡性结肠炎患者生活中须注意的问题

4. 不能用药彻底治愈,那溃疡性结肠炎用药治疗的目标是什么?

溃疡性结肠炎用药的目标是诱导并维持临床缓解及黏膜愈合、防治并发症、改善患者生存质量。虽然目前的药物并不能彻底治愈溃疡性结肠炎,但是,如果能够寻找到个体化、合理有效的用药策略,能够诱导并维持临床缓解、使患者达到黏膜愈合的目的,并在治疗过程中监控、防治并发症,患者的病情便能够达到有效的控制,生活质量有所保证。因此,患者应当建立信心,主动提高用药的依从性,以积极的心态正常工作、生活、婚育。

5. 溃疡性结肠炎是怎样的疾病？用什么样的药物控制？

溃疡性结肠炎的发生机制比较复杂，目前并没有完全彻底地阐述清楚。目前国内外一致认为，它的发生主要是环境因素作用于遗传易感者，在肠道微生态的参与下，诱发免疫调节紊乱，最终导致不能自限地过激免疫应答损伤肠道，过度的免疫应答反应可以诱发机体在胃肠道以外其他部位也出现炎症表现。其中，炎症性细胞因子和化学因子在溃疡性结肠炎的发生和发展中起重要作用，某些炎症介质可能起关键作用。因此，针对溃疡性结肠炎的药物主要包括控制肠道黏膜炎症的药物、抑制或者调节过激免疫反应的药物、抑制细胞因子和化学因子的药物、调整肠道微生态的药物、中医中药以及其他的辅助药物，医生多根据患者病情范围和程度，在考虑疗效、药物相互作用的基础上，选择联合用药。

6. 什么叫做诱导缓解？

"诱导缓解"的这个说法是借用于白血病的治疗。溃疡性结肠炎、白血病等疾病用药的策略就像战争一样，讲究"战略"和"战术"。诱导缓解便是一种"战略"的用词，即指在疾病活动期，即敌人最活跃时集中力量打"歼灭战"，将病情控制住，使患者能够脱离活动期，待疾病有所缓解之后再根据病情考虑是否需调整用药。

7. 什么叫做维持缓解？

维持缓解，顾名思义，首先应达到"缓解"，之后才能谈到维持。即在疾病已经得到初步控制的情况下，继续乘胜追击、巩固战果，争取控制"游兵散勇"，使病情维持在缓解期。溃疡性结肠炎虽然不能治愈，但如果通过用药治疗，尽可能久地维持病情在缓解期，患者同样可以像正常人一样生活、工作。

8. 我们经常听医生说的缓解期和活动期是什么意思？

溃疡性结肠炎本身也有自发的活动或缓解。所谓活动期是指患者会出现明显症状的时期，如腹痛、腹泻、发热、便血等症状，同时伴有实验室指标的异常，如白细胞和C反应蛋白的上升，这时候就称之为活动期。缓解期的定义为症状完全消失或者显著减轻，机体恢复健康状态，实验室指标也基本恢复正常。病程处于不同的阶段，医生给出的治疗方案也会有所不同。各种治疗方案的目的就是为能让疾病尽可能处于缓解状态。

9. 黏膜愈合是什么意思？为什么要达到黏膜愈合？

黏膜愈合是指肠道黏膜层不再有充血、水肿、糜烂、溃疡等表现，肠镜下观察几乎已与正常黏膜一般无二，黏膜愈合与溃疡性结肠炎的长期结局改善相关，也就是说，达到黏膜愈合，意味着溃疡性结肠炎患者将来行手术治疗、出现并发症的概率降低。因此，它是医生们在制订临床决策时追求的治疗目标。显然，这项指标的评价，需要行内镜检查，所以很多IBD的患者在病情发展的不同阶段，需要反复多次行内镜检查。

10. 除了"黏膜愈合"还有其他的评价标准吗？

有的。但医生们广泛接受的就是"黏膜愈合"，在此基础上，目前已经有人提出更深层次的治疗目标：组织学愈合，即在行内镜检查的过程中，获得病理标本，进行显微镜观察，在组织学上判断是否无炎性细胞浸润，无组织的炎性损伤等表现，这无疑是更确切的愈合指标。评价患者疾病状况，除了黏膜愈合、组织学愈合之外，还有功能的恢复情况。如果能够达到功能的完全恢复，才能够实现真正意义上的治愈。

11. 我在医院治疗已经得到病情的控制，为什么之后还要减药、停药或者换药？继续用原来的药物不行吗？

药物在使用一段时间之后，可能疾病已经能够获得缓解，此时在治疗中将面临从诱导缓解到维持缓解的"战略"转换，即所谓的降阶梯疗法。那么在"战术"上，有些药物在诱导缓解和维持缓解过程中均适合，有些药物却并不适合于持续使用，除了与药物本身有关，医生也要考虑患者的经济条件，考虑治疗的费效比，个体化、规范化地为患者选择能够控制病情且患者经济能力能够承受的合适药物。

例如，糖皮质激素，在轻中度活动期溃疡性结肠炎患者中，除外禁忌证之后是可以使用的，而且多数都会取得良好的疗效，且药价较低、容易获得。很多溃疡性结肠炎患者在疾病活动期,均得益于糖皮质激素的应用病情才得以得到有效的控制。但是,该药如果长期使用,会出现较多的严重的副作用,弊大于利,所以一般情况下禁用于溃疡性结肠炎的维持缓解治疗,这时,在维持缓解期调整用药时,需要对糖皮质激素减药、停药,换用其他药物。又比如,在中重度溃疡性结肠炎活动期患者,诱导缓解期会使用生物制剂等价格相对昂贵的药物用于控制病情,这类药物虽然能够在维持缓解时持续使用,但长期使用可能会超出许多患者的经济承受能力,此时,可考虑更换其他用于维持缓解、价格相对低廉的合适药物。

12. 我用药已经得到了病情的控制,是不是说我的病已经好了?

正如之前所提到的,通过用药得到了病情的控制,只是病情得到了缓解,可能说明诱导缓解取得成功。这一阶段的成功,并不能等同于疾病的痊愈,即"病好了"。这只是在"战略上"的"歼灭战"的胜利,还需要继续乘胜追击、扩大战果,还须继续用药维持缓解。

13. 用药已经得到病情的控制,我会坚持继续用药的,这样病情还会再活动、复发吗?

溃疡性结肠炎是一种慢性疾病,目前无法治愈,总的趋势是会多次活动和复发的。继续用药维持缓解的目的是为了延长缓解期,却并不能真正达到逆转病情、减少活动的效果。部分溃疡性结肠炎患者会出现肠道结构和功能的障碍,并最终需要手术治疗。同时,随着溃疡性结肠炎病程的延长,部分患者会发生肠道的癌变。

看起来很沮丧……虽然目前的医疗手段不能扭转这个疾病的发展,但是用药干预的目的,是为了拉长缓解期曲线,并尽量使活动期的曲线平缓一些。理想的情况是疾病发展一直停留在缓解期,或者活动期的坡度平缓下来与缓解期持平。我们期待的是,随着科学的发展和医学的进步,有更好的能长效控制并逆转病情、甚至根治溃疡性结肠炎的新型药物出现。所有IBD的医护人员、患者、科研人员,都在向着这个方向努力。为了取得更好的疗效,患者在治疗过程中的依从性相当重要,患者和医护人员应站在同一条战线,团结一致对抗溃疡性结肠炎,争取早日战胜疾病。

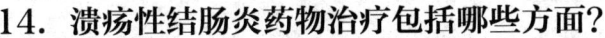

14. 溃疡性结肠炎药物治疗包括哪些方面？

针对溃疡性结肠炎虽然没有特效药，但治疗的药物却有很多。广义上来讲，溃疡性结肠炎的药物治疗包括营养治疗用药、免疫抑制剂、免疫调节剂、辅助用药、中医中药等。这些药物，从不同角度、不同方面针对溃疡性结肠炎的病情发展有着或主或次的作用。临床上多数医生都会选择同时多种用药，以期尽快有效控制病情。

15. 营养治疗是指什么？是饮食上需要加强营养吗？

IBD 患者的饮食为要素饮食，与平常人略有不同，但与此处所讲的"营养治疗"却并不是一回事。营养治疗是指临床上评估溃疡性结肠炎患者的营养状况及营养风险，检测患者可能缺乏的宏观营养及微量元素，根据病情，以肠内或肠外的方式、个体化的不同营养成分进行营养的补充。营养不良情况及营养治疗是溃疡性结肠炎诊断和治疗的重要内容之一。

16. 溃疡性结肠炎患者为什么会营养不良？

溃疡性结肠炎患者活动期及缓解期均可出现营养不良的状况。由于进食导致患者出现腹痛、腹泻、肠梗阻、消化道出血等胃肠道症状，造成患者畏惧进食，长期摄食不足，最终导致营养物质缺乏；炎症的存在导致食欲及消化和吸收功能下降；溃疡性结肠炎患者脓血便造成血液和蛋白质大量丢失，导致低蛋白血症、贫血和水电解质代谢平衡失调。活动期或合并感染时，溃疡性结肠炎患者处于高分解代谢状态，能量消耗增加。用于治疗的药物（如 GCS 等）会促进分解代谢，造成负氮平衡。

17. 营养治疗的目的是什么？

溃疡性结肠炎营养治疗不但能够增加患者免疫力，改善患者营养状况，提高生活质量，同时也能减少手术并发症，增强溃疡性结肠炎患者对其他治疗的应答，改善自然病程。

对于溃疡性结肠炎患者，营养支持能够改善营养状况，但不能诱导和维持溃疡性结肠炎缓解，因而营养支持用于溃疡性结肠炎的治疗目的主要是纠正营养不良，提高手术安全性。

18. 所有溃疡性结肠炎患者都存在营养不良吗？

并非所有患者均存在营养不良，炎症性肠病住院患者营养不良的发生概率为 20%～85%，相比溃疡性结肠炎，克罗恩病患者更多见。而且，并非我们通常所想象的"骨瘦如柴"才称为营养不良，在医学上有一些专门的指标和分析系统来评价营养不良的状况及风险。有很多患者肉眼看似乎并不很消瘦，但实际上已经存在营养不良或者具有营养风险了。

19. 我已经确诊溃疡性结肠炎，怎么判断我有没有营养不良的情况？

营养状况评估包括患者自身状态评估、临床上基本的体格检查以及相关的实验室检查，其中 BMI 指数和近期体重下降最为重要，是评价 IBD 患者营养状况的重要指标。

有些医院相对先进，能够建立起更加综合的评分系统，包括营养风险筛查评分系统以及评分量表、患者整体营养状况评估表、机体组成分析、近期食物摄入情况（食欲如何、每餐摄入的食物量、消化吸收情况以及是否存在相关精神压力等）等，能够更加综合有效地评估患者营养风险及状况。

评价患者营养状况时，首先要对患者进行是否存在营养风险的筛查，确定存在营养风险的患者需要进一步进行营养状态评估，随后给予相应的营养支持，在营养治疗期间还需要进行反复多次疗效评定。

20. 溃疡性结肠炎患者都可能缺哪些营养物质呢？我会因此有哪些表现？

溃疡性结肠炎患者缺乏的营养物质，可分为宏量营养和微量营养两方面。宏量营养是指糖、脂肪和蛋白质。IBD 患者的营养不良多属于蛋白质-能量型营养不良，主要表现为消瘦和体重下降，同时伴有大量的营养物质缺乏，如蛋白质、微量元素和维生素等。微量营养素的缺乏在 IBD 患者中并不少见，是营养不良的另一种表现形式。不同活动程度以及不同的病变部位会造成不同的微量元素缺乏。治疗药物之间的相互作用也会造成维生素 B_{12} 和叶酸缺乏。长期腹泻的患者还会造成不同程度电解质（钾、镁、钙和磷）和脂溶性维生素的丢失（图3-2）。

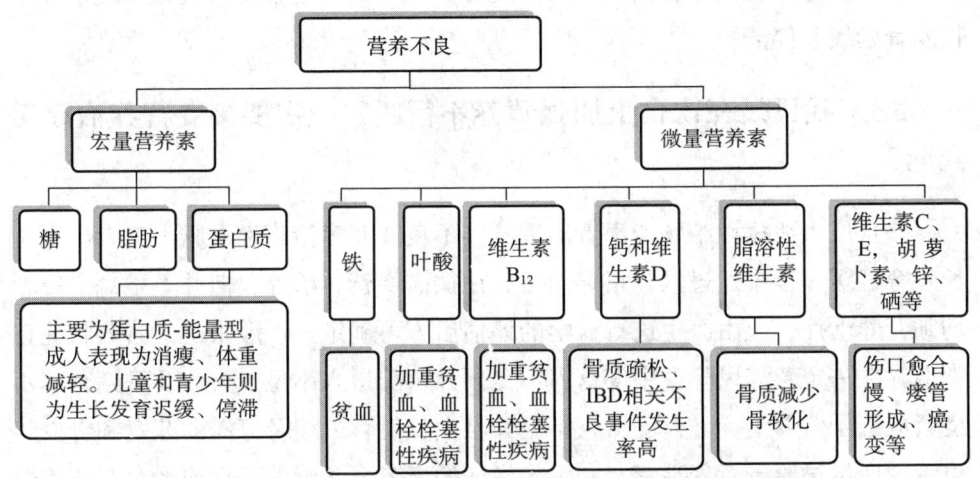

图3-2 溃疡性结肠炎患者可能出现的营养不良及主要表现

21. 什么是营养风险？怎样评估我是否存在营养风险？

营养风险，并不是指患者发生营养不良的风险，而是现存的营养不良状况或潜在的营养因素导致患者出现不良临床结局或临床事件的风险。具体包括已经存在的营养不良状况，以及手术或疾病有关的可影响患者结局的潜在的代谢及营养的改变情况。营养风险筛查工具2002（NRS-2002）是一种常用的营养风险评分系统，医生会根据不同的营养风险评分来判断风险的高低以及是否需要进行治疗。

22. 我是溃疡性结肠炎患者，觉得目前体型还不错，如果我不纠正这种"营养不良"，会有什么后果？可以不纠正吗？营养不良有哪些危害？

营养不良会造成患者免疫功能降低，抗感染能力下降，如果溃疡性结肠炎合并感染，无疑雪上加霜；营养不良显著影响治疗措施的效果；溃疡性结肠炎患者多有长期使用糖皮质激素和免疫抑制剂的病史，如该患者同时存在营养不良的状况，可使外科手术并发症的发生率增加，术后死亡率明显提高，并影响手术切口和肠吻合口的愈合，使患者住院时间延长；对于儿童及青少年 IBD 患者，由于炎症因子和免疫因子对激素轴（生长素/高血糖素样激素轴）的抑制作用，儿童和青少年骨骼以及性腺发育分化延迟，更容易出现骨质疏松和生长发育延缓、停滞。

23. 我只是在饮食上加强营养不行吗？一定要接受营养治疗用药吗？

一旦成人溃疡性结肠炎患者出现营养不良或儿童溃疡性结肠炎患者出现生长发育迟缓，很难通过饮食指导纠正，往往需要营养治疗，但并不是每个患者均须营养治疗，应由医生进行科学的评估后方可确定。一般来讲，营养状况正常但存在一定营养风险、中度营养不良预计营养摄入不足 5 天以及重度营养不良者应给予营养治疗。营养摄入不足并且生长发育迟缓及停滞的儿童和青少年患者，应尽早给予营养治疗。有手术指征的患者合并营养不良或者存在营养风险时，应先进行营养治疗，后进行手术，以降低手术的风险。

24. 溃疡性结肠炎患者每天需要多少能量？

如果医院有间接能量测定仪，可测定患者的静息能量消耗，根据患者的活动量，每日总能量消耗为静息能量消耗的 1.2～1.5 倍。如果医院没有能量测定仪，应由医师根据患者的病情酌情进行估算。缓解期成人溃疡性结肠炎患者的每日总能量需求与普通人群类似，可按照 25～30 kcal/（kg·d）给予，该数值可按照 1 kcal＝4.184 kJ 折合计算。活动期患者的能量需求增加，高出缓解期 8%～10%，并受许多因素影响：体温每升高 1℃，静息能量消耗增加 10%～15%，合并脓毒血症时静息能量消耗约增加 20%。儿童和青少年患者处于生长发育期，摄入的营养除满足正常代谢需要外，还有追赶同龄人身高体重的需求，故每日提供的能量应为正常儿童所需的 110%～120%。按照经验，溃疡性结肠炎患者蛋白质供给量应达到 1.0～1.5 g/（kg·d）。

25. 所有营养治疗都需要始终坚持吗？什么时候能够停止？

不是的。营养过剩也是机体代谢的一种负担。而且针对不同的患者在不同时期可以停止营养治疗，如营养治疗的目的（纠正营养不良）已经达到时，便可逐渐停用。

26. 营养治疗都有哪些途径？哪种最好呢？

主要包括肠内营养与肠外营养。与肠外营养相比，肠内营养利用机体本身的胃肠道组织，不但合乎生理，防止菌群异位，保护胃肠道功能，有利于病变黏膜愈合，而且它价格低廉，其改善营养状况的疗效也优于肠外营养。

但是，肠内营养对于溃疡性结肠炎的作用主要是纠正合并的营养不良状态，并不能诱导和维持溃疡性结肠炎缓解，所以肠内营养对于溃疡性结肠炎患者的作用比较局限。同时溃疡性结肠炎患者主要表现为腹泻和脓血便，如果使用肠内营养，腹泻症状可能加剧，因此，对于溃疡性结肠炎急性期患者，虽然从纠正营养不良的效果来看肠内营养优于肠外营养，但为减轻腹泻，提高患者对营养支持的耐受性，肠外营养仍是主要手段。

27. 肠内营养比肠外营养的优势是什么？

肠内营养比肠外营养的优势如下。

（1）尽管机制不明，但使用肠内营养能够在一定程度上降低炎症指标，缓解肠道炎症，控制疾病活动。

（2）肠内营养还可以防止肠道菌群异位，保护胃肠道功能，是营养治疗方案中优于肠外营养的选择。

（3）在需手术治疗的溃疡性结肠炎患者，应用肠内营养能够使患者更好地耐受手术，降低术后并发症的发生。

28. 肠内营养能够诱导和维持溃疡性结肠炎缓解吗？

肠内营养对溃疡性结肠炎并无明显的诱导缓解和维持缓解作用，而肠内营养治疗对克罗恩病则有明显的诱导缓解和维持缓解作用。

29. 哪些患者适合肠内营养？

任何有营养不良及有营养风险的溃疡性结肠炎患者都应给予营养治疗，并首选肠内营养。具体来说，如果不存在禁忌证时，下列情况，应予肠内营养治疗。

(1) 3~6个月体重下降≥5%。

(2) 重度营养不良。

(3) 中度营养不良预计营养摄入不足 5 天。

(4) 正常营养状况但预计摄入量不足 10 天。

(5) BMI 指数低于 18.5 kg/m^2。

(6) 尽管药物治疗有效，但患者体重仍持续下降。

30. 哪些患者不能行肠内营养？

有下列情况的患者，即存在所谓的禁忌证，不应行肠内营养，具体包括：消化道大出血、肠穿孔、短肠综合征、急性重症溃疡性结肠炎、中毒性巨结肠。

31. 肠内营养有哪些方法？

肠内营养，可分为全肠内营养和部分肠内营养。全肠内营养是指营养完全由肠内营养提供，不摄入普通饮食，部分肠内营养是指在进食的同时补充肠内营养。以纠正营养不良为目的时，可用全肠内营养，也可用部分肠内营养。部分肠内营养作为一般饮食的辅助治疗，目的是改善营养状态和维持缓解。此时营养添加量根据患者营养不良程度和耐受情况来决定，治疗终点为营养状况恢复正常。

但是肠内营养制剂口味不佳，多数患者不能完全耐受而撤药，为提高患者的依从性，对需要肠内营养维持缓解的患者，平时可以在正常饮食基础上口服补充，即采用部分肠内营养；也可以白天正常进食，夜间鼻饲半量的肠内营养；或者每 4 个月中用 1 个月的时间进行全肠内营养。部分肠内营养的推荐量为每日总能量需求的 50% 以上。

32. 肠内营养有哪些途径？

肠内营养的途径分为口服营养补充和管饲，管饲又分为鼻胃管、鼻肠管以及经皮内镜下胃造口术、手术胃造口术。口服补充对胃肠道功能要求较高，患者耐受量有限，依从性也较差。当口服补充肠内营养量超过 600 kcal/d 时建议管饲。管饲，是以专用泵缓慢、匀速和持续输注营养，并且可在其中添加一些辅助性的消化酶或胃肠动力药等。有些患者病情需要在内镜下放置鼻空肠营养管，之后进行鼻饲管喂养。预计管饲时间在 4 周以内时，应使用鼻饲管喂养；如超过 4 周或患者不耐受，推荐选择经皮内镜下胃造口术。经造口处的引流管进行肠内营养治疗。

33. 肠内营养制剂有哪些种类？我该如何选择？

根据氮源的不同，肠内营养制剂可分为整蛋白配方、低聚（短肽）配方或氨基酸单体（要素膳）配方。总的来说，这些配方的疗效并没有区别，但不同个体对不同配方的耐受性可能会有不同。整蛋白型肠内营养制剂更有利于儿童溃疡性结肠炎患者体重增长，但肠功能不全患者建议使用要素膳或低聚配方，因为 IBD 活动期时应减少膳食纤维的摄入。低脂制剂能够提高肠内营养的治疗效果，但长期限制脂肪摄入可能导致必需脂肪酸缺乏。目前临床常用的肠内营养制剂有"安素""瑞代""能全力""爱伦多"和"百普力"。

34. 可以向肠内营养制剂中加入些保健品或辅助营养成分吗？

有些患者自行购买营养保健品，想要加入营养用药中，通过管饲注入胃肠道。在加入之前，根据欲加入的成分，应征求医生的意见。鱼油能够改善活动期 IBD 的炎症指标水平，但未能改善 IBD 的临床结局。谷氨酰胺有利于减轻肠道损伤，防止肠黏膜萎缩，补充谷氨酰胺可以改善活动期溃疡性结肠炎的肠道通透性，医生们也可能会选择向营养用药中加入谷氨酰胺进行辅助治疗，但未发现高剂量谷氨酰胺更有利于病情缓解的证据，也不改善 IBD 临床结局。联合应用益生菌和益生元可能对溃疡性结肠炎有益。

35. 肠内营养会出现并发症吗？

总的来讲，肠内营养的并发症低于肠外营养，但肠内营养使用不当也可能发生并发症，包括胃肠道并发症（腹泻、恶心、呕吐、腹胀）、代谢并发症（脱水、电解质异常、高血糖症）、感染并发症（吸入性肺炎、腹膜炎、鼻窦炎）及导管相关并发症（鼻咽部黏膜损伤、PEG 造口旁瘘、喂养管堵塞、异位、导管错误连接等）等。溃疡性结肠炎患者使用胃造口术并不增加胃瘘和其他并发症的风险。

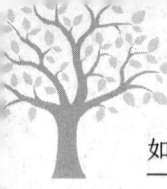

规范操作、采用管饲、缓慢增加输注量、适当加温、防污染等措施能够减少并发症的发生。但多数情况下，无论使用何种肠内营养制剂，大多数溃疡性结肠炎患者都可能发生胃肠道并发症，这与肠内营养制剂不耐受有关。处理方法首先是通过调节肠内营养制剂的种类、剂量等方法，必要时口服或与肠内营养制剂一同管饲调节胃肠道功能和促进消化的药物，通常能明显改善溃疡性结肠炎患者症状。

36. 什么情况下应该使用肠外营养？

以下几种情况，不能应用肠内营养时，再考虑肠外营养。重症溃疡性结肠炎伴顽固性腹泻者，不耐受肠内营养或无法建立肠内营养途径者应考虑肠外营养。患者存在肠内营养禁忌症或单纯肠内营养不能满足机体需要时，应考虑肠外营养。如患者不能耐受肠内营养的情形，也要行肠外营养。

37. 肠外营养会出现并发症吗？

肠外营养的并发症发生率高于肠内营养。IBD患者静脉血栓风险本身高于正常人，使用肠外营养后，风险进一步增高。而且更容易出现导管相关脓毒症、代谢并发症以及肝功能损伤等并发症，在纠正营养不良方面肠外营养与肠内营养同样有效，但是后者成本更低，不良反应相对较少。所以肠外营养只局限于肠内营养无法达到目标量或有禁忌证及重症患者的营养治疗。

38. 肠外营养会出现哪些并发症？

肠外营养的并发症发生率，较肠内营养为高。具体包括导管相关并发症（穿刺损伤、空气栓塞、导管异位、血栓形成、导管堵塞或折断等）、感染并发症（导管相关感染、营养液污染）、代谢并发症（高血糖、电解质紊乱、微量元素和维生素缺乏、脂代谢异常及高氮血症等）、脏器功能损害（肠外营养相关性肝损害）等。

39. 溃疡性结肠炎的主要治疗药物分哪几类呢？

溃疡性结肠炎的治疗药物包括氨基水杨酸类（包括 5- 氨基水杨酸和柳氮磺胺吡啶）、糖皮质激素（强的松、氢化可的松、布地奈德等）、免疫抑制剂

（硫唑嘌呤、甲氨蝶呤等）、生物制剂（英夫利西单抗、阿达木单抗等）、沙利度胺、抗生素、其他辅助用药等。后文会一一详细说明。

40. 溃疡性结肠炎常用药物包括哪些？

溃疡性结肠炎患者常用药物包括氨基水杨酸类、糖皮质激素类、嘌呤类药物、甲氨蝶呤、生物制剂、抗生素、益生菌等。几乎所有的溃疡性结肠炎患者在长期病程中均能够接触到上述一种或几种药物。

41. 溃疡性结肠炎用药治疗有什么原则吗？

目前来讲，溃疡性结肠炎是不能根治的。以药物治疗为主的溃疡性结肠炎内科治疗的目的是诱导和维持缓解，减少复发，防治并发症，改善生存质量。溃疡性结肠炎的内科治疗除了药物外，其他一些治疗方法也有重要作用。

42. 氨基水杨酸制剂是什么作用原理？

氨基水杨酸制剂在消化道局部发挥作用，直接作用于胃肠道黏膜，抑制炎症反应，发挥治疗效应，其确切的抗炎机制还不明确。常用为5-氨基水杨酸，多数人认为其本质为非特异抗炎药物，在炎症性肠病适用，其他炎症性的结肠疾病也适用。

43. 氨基水杨酸制剂有哪些类型？

氨基水杨酸制剂在临床应用较早，可谓历史悠久。较早的剂型包括5-氨基水杨酸前体药物（柳氮磺胺吡啶）、巴柳氮、奥沙拉秦等。随着制药技术的进步，目前市场上还有5-氨基水杨酸包衣制剂，能够定点释放药物，提高口服制剂的治疗效果、减少不良反应。主要包括两种，时间依赖性缓释包衣制剂和pH依赖性缓释/树脂包衣制剂，前者是指药物在消化道内前行过程中随着时间推移不断地释放出活性的5-氨基水杨酸制剂，在小肠和结肠中均能达到有效浓度；后者到达回肠末端和结肠时，碱性环境使膜溶解，释放出5-氨基水杨酸。

44. 我已确诊溃疡性结肠炎，适合用氨基水杨酸制剂吗？

多数医师认为，氨基水杨酸类制剂可能对轻中度溃疡型结肠炎有效。如考虑用该类药物，患者应在完善相关检查后，根据病情程度、病变范围，在医生的指导下，选择合适的剂型、剂量，必要时须合用其他类型治疗用药。

45. 氨基水杨酸制剂对溃疡性结肠炎有用吗？效果好吗？

氨基水杨酸制剂是临床治疗溃疡性结肠炎并预防其复发的最常用药物，对轻中度溃疡型结肠炎，常可达到较好的治疗效果。氨基水杨酸制剂对活动期溃疡性结肠炎及已获得缓解的溃疡性结肠炎维持缓解有效，自用于溃疡性结肠炎的维持疗法以来，复发率减少至1/4，大大改善了许多患者的生活质量。目前研究的各种制剂，主要目的是减少5-氨基水杨酸在胃及近端小肠吸收，使较多药物能够到达结肠，从而对溃疡性结肠炎发挥更有效的治疗作用。

46. 氨基水杨酸制剂的用法是什么？

柳氮磺胺吡啶（SASP）在有些地区仍有应用，推荐剂量为 3~4 g/d，分次口服。巴柳氮的推荐剂量 4~6 g/d，分次口服。奥沙拉秦的推荐剂量为 2~4 g/d，分次口服。目前较发达地区多广泛应用艾迪莎、萨尔福，更发达地区也有颇得斯安可应用于溃疡性结肠炎，其口服推荐剂量均为 2~4 g/d，分次口服或顿服。萨尔福局部使用时：栓剂推荐剂量为 0.5~1 g/次、1~2 次/d；灌肠剂推荐剂量为 1~2 g/次、1~2 次/d。

47. 我用氨基水杨酸制剂，可能会有哪些不良反应？

该类药物最常见的不良反应有头痛、头晕、恶心、上腹痛、腹泻、食欲下降等，这些不良反应常常跟剂量有关，餐后用药便可减轻消化道反应。5-ASA包衣制剂的这类不良反应相对较少。严重的不良反应包括肾损害（包括间质性肾炎和肾病综合征）、Stevens-Johnson 综合征、胰腺炎、心包炎、肺炎、肝炎、粒细胞缺乏或肺泡炎等，但这些不良反应很罕见。

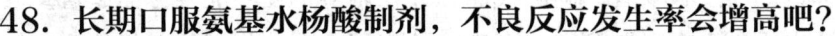

第三章 药物篇

48. 长期口服氨基水杨酸制剂，不良反应发生率会增高吧？

可能会的。长期用药患者发生的不良反应，多数与氨基水杨酸不耐受有关。在使用该类药物初始，医生一般都会向患者解释用药的重要性和持续性，强调依从性的重要及意义。对于可能发生的各种并发症，医生会建议患者每3~6个月应监测肾功能及血常规等，用以监测较严重的肾功能损伤及粒细胞降低等并发症。若患者既往有肾损害，或使用其他肾毒性药物，须更严密地监测肾功能。

49. 长期口服氨基水杨酸制剂有好处吗？

对于确诊的溃疡性结肠炎患者，以氨基水杨酸制剂作为诱导缓解合维持治疗的手段。一些学者认为在缓解期维持治疗过程中，应用剂量应与活动期相同。但也有学者认为，减量维持缓解治疗即可，而且还能减少毒副作用，通常选择半量维持缓解治疗。

50. 氨基水杨酸制剂可以说停就停吗？需要逐渐减量停药吗？

氨基水杨酸制剂多数只有"有效"或"无效"的说法，并没有"依赖"的说法，而且该类药物并非激素类药物，理论上无须减量停药、是可以"说停就停"的。但临床上，氨基水杨酸制剂应用于轻中度活动期溃疡性结肠炎患者的诱导缓解和维持缓解，如果肠镜观察病灶处已明显缓解或达到黏膜愈合后，多数医生也还是会继续建议患者口服一段时间巩固疗效、维持缓解。

51. 氨基水杨酸可能有这么多的不良反应，我不愿用氨基水杨酸制剂，有别的药物可以替代吗？

对于轻中度活动期溃疡性结肠炎患者，如果氨基水杨酸制剂适用时，是应该应用的，观察疗效如若不佳时，应及时更换药物，此时可考虑糖皮质激素、免疫抑制剂等。

52. 糖皮质激素是什么药？

糖皮质激素（glucocorticoids，GCS），是我们体内极为重要的一类分子，它调节机体的生长发育、新陈代谢，并在调节免疫功能等方面起着重要的作用，糖皮质激素有时起到"司令官"的作用，它的作用覆盖机体生存、发展的多个方面，也是应激时机体的反应最重要的调节激素，作为抗炎、免疫调节剂、抢救用药在临床应用广泛。它在临床上，可应用于抗炎、退热、抗过敏、抗休克、免疫抑制等多种用途，几乎对所有类型的变态反应性疾病都有效。

很多患者谈"激素"色变。害怕激素的副作用，痤疮、紫纹、满月脸、水牛背、骨质疏松、股骨头坏死……孰不知，这些副作用，正是激素对机体重要、作用广泛的一个力证。对于溃疡性结肠炎，GCS 对于多数轻中度活动期患者是首选的、有效的、副作用研究相对清楚、应用过程可控的一类药物。GCS 是把双刃剑，我们应利用它对机体的有利的一面，来控制病情、治疗疾病，让它发挥有利的一面，同时也要注意预防它的不良反应及副作用，避免它有害的一面。这样才能更好地让这一类药物服务于临床。

53. 溃疡性结肠炎患者什么时候应该用激素治疗？

激素类用药相对复杂，需要在医生评估患者各方面指标后，综合判断。一般来说，中重度溃疡性结肠炎和重症溃疡性结肠炎，以及氨基水杨酸制剂疗效不佳的轻、中型溃疡性结肠炎患者，都应考虑系统性糖皮质激素治疗。

54. 糖皮质激素分几种类型？

GCS 分为局部作用型（布地奈德）和全身作用型（泼尼松、泼尼松龙、甲强龙等）。临床常见的糖皮质激素类药物有可的松、氢化可的松、泼尼松、甲强龙、地塞米松等。

55. 糖皮质激素的用法是怎样的？

一般用为泼尼松 0.75～1 mg/（kg·d），完全缓解后采用逐级撤减的方法，一般每周减 5 mg 泼尼松（或相当剂量的其他类型激素），减至 20 mg/d 后每周减 2.5 mg，直至停用。

56. 糖皮质激素都有哪些不良反应？

激素能引起三大类明确的不良反应。

（1）早期影响：外表变化（痤疮、紫纹、满月脸、水肿），睡眠和情绪紊乱，消化不良或糖耐量异常。

（2）长期使用（时间超过12周）：白内障、骨质疏松症、股骨头坏死、肌病及易感染。

（3）激素撤退的影响：急性肾上腺皮质功能不全、假性风湿综合症（肌痛、乏力及关节痛）、颅内压增高等。

57. 我知道激素的不良反应特别多，平衡利弊的话，医生建议我使用激素，它对于溃疡性结肠炎的疗效很好吗？

GCS用于控制溃疡性结肠炎的活动性，特别是急性重症和暴发型患者，作用迅速，疗效好。布地奈德灌肠剂、泡沫剂、栓剂对左半结肠型及直肠型溃疡性结肠炎疗效较好。尽管GCS对活动期溃疡性结肠炎的诱导缓解治疗有良好的疗效，但对于青少年溃疡性结肠炎患者要在权衡利弊后慎用，特别是儿童溃疡性结肠炎患者，应尽量用其他药物或方法治疗。而且，无论是成人溃疡性结肠炎还是青少年溃疡性结肠炎患者，GCS不能用于溃疡性结肠炎的维持缓解治疗，因为不仅无效，而且毒副作用明显。

58. 激素怎么减量？

激素不适用于维持缓解，所以诱导缓解成功、在达到完全缓解后开始逐步减量，以泼尼松为例，每周应减5 mg，减至20 mg/d时减量宜更慢，其后每周减2.5 mg，直至停用。快速减量会导致早期复发。应严格按照上述标准进行减量停药。

59. 激素用药过程中应该注意什么？

因长期应用不良反应较大，不能有效维持缓解和预防复发，所以激素不能用于维持治疗。激素使用时间超过12周时，需要补充钙剂和维生素D。在用药过程中，应严密观察机体出现的各种症状，及时与医生沟通，尽早采取有效的措施干预。另外，应及时去医院进行相关项目的复查，确定愈合情况以及其他指标的变化，检测疾病的并发症、激素抵抗、激素依赖等情况的发生，以及可能的不良反应。

60. 激素用药过程中,我应该观察哪些方面的指标变化?

首先应观察激素疗效方面的指标:如肠道黏膜愈合情况、炎症指标变化情况等。其次观察激素可能引起的不良反应指标:糖耐量检测、骨量测定、维生素 D 及钙的测定、感染相关检测等,在应用激素有效进行减量、停药的过程中,仍须观察自身症状的变化,是否复发或加重、胃肠道病变黏膜愈合情况、炎症指标的变化等。

61. 激素减量停药了,拿什么去控制病情呢?

激素诱导溃疡性结肠炎缓解后的维持缓解过程,比较适合的是嘌呤类药物,这类药物起效较慢,通常在用药 3~4 个月后才能达到最大疗效。所以多数可能在开始以激素诱导缓解的同时便加用嘌呤类药物,待激素逐渐减量停药之后,嘌呤类药物的作用显现出来,用来控制病情、维持缓解。

62. 既然激素副作用多,不能长期应用,还需要减药、停药、换药,为什么不从一开始就用别的药呢?

针对溃疡性结肠炎的治疗,每种药物有自己的适应范围、优劣势、不良反应。针对不同类型的患者,医生会按照不同的病变范围和程度,按照一定的"战略",在用药谱中选择合理的"战术"。虽然激素应用副作用多、应用激素时减量、停药的过程相对麻烦,而且不能长期应用,但是,对于轻中度溃疡性结肠炎患者的诱导缓解,疗效还是不错的,在一些溃疡性结肠炎患者病情能够很快获得良好的控制。

63. 什么是激素依赖?

激素依赖是在保证没有疾病活动复发的情况下,自开始使用激素起 3 月内不能将激素用量减少到相当于泼尼松 10 mg/d(或布地奈德 3 mg/d)的剂量,或停用激素 3 个月内复发。

64. 激素依赖的溃疡性结肠炎怎么办?

当存在激素依赖时,应选择嘌呤类药物或甲氨蝶呤,同时给予抗 TNF 药物,尽早使用生物制剂治疗可以降低对激素的依赖,并且有助于患者预后。外科手术也是治疗手段之一。对于依赖糖皮质激素的具有先天性免疫抑制的患者,应当从硫嘌呤、甲氨蝶呤以及生物制剂中选用药物来配合治疗。

65. 什么是激素抵抗?

激素抵抗是指泼尼松用量达到 0.75 mg/(kg·d),时间超过 4 周,疾病仍然活动。也可以通俗理解为疾病比较顽固,激素治疗无效。

66. 对于激素抵抗的溃疡性结肠炎怎么办?

应尽早使用英夫利西单抗(联合或不联合嘌呤类药物或甲氨蝶呤),联合硫唑嘌呤治疗比单用英夫利西单抗治疗能更有效地维持缓解期。外科手术治疗也应在早期考虑和讨论的范围内。

67. 免疫抑制剂是指什么?

免疫抑制剂是抑制机体免疫反应的药物,机体的免疫反应是由免疫细胞、免疫因子等参与进行的,免疫抑制剂能够抑制免疫细胞的增殖、分化以及其功能,降低机体免疫反应的程度,达到抑制免疫的效果。主要用于器官移植术后的抗排斥反应和自身免疫病。

68. 免疫抑制剂包括哪些药物?

免疫抑制剂的范围广泛,前文所说的糖皮质激素即为一种常用的免疫抑制剂。除此之外,还有其他种类常用的免疫抑制剂,包括环孢素、他克莫司、雷帕霉素、霉酚酸脂、咪唑立宾、环磷酰胺、硫唑嘌呤、雷公藤等。常用于溃疡性结肠炎的免疫抑制剂包括硫唑嘌呤、甲氨蝶呤、环孢素 A,有时也用到他克莫司、环磷酰胺等。

69. 嘌呤类药物是什么药?包括哪些?

嘌呤类药物是一类抗代谢药物,包括硫唑嘌呤(azathioprine,简写作 AZA)与 6-巯基嘌呤(6-mercaptopurine,6-MP)。1951 年 6-MP 首先被合成,应用于急性淋巴细胞白血病的治疗,之后才合成硫唑嘌呤,目前这两种药物均在溃疡性结肠炎有所应用。

70. 嘌呤类药物作用机制是什么?

硫鸟嘌呤核苷酸(6-TGN)是 AZA、6-MP 的重要的代谢成分,发挥免疫代谢调节作用。T 细胞是重要的免疫细胞之一,凋亡是指细胞内存在一些"程序",启动时能够使细胞自身死亡,6-TGN 可通过一些调节信号,作用在这些程序上,诱导 T 细胞凋亡,同时它还可以对患者外周血中某些 T 细胞的激活起到抑制作用,是纠正机体过于活跃的免疫系统的一个有力武器。但是 6-TGN 在体内的蓄积也将引起严重的副作用。

71. 什么情况下使用嘌呤类药物?

嘌呤类药物起效较慢,通常在用药 3~4 个月后才能达到最大疗效,不推荐单独应用于 IBD 的诱导缓解。因此,硫唑嘌呤适用于使用推荐剂量氨基水杨酸制剂后出现早期或频繁复发,或不能耐受氨基水杨酸制剂的轻中度患者;激素依赖型患者;环孢素或他克莫司有效的患者。临床上主要用于激素诱导缓解后的维持缓解,或英夫利西单抗诱导缓解后的维持缓解,以及术后的维持缓解。嘌呤类药物与 IFX 联合应用较单用英夫利西单抗有更好的疗效。

72. 嘌呤类药物的用法如何?

欧美推荐硫唑嘌呤治疗的最佳剂量是 1.5~2.5 mg/(kg·d),中国的经验认为对于亚洲人剂量宜偏小,如 1 mg/(kg·d)。不过,AZA 存在量效关系,剂量不足则达不到应有的疗效,剂量太大不良反应风险增加。6-MP 的推荐目标剂量则为 0.75~1.5 mg/(kg·d),与 AZA 的疗效相当。在临床中,一般先使用 AZA,当出现不良反应无法耐受时换用 6-MP,部分患者可耐受并表现出良好的临床应答。

73. 嘌呤类药物的不良反应有哪些?怎样监测?

嘌呤类药物不良反应常见,且可发生严重不良反应,包括过敏反应、肝炎、胰腺炎、骨髓抑制、淋巴瘤等,以服药 3 个月内常见,又尤以 1 个月内最常见。值得注意的是,骨髓抑制(常表现为白细胞下降)可迟发,甚至有发生

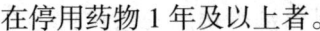

在停用药物 1 年及以上者。

用药期间应全程监测、定期随诊。第 1 个月内每周复查 1 次血常规，第 2~3 个月内每 2 周复查 1 次血常规，之后每月复查血常规，半年后血常规检查间隔时间可视情况适当延长，但不能停止。前 3 个月每月复查肝功能，之后视情况复查，一般每 3 个月甚至半年复查一次。出现白细胞下降者可减少药物剂量并适当给予升白药，若白细胞恢复正常，可逐渐增加剂量至目标剂量。若仍反复出现白细胞下降，可考虑停药；出现肝功能异常者，可适当予护肝药治疗。

74. 嘌呤类药物可以长期应用吗？需要像激素一样减药、停药、换药吗？

可以长期应用。之前提到，嘌呤类药物可用于激素或溃疡性结肠炎诱导缓解后的维持缓解，以及术后的维持缓解。用于维持缓解治疗的疗程一般应不少于 1 年。

因为嘌呤类药物有着较多、较严重的不良反应，所以嘌呤类药物的应用需要系统、严密的监控。而且制订治疗方案时，也须讲究"战术"，目前，临床上常用的嘌呤类药物的治疗方案有两种：一种是从一开始即用目标剂量，用药中再根据疗效和不良反应进行调整；另一种是逐渐加量，即从低剂量开始，每 4 周逐步增量，至临床有效或外周血白细胞下降至临界值，后者判断药物疗效需时较长，但可能减少剂量依赖性不良反应。

75. 长期应用嘌呤类药物会不会对身体有不好的影响？

长期应用硫唑嘌呤等免疫抑制剂以及生物制剂，对身体确实有影响，有报道提出，这类患者患淋巴瘤的概率较普通人群增加 3 倍。但总体癌症发生概率无影响。除此之外，长期应用这些药物还容易发生机会感染，患者可能会对细菌、病毒、真菌、结核、寄生虫等免疫力低，造成现症感染。

76. 使用嘌呤类药物应注意哪些问题？

用药期间，除了按照复查流程，与医生约定胃肠镜及炎症指标等复查时间之外，还应按照上文提到的频率检查血常规及肝肾功能，使用大剂量或患者有肝和（或）肾功能不全时，检查的次数应该更多。应定期复查，及时咨询医生，按照个体情况，寻找最适浓度，用药期间不要进行活疫苗的免疫接种。临床上证明本药对胎儿有不良影响，只有对孕妇的益处大于对胎儿产生的危险时，才可考虑使用。本药可分泌入乳汁，故哺乳妇女应慎用。

77. 甲氨蝶呤是什么药？

甲氨蝶呤（methotrexate，MTX）为抗叶酸类药物。在抗癌症方面能够阻碍肿瘤细胞的合成，抑制肿瘤细胞的生长与繁殖。最初临床上主要作为抗癌用药，用以治疗急性白血病、乳腺癌、肺癌等，1988年开始用于治疗类风湿关节炎，能够取得良好的疗效。另外MTX也可在异位妊娠时注射于局部胎囊以缓解出血。

78. 甲氨蝶呤的作用机制是什么？

甲氨蝶呤是一种二氢叶酸类似物，可通过抑制嘌呤和嘧啶的合成过程中重要的酶，达到抑制DNA的生物合成的效果。在相对高剂量时，MTX可抑制DNA合成、抑制增殖及发挥细胞毒性作用。在低剂量时，MTX可能通过影响细胞内外腺苷的浓度及腺苷对适应性免疫应答的作用，或直接影响一系列细胞因子，发挥抗炎作用。

79. 什么样的患者应该用甲氨蝶呤？

甲氨蝶呤适用于对于激素依赖/无效、对嘌呤类药或IFX药物抵抗或不耐受的活动或复发的溃疡性结肠炎患者。可应用于诱导缓解和维持治疗。

80. 甲氨蝶呤的用法是怎样的？

可口服或肠外给药（皮下或肌内注射）。一般MTX的剂量为25 mg/周，皮下或肌内注射治疗，至3个月到达临床缓解后，可减少至15 mg/周，皮下或肌内注射治疗，也可以改为口服。可有效诱导炎症性肠病缓解。维持治疗时可持续用药1年以上。

81. 应用甲氨蝶呤有没有不良反应？

有的。常见发生于甲氨蝶呤的不良反应如下。①胃肠道反应：可表现为恶心、呕吐、腹痛、腹泻、口腔炎甚至食管炎等。②肝毒性：可以引起肝损伤，甚至可发展为肝纤维化和肝硬化，特别是同时存在肝硬化的其他危险因素时。③骨髓抑制：可导致白细胞减少或血小板减少。④感染：上呼吸道感染较常见，临床上一般不严重。⑤肺炎：由免疫介导，比较罕见，但可致死。⑥致畸性：MTX 是孕 X 类药物，禁用于妊娠及哺乳期妇女，停药后数月内应避免妊娠。⑦其他还有脱发、过敏等。

82. 应用甲氨蝶呤的注意事项有哪些？

应用甲氨蝶呤时早期胃肠道反应较多发，叶酸可减轻胃肠道反应，应常规补充叶酸（5~10 mg/周）。由于呕吐反应最常见，用药前 4~8 周预防性使用昂丹司琼等止吐剂，可有效减少呕吐的发生。用药头 4 周内每周、之后每月定期检测全血细胞和肝功能，及时调整药物剂量，以避免肝损害。由于甲氧苄氨嘧啶-磺胺甲唑可恶化骨髓抑制，应尽量避免合用这些药物。若出现持续的咳嗽或其他症状，应立即停用 MTX，并预约胸片和肺功能检查，以排除免疫相关性的肺炎。妊娠为 MTX 使用禁忌症，用药期间及停药后数月内应避孕。

83. 甲氨蝶呤对溃疡性结肠炎的效果好吗？

关于甲氨蝶呤治疗溃疡性结肠炎的研究数量及质量尚不能令人满意，临床上应用甲氨蝶呤的经验也不足。有些学者认为甲氨蝶呤对于溃疡性结肠炎疗效欠佳及无副作用的原因可能是剂量太少。目前甲氨蝶呤并不考虑作为激素抵抗的溃疡性结肠炎患者需要嘌呤类药物时的替代治疗方案。

84. 生物制剂是什么药？

前文提到，很多的细胞因子和化学因子及其受体参与 IBD 的发生过程。如果有些药物能够作用于关键性的细胞因子和化学因子，或者作用在这些因子在细胞表面的结合部位，从细胞表面或者细胞内阻断或者激活它们的作用途径，调节免疫反应，有可能从根本上阻止 IBD 的发生和发展，从而对 IBD 起到治疗作用。生物制剂便是近些年在国内外已经研究出的这样的药物。

85. 生物制剂包括哪些药物？

肿瘤坏死因子-α（tumor necrosis factor，简写为TNF-α）是一种具有多种生物学效应的炎症介质。TNF-α在IBD患者外周血中表达水平明显增高，在IBD的发生和发展中起关键作用。因此，中和TNF-α，阻断TNF-α信号通路将对IBD有治疗作用，在IBD的诱导缓解治疗和维持缓解治疗中均有明显疗效。首个被应用于溃疡性结肠炎治疗的便是英夫利西单抗（infliximab，简称IFX，商品名类克），在IBD的治疗上取得空前的成功，表明针对某种细胞因子和化学因子治疗IBD理论上可行，而且事件中也显示出良好的治疗效果，让医学界看到了生物制剂的应用价值和前景。因此，以TNF-α和其他关键细胞因子和化学因子及其受体为靶点，开展了一系列的基础和临床研究，新一代治疗IBD的生物制剂开始源源不断地上市或正在临床试验中。表3-1列举目前国内外针对TNF-α的靶向药物，除此之外，还有TNF-α之外其他靶向的生物制剂正在临床试验阶段，期待不久的将来会有更多具有良好疗效、较少副作用的生物制剂可以应用于临床。

表3-1 国内外以TNF-α为靶点的生物制剂一览表

	英夫利西单抗（IFX）	阿达木单抗（ADA）	戈利木单抗（GLM）	赛妥珠单抗（CZP）	AVX-470（口服制剂）
制剂类别	抗TNF-α IgG1人鼠嵌合型单抗	抗TNF-α IgG1人源化单抗	抗TNF-α IgG1人源化单抗	聚乙二醇化抗TNF-α Fab，人源化单抗	肠溶性牛源抗TNF-α多抗
临床应用	欧美及中国上市，用于溃疡性结肠炎	欧美已上市，用于溃疡性结肠炎，在中国尚处于临床试验阶段	欧美已上市，用于溃疡性结肠炎治疗，尚未进入中国	欧美已上市，用于溃疡性结肠炎，尚未进入中国	在欧美上市

86. 我国现在有哪些可应用于溃疡性结肠炎的生物制剂？

目前，我国只有英夫利西单抗在临床上应用，适用于对激素和免疫抑制剂无反应或不能耐受且不适宜接受手术治疗的重度活动性溃疡性结肠炎患者。某些医院开展了阿达木单抗的临床试验研究，期待不久能够获得批准上市。

87. 英夫利西单抗很贵，治疗效果很好吗？

英夫利西单抗在溃疡性结肠炎的诱导缓解治疗和维持缓解治疗中均有明显疗效。某些患者在应用当日或次日，产生浑身轻松、周身舒畅、症状明显缓解的"神奇疗效"。70%左右的溃疡性结肠炎患者对 IFX 治疗有应答，20%左右的溃疡性结肠炎患者对 IFX 治疗无应答或应答较差。另外，有10%左右的溃疡性结肠炎患者先对 IFX 治疗有应答，然后应答逐渐减弱，甚至消失，可能的原因是溃疡性结肠炎患者产生抗 IFX 抗体，或溃疡性结肠炎患者继发了感染等并发症。如果经济条件允许，可以用以持续治疗。

88. 英夫利西单抗的用法是怎样的？

一般需要 5~10 mg/kg，进行静脉滴注，在第 0、2、6 周给予作为诱导缓解手段，随后每隔 8 周给予相同剂量做长期维持治疗。

在使用 IFX 前正在接受激素治疗时应继续按原方案进行激素治疗，在达到临床完全缓解后再将激素逐步减量至停药。对既往已使用免疫抑制剂无效者无必要继续合用免疫抑制剂；但对 IFX 治疗前未接受过免疫抑制剂治疗者，IFX 与 AZA 合用可提高撤离激素缓解率及黏膜愈合率。对 IFX 维持治疗达 1 年，保持临床无激素缓解、黏膜愈合及 CRP 正常者，可考虑停用 IFX，以免疫抑制剂维持治疗。

89. 我应用了英夫利西单抗，效果很好，为什么不在一开始就给我用这个药物呢？

IFX 目前多在中重度溃疡性结肠炎、复杂难治的溃疡性结肠炎中应用。溃疡性结肠炎患者病程长，病情反复，需多次住院，有的患者初次入院时病情较重、病变范围广泛，或者需要手术治疗，此时应用 IFX 这样昂贵的药物迅速控制病情是合适的。而轻症溃疡性结肠炎，以物美价廉的 5-ASA、激素即可能得到控制的情况下，权衡病情，综合考虑患者家庭情况、费效比等不推荐一开始便选择 IFX。

90. 什么样的患者适合用英夫利西单抗？

中重度儿童溃疡性结肠炎；GCS 依赖性、抵抗或不能耐受的溃疡性结肠炎；GCS 和免疫抑制剂难以控制的溃疡性结肠炎；频繁反复发作的溃疡性结肠炎；重症溃疡性结肠炎等均考虑以生物制剂治疗，另外，经 IFX 治疗有效或取得缓解者，可继续定期使用 IFX 维持缓解。氨基水杨酸制剂或免疫抑制剂不能维持缓解治疗，或维持治疗后很快复发者也适用于 IFX 维持治疗。

91. 什么样的患者不能用英夫利西单抗？

以下情况下，不推荐应用 IFX：①感染，但此处应权衡利弊，应由医生来把握是更换药物，还是在应用 IFX 的同时抗感染。②充血性心力衰竭；③既往或现症恶性肿瘤；④神经系统脱髓鞘病变；⑤对鼠源蛋白成分过敏；⑥妊娠晚期；⑦近 3 个月内接受过活疫苗接种；⑧IFX 对纤维性狭窄的作用有限。IFX 使用前应完善相关筛查，确定患者无上述禁忌证。

92. 英夫利西单抗有不良反应吗？

也有的。①急性输液反应：在药物输注期间和停药 2 h 内发生，包括呼吸急促、胸痛、心悸、脸红、头痛、荨麻疹及低血压等。减慢滴注速度或提前应用预防药物症状可消失。②迟发型变态反应（血清病样反应）：多发生在给药后 3~14 天，临床表现为肌肉痛、关节痛、发热、皮肤发红、荨麻疹、瘙痒、面部水肿和四肢水肿等，多可自行消退，必要时可予短期激素治疗。③自身抗体及药物性红斑狼疮。④感染：机会性感染可涉及全身所有器官，但以呼吸系统和泌尿系统感染最常见。感染微生物包括病毒、细菌及真菌等。⑤淋巴瘤和其他恶性肿瘤。⑥其他：中、重度充血性心力衰竭加重、视神经炎、横贯性脊髓炎、脱髓鞘样综合征、多发性硬化及格林巴利综合征等。

93. 英夫利西单抗在使用期间应该注意哪些问题？

应注意定期监测结核分枝杆菌感染的发生，如进行胸片、T-SPOT 或 QuantiFeron-TB 检查，一旦发现结核感染，应立即停用 IFX。可以在一开始使用 IFX 时，即预防性地使用异烟肼抗结核治疗半年左右。即使结核筛查阴性，也可明显减少并发结核感染的发生。乙型肝炎患者使用 IFX 治疗前必须先行抗病毒治疗，合用抗病毒治疗的 HBsAg 阳性者须定期随访监测 ALT、AST 及 HBV-DNA。在准备生育和妊娠早、中期予以 IFX 治疗是相对安全的，为避免 IFX 通过胎盘对胎儿造成可能的影响，建议在妊娠 20~22 周时停药；联合免疫抑制剂治疗使用时，长期联合应用会增加患者机会感染风险和年轻男性患者肝脾淋巴瘤发生率，包括深部真菌感染、顽固性带状疱疹，以及我国相对多见的潜在结核激活等，均会对患者造成二次打击；IFX 能增加严重心衰患者的死亡率，所以目前不推荐心功能为 Ⅲ、Ⅳ 级的患者使用 IFX。

94. 阿达木单抗应用于哪些患者？比英夫利西单抗的优势在哪里？

阿达木单抗（adalimumab，ADA）主要用于治疗瘘管性溃疡性结肠炎患者。ADA 的给药方式相对 IFX 更加方便易行，为皮下给药，患者可每两周自行给药。ADA 的疗效有着明显的剂量依赖效应。它可以成为 IFX 治疗无反应或者不能耐受 IFX 治疗患者的替代药物。

95. 应用阿达木单抗的注意事项有哪些？

当患者出现新的严重感染或乙肝再激活时，应中断本品治疗，直到感染得到控制。具有感染复发病史或具有易于感染的情况、中枢神经系统脱髓鞘疾患、恶性疾病、轻度心衰的患者应慎用。治疗期间出现血液系统异常、狼疮综合征的症状且双链 DNA 抗体阳性的患者应立即停用。本品对驾驶和操作机器有轻微的影响。不推荐儿童、妊娠或哺乳期妇女使用，在用药期间至结束治疗后至少 5 个月内，育龄女性应避孕，哺乳妇女不能哺乳。

96. 生物制剂可以长期使用吗？

如果经济条件允许，生物制剂是可以作为维持治疗的手段长期应用的。但要注意应用过程中机体的反应。并定期复查肠镜，了解肠道病变的改善情况。检测 IFX 血药浓度及抗 IFX 抗体浓度（ATI），特别是在失应答（即 IFX 不能有效控制病情）患者中，有利于指导治疗。并且在应用过程中，高度关注 IFX 的不良反应，严密监测，及时处理。

97. 我应用了生物制剂，效果很好，很担心会不会有一天失效了，病情不能得到控制，无药可用可怎么办？

这是谁都不愿看到的，时有发生，但却并非无计可施。在医学中，这种情况叫做生物制剂的"失应答"。临床上应排查发生这种情况的原因。是否该患者是少见的不是由于"TNF-α"途径引起的疾病？身体内出现针对英夫利西单抗的抗体（简称抗抗体）？是患者体内TNF-α浓度过高需要提高IFX剂量？还是随着治疗病情好转，患者体重增加，IFX剂量也应该有所升高？是发生了机会性感染、狭窄或穿透性病变、癌变等并发症？在完善排查找原因的基础上，检测TNF-α浓度、抗抗体浓度、IFX浓度等。而且IFX与免疫抑制剂（硫唑嘌呤）联合应用有协同作用，可以抑制抗抗体的产生，增强疗效，减少IFX不良反应等诸多有点，一开始便可两者合用。但是，感染及肿瘤性疾病等并发症可能会增加。查找原因、严密监控、尽早处理。

98. 什么是生物仿制药？

生物仿制药是指与生物制剂在适应证、剂量、效力、安全性和质量上相同的一种仿制品。是运用一些公认的、成熟的理论和技术，以及已有的装备和材料等，研发出"价廉质优"的产品。通常制备成本低，产品质量优。仿制药与生物制剂含有相同的活性成分，在适应证、剂型、规格、给药途径均一致；质量符合相同要求；生产的GMP标准和生物制剂同样严格。

99. 目前我能用上生物仿制药吗？

2013年9月，全球第一个IFX仿制药获得欧盟许可上市，用于溃疡性结肠炎治疗，其疗效和安全性与IFX相仿。其他生物制剂仿制药也已经进入临床试验阶段。目前，中国自己的阿达木单抗生物仿制药的研发和产业化也进入了快速发展阶段。该药即将进入Ⅲ期临床试验。虽然目前我国尚不能"立等可取"地应用生物仿制药，但相信不久的将来，IBD患者将会有这种新的物美价廉的治疗药物可以选择。

100. 不是说溃疡性结肠炎是免疫异常的疾病吗？为什么要用抗生素？

外来细菌和宿主细菌均可在肠道增殖克隆，且肠道细菌的某些方面可激发免疫反应，导致肠道黏膜炎症，这也是溃疡性结肠炎的病因之一。抗生素可减少肠腔细菌，改变肠腔细菌组成，减少细菌侵入肠道组织以及限制细菌移位，因此被认为具有改变溃疡性结肠炎病程的潜力。

101. 溃疡性结肠炎应用抗生素有哪些注意事项？

由于抗生素带来的不良反应及耐受性，目前临床上应用抗生素治疗大部分是针对感染以及溃疡性结肠炎的并发症，只是做辅助性治疗，并不能作为一线用药。针对儿童患者，甲硝唑也被FDA批准用于儿童感染的治疗和IBD的慢性治疗，但是环丙沙星通常不在儿童中使用，这是由于动物实验中发现其对骨骼发育有不良作用。

102. 益生菌都有哪些？

益生菌作为药物推广的比较少，现今应用的益生菌成分主要有乳酸杆菌、双歧杆菌、鲍氏酵母菌、布拉氏酵母菌、罗伊氏乳杆菌等，目前的益生菌多为双歧杆菌属、乳杆菌属及链球菌属，产品所选用的菌株种类及活菌数量上有所区别。益生菌相对安全。但目前来讲，应用于临床的多数品种单一，成分明确。

103. 单独应用益生菌治疗溃疡性结肠炎有效吗？这些益生菌能够到达小肠、大肠等病变部位吗？

目前，作为临床药物应用的益生菌，在治疗溃疡性结肠炎中的尝试相对令人失望，无论益生菌是作为诱导治疗、维持缓解还是术后预防用药，疗效均较差。目前的制药技术可以把益生菌严严实实地包裹起来，即所谓"微胶囊包埋技术"，就像给益生菌穿上防弹衣，让这些活菌能抵挡胃酸和胆盐的攻击，冲破重重关卡，顺利到达肠道，并在肠道定植。可能关于益生菌的体外实验的结局是美好的，但却并不能保证人体内益生菌到达肠道并"定居"

后的丰度和效力。

104. 益生菌能起到哪些作用？

目前益生菌主要用于IBD患者的辅助治疗，用于调节肠道菌群及促进消化。虽不是一线用药，不能迅速控制病情，但临床却普遍应用于联合辅助治疗。

105. 如果益生菌对病情有帮助的话，我平时在饮食上多补充"含有益生菌的制品"行吗？

不违背IBD要素饮食要求的制品都是可以的，但效果有限。目前市场上的添加益生菌制品五花八门，有益生菌乳制品、饮料、谷物食品、蛋白粉，此外还出现了益生菌巧克力、奶酪、冰淇淋等。益生菌的数量、种类、品种不一而足，不能寄希望于应用此类制品缓解病情。

106. 沙利度胺是什么药物？

沙利度胺，又称反应停、酞胺哌啶酮。作为镇静剂、止痛剂、止吐剂，临床效果好，不良反应轻。曾用广泛应用于治疗妊娠恶心、呕吐，对于妊娠剧吐疗效显著。但是，沙利度胺也是"海豹儿"事件的罪魁祸首。在沙利度胺应用于治疗妊娠剧吐短短的几年里，全球有上万例既往极其罕见的"海豹肢畸形儿"出生。从此，沙利度胺成为医学的弃儿。但近年发现，价格低廉的反应停，由于其在免疫、抗炎、抗血管生成中的药理作用，对于溃疡性结肠炎的治疗效果令人惊喜，所以再次得到重用。目前主要用于血液病、风湿病、消化道疾病、恶性肿瘤及皮肤病等。

107. 沙利度胺作为治疗用药的优势是什么？

沙利度胺价格低廉而且口服给药比较方便，比IFX更有吸引力，特别是那些对IFX无反应或产生耐受的患者。快速起效的沙利度胺可作为延迟发挥作用的免疫调节剂如AZA或6-MP的桥接。此外，沙利度胺对伴有口腔溃疡和瘘管并发症的患者具有减少GCS使用量的作用。

108. 沙利度胺效果好吗？

沙利度胺可通过抑制单核细胞、巨噬细胞、T细胞等起到免疫调节作用，同时还可抗炎、抗血管生成。有时对于生物制剂无应答的IBD患者，沙利度胺的效果令人惊喜，在儿童难治性IBD的诱导缓解和维持缓解中的疗效也十分可观。

109. 沙利度胺便宜、对有些患者效果还不错，为什么不从一开始就直接用沙利度胺呢？

临床治疗讲究规范化与个体化的结合。虽然有些研究提示沙利度胺对于溃疡性结肠炎有很好的疗效，也有些患者应用沙利度胺达到了满意的治疗效果，但是截至目前，就这些案例的质量和数量而言，尚不足以推荐其作为标准一线治疗手段。而且，IBD的治疗是要讲求策略的，只有在医生对于患者的病情轻重、对其他药物的治疗反应优劣、对于患者家庭经济环境、患者精神心理因素、对沙利度胺可能出现不良反应等多种情况综合衡量、权衡利弊、充分沟通之后方可应用。此外，沙利度胺存在多种不良反应，故不作为一线用药。

110. 沙利度胺的不良反应多吗？

沙利度胺的副作用有致畸性、外周神经病变、困倦、深静脉血栓形成、情绪失常、皮疹、嗜睡、腹痛、便秘、口干、脂溢性皮炎及白细胞减少等，不良反应中致畸作用危害最大，因此，应慎重选用沙利度胺。孕妇绝对禁用，且应对育龄妇女用药前检查是否怀孕，使用中要绝对避免怀孕，建议停药6个月后再怀孕。

111. 沙利度胺的用法是怎样的？

沙利度胺治疗免疫性疾病剂量从25~400 mg/d不等，青少年为1.5~2.5 mg/（kg·d），临床应用沙利度胺一般的剂量为100~200 mg/d，可从小剂量25 mg/d起，如无不良反应可逐渐增加剂量到100~200 mg/d。

112. 除了这些常用的药物，还有别的主要控制病情的药物吗？

免疫抑制剂中的环孢素A和他克莫司也可以应用于溃疡性结肠炎患者。他克莫司比环孢菌素的作用强度更强，副作用更小。但要注意，由于环孢素A

有一定的肝、肾毒性，所以只能作为治疗溃疡性结肠炎的二线用药。他克莫司最常见的副作用是高血糖、高血压、感染以及震颤。由于目前缺乏使用他克莫司治疗溃疡性结肠炎的临床对照研究以及长期安全性数据，且最佳血药浓度尚未确定，故临床上使用他克莫司治疗溃疡性结肠炎需要谨慎。

113. 中医中药有用吗，疗效可靠持久吗？

中医中药治疗目前并没有很多大规模、大样本的研究及数据支持。而且，单纯中药治疗溃疡性结肠炎的效果十分有限，目前仅作为辅助治疗应用于溃疡性结肠炎的治疗中。溃疡性结肠炎在中医学上来说是因为"肠躁、下焦湿热、寒湿或虚寒"所导致，中药方中，多用葛根、黄芩、黄连、薏苡仁、厚朴、连翘、金银花、党参、五味子、白术等药材。

114. 都有哪些中医中药可用于溃疡性结肠炎？

目前，在西医学的医院中，用于IBD治疗的主要包括云南白药、黄柏液、锡类散等。其中云南白药的应用相对更普遍，对肠道有"去腐生肌"的作用。锡类散也有一定的抗溃疡的作用，多使用液体灌肠。

115. 什么是升阶梯治疗？

升阶梯治疗，即以诱导和维持缓解为最终目标，依据溃疡性结肠炎疾病的严重程度，有序地使用一系列治疗方法。以低效、低毒性的治疗策略开始，如氨基水杨酸类、抗生素或布地奈德，如果治疗失败，则逐步按顺序升级到高效但毒性强的治疗策略，如激素、免疫抑制剂和生物制剂。

116. 什么是降阶梯治疗？

降阶梯治疗，也称为联合免疫抑制治疗方案，即在溃疡性结肠炎患者中，从一开始即使用高效低毒的生物制剂联合免疫抑制剂治疗，大多数情况下为生物制剂联合硫唑嘌呤或其他免疫抑制剂治疗。

117. 什么叫做优化治疗？

上述的降阶梯治疗方案称也为优化治疗方案。优化治疗方案能够迅速缓解患者临床症状，促进黏膜愈合。有时，对于临床已确诊的活动期溃疡性结肠炎患者，尤其是初发的 IBD 患者，在未出现消化道结构和功能障碍时，即使用类克联合免疫抑制剂治疗，此时称为早期优化治疗方案。目前主流的观点是尽可能实施早期优化治疗方案。

118. 溃疡性结肠炎治疗药物应该如何选择？

在决定患者的治疗方案及给药方式时，需要考虑肠道炎症的累及范围（表3-2）。例如，直肠部位首选栓剂治疗，左半结肠首选灌肠治疗。而针对范围较为广泛的结肠炎，常常需要口服药物治疗结合局部用药。

表 3-2 不同程度及部位溃疡性结肠炎的治疗药物选择

	远端溃疡性结肠炎	广泛型溃疡性结肠炎
轻度	塞肛/灌肠/口服 5-ASA，直肠 GCS	口服 5-ASA 联用或不联用 5-ASA
中度	塞肛/灌肠/口服 5-ASA，直肠 GCS	塞肛/灌肠/口服 5-ASA，直肠 GCS，口服 GCS
重度	口服/静脉 GCS，静脉 IFX 可联用或不联用塞肛/灌肠/口服 5-ASA	口服/静脉 GCS，静脉 IFX 可联用或不联用塞肛/灌肠/口服 5-ASA
顽固性	口服/静脉 GCS 或 IFX+AZA/6-MP，逐渐过渡至 AZA/6-MP 维持	口服/静脉 GCS 或 IFX，+AZA/6-MP，逐渐过渡至 AZA/6-MP 维持
缓解期	AZA/6-MP 或仅用 5-ASA 维持（局部制剂联用或不联用口服 5-ASA）	口服 AZA/6-MP 联用或不联用局部制剂

*5-ASA：5-氨基水杨酸；GCS：糖皮质激素；AZA：硫唑嘌呤；6-MP：6-巯基嘌呤；IFX：英夫利西单抗；CsA：环孢素 A。

注：重度溃疡性结肠炎患者病情重、发展快，处理不当会危及生命，必须住院治疗。

激素抵抗溃疡性结肠炎：静脉激素疗效的评价时间是 5~7 天。对于静脉激素无应答的患者，可考虑选择转换治疗，可使用环孢素、英夫利西单抗、他克莫司或者手术。

119. 为什么要采用抗凝药物？

所有 IBD 患者即使并无血栓性疾病的发生，也均应考虑预防性使用抗凝药物。这是因为IBD患者本身存在高凝状态，尤其是活动期的患者。高凝状态是指血液容易发生凝固，容易形成血栓，血栓随着血液的流动，容易在身体某处发生栓塞，如肺栓塞、脑梗塞、肠系膜血管栓塞等。在未发生血栓栓塞性疾病之前预防性应用抗凝药物至关重要。

120. 我应用了上述药物，没有好的效果，怎么办？

首先可考虑药物联合治疗：针对IFX治疗无效的难治性溃疡性结肠炎，可以考虑用阿达木单抗和赛妥珠单抗替代治疗。针对硫唑嘌呤或6-巯基嘌呤治疗失败的患者，可以换用甲氨蝶呤治疗。

除了药物治疗之外，还有其他的治疗方式。手术治疗、干细胞移植术治疗、粪便移植治疗、白细胞吸附术等。干细胞移植这项技术在目前的临床研究中取得了一定的效果，主要在于造血干细胞的治疗，有较好的应用前景，甚至被认为可能是炎症性肠病的根治方法。但目前这项技术并未成熟，要求甚高，也并未在临床上推广，仍处于起步阶段。粪便移植治疗就是将粪便活微生物从健康个体移至患者肠道，以重建肠道正常微生物环境。这项治疗手段目前应用尚少，疗效有差异，但具有较好的发展前景。白细胞吸附术可以减低患者体内炎症反应，诱导缓解并增强其他药物疗效。虽然仍有部分患者未能取得满意疗效，但该项技术已经为一些炎症性肠病患者带来了福音。

121. 什么是难治性溃疡性结肠炎？

目前，难治性溃疡性结肠炎的定义尚有争议，但多数医生说"难治"是指那些应用足量皮质激素治疗足够时间、足量硫唑嘌呤或6-巯基嘌呤治疗满3~6个月、使用英夫利西单抗治疗2次无反应，疾病仍处于活动状态的溃疡性结肠炎。

122. 在医院治疗一段时间后，疾病已经得到控制，进入维持缓解阶段，应该怎样随访？多久随访一次？随访哪些内容？

所有维持缓解治疗的患者都应该定期接受随访，不仅要评估溃疡性结肠炎患者对维持缓解治疗的应答，而且有利于监测癌变。随访的基本内容包括三个方面。症状和体征；血常规、血生化和炎性指标；消化内镜（通常结肠镜足够）检查。除此之外，还应根据具体的用药及可能的不良反应，结合患者的既往疾病、自身在治疗过程中出现的症状等制订随访项目及随访时间。

123. 治疗溃疡性结肠炎需要多久？治疗过程中如何自我管理？

溃疡性结肠炎是一项终身性疾病，目前为止，没有一个标准来规定治疗的时间长短。对于长期使用硫唑嘌呤维持缓解治疗的患者，当客观炎症表现消失时可考虑结束治疗。而对于使用甲氨蝶呤维持缓解的患者则无类似建议。在有治疗需求的情况下可以延长使用抗 TNF 治疗。

对于一些无法按时随诊的患者，建议根据自身症状的变化以及粪便钙卫蛋白检测试剂盒监测疾病活动度，然后定期与主诊医生电话或者互联网随访。一项随机对照试验已经证实引导炎症性肠病患者自我管理可减少患者复发率从而减少入院率。患者可以通过网络平台学习炎症性肠病的相关知识，也可以运用手机 App 来记录自己的病情变化。

124. 用这些药会不会对生育力有影响？

大部分治疗溃疡性结肠炎的药物本身对女性患者生殖能力无影响。虽然甲氨蝶呤和沙利度胺有明确的致畸作用，但未见降低女性生育能力的报道。生物制剂方面英夫利西单抗的研究比较多，认为女性备孕期使用是安全的，不影响女性生殖能力。

柳氮磺胺吡啶可导致 60% 男性出现可逆性不育，可能与柳氮磺胺吡啶引起精子运动能力和数量下降有关。当停药或调整为 5- 氨基水杨酸后，精子穿卵力以及其他生殖指标会有所改善，恢复正常生殖能力。鉴于精子的平均寿命为 120 天，建议男性患者在考虑生育时，提前 4 个月停用柳氮磺胺吡啶或改用 5- 氨基水杨酸。目前尚未发现甲氨蝶呤有致男性生育力下降的风险。由于甲氨蝶呤有明确的致畸作用，推荐男性备孕者应至少提前 3~6 个月停用甲氨蝶呤。男性患者在备孕期可短期使用激素以控制病情，使用硫唑嘌呤和 6- 巯基嘌呤这两种免疫抑制剂后不影响精子的质量，不会导致男性出现不孕，也可以使用英夫利西单抗。

125. 哪些药物会对胎儿有损伤？

甲氨蝶呤和沙利度胺有明确致畸的后果。孕妇及哺乳期产妇均禁用，且用药期应避孕。免疫抑制剂对胎儿会有不良影响，只有对孕妇的益处大于对胎儿产生的危险时，才可考虑使用，而且可分泌入乳汁，故哺乳妇女应慎用。妊娠晚期应用英夫利西单抗时，应注意该药物进入胎儿体内，影响出生后疫苗接种。应用甲氨蝶呤、沙利度胺时应停药并换药。建议停药半年以上再怀孕。

126．什么情况下要手术治疗？

有以下情况出现时，就符合手术指征：大出血、穿孔、癌变及高度怀疑癌变。

127．溃疡性结肠炎有哪几种手术方案？

手术方案主要包括回肠造口术以及回肠储袋肛管吻合术，一般分为两期或三期进行。回肠造口术是将回肠直接连通腹壁，在腹壁的开口处套一个塑料袋样的造口袋，大便就直接经腹壁的开口进入造口袋。全结直肠切除并回肠储袋肛管吻合术（ileal pouch-anal anastomosis，IPAA）方案，是用回肠做一个可以容纳（储留）粪便的袋子（储袋），然后把小肠与肛管括约肌直接相连，这样，大便在排出肛门外前需要在储袋停留一段时间才排出体外，这样也不需要在体外再连接一个造口袋。储袋的形状有"J""S""W"形等，其中"J"形储袋虽容量较小，但使用吻合器制作简单，且远期储袋功能较好，已经成为标准术式。

128．什么情况下需要紧急手术呢？

①突发、严重的溃疡性结肠炎：大约15%的溃疡性结肠炎患者严重发作，且药物、甚至静脉输注激素均不能有效控制症状，此时考虑紧急手术。严重的溃疡性结肠炎包括不能控制的结肠出血和中毒性巨结肠等并发症。②结肠穿孔：由于结肠慢性炎症能使肠壁变得薄弱，达到一定程度后即可穿孔。这种潜在的并发症之所以危及生命，是因为肠道内容物流到腹腔内会导致严重的感染，称为腹膜炎，是致命的。

129．溃疡性结肠炎术后会完全痊愈吗？

溃疡性结肠炎手术后疾病会得到"治愈"。然而，溃疡性结肠炎是一种免疫系统疾病，在手术之前出现的肠外表现，如关节疼痛、皮肤病等，在结肠切除后仍有可能会再次出现。

130. 溃疡性结肠炎患者的贫血该如何治疗？

根据实验室检查查明贫血类型后，做针对性补充治疗。比如缺铁性贫血即用铁剂补充治疗。如果贫血严重，血红蛋白低于 60 g/L，临床上须住院输注新鲜红细胞纠正贫血状态。

131. 溃疡性结肠炎合并关节病该如何治疗？

关节受累是溃疡性结肠炎的第二大常见的肠外表现。关节病分为中轴关节病和外周关节病。外周关节病分为Ⅰ型和Ⅱ型，中轴关节病分为骶髂关节炎和脊椎炎。针对关节病的治疗，治疗目标是控制炎症，减轻疼痛和预防残疾。

（1）Ⅰ型关节炎，治疗的重点应放在溃疡性结肠炎的治疗上，通常数周内症状缓解。患者可能会进一步从柳氮磺胺吡啶、休息和理疗等治疗中获益。

（2）Ⅱ型关节炎患者通常需要非甾体类抗炎药或者系统性糖皮质激素控制症状。

（3）中轴关节病的治疗应与风湿病学家共同决定。柳氮磺胺吡啶、甲氨喋呤及硫唑嘌呤目前认为对强直性脊柱炎的中轴关节症状无效。

（4）难治性活动性或者不耐受非甾体类抗炎药强直性脊柱炎患者，建议使用抗 TNF 制剂。英夫利西、阿达木和戈利木单抗治疗的有效性和安全性已被证实。

132. 溃疡性结肠炎合并代谢性骨病该如何治疗？

骨质疏松症的诊断基于骨密度检查（T 值＜-2.5），对于所有持续活动性溃疡性结肠炎患者都应进行骨密度检测，尤其是反复暴露于糖皮质激素或疾病持续时间长的患者。若骨密度 T 值＜-1.5，则建议每天补充 500～1 000 mg 钙剂和 800～1 000 IU 的维生素 D。全身糖皮质激素治疗的患者应该预防性补充钙和维生素 D。

133. 溃疡性结肠炎合并结节性红斑该如何治疗？

结节性红斑的治疗主要基于溃疡性结肠炎的治疗，严重的患者需要全身性使用糖皮质激素。随着溃疡性结肠炎症状的好转，病情的缓解，结节性红斑多数可得到控制。

134. 溃疡性结肠炎合并坏疽性脓皮病该如何治疗？

坏疽性脓皮病首选全身应用糖皮质激素、英夫利西单抗、阿达木单抗，局部或口服钙调神经磷酸酶抑制剂（比如他克莫司）治疗。

135. 溃疡性结肠炎的眼部表现该如何治疗？

表层巩膜炎通常与溃疡性结肠炎的活动有关。表层巩膜炎呈自限性，除控制肠道炎症外，局部使用糖皮质激素和口服非甾体抗炎药对本病治疗通常有效。溃疡性结肠炎相关的葡萄膜炎通常是双侧的，自眼睑开始，并长久不愈。本病可能发展至失明，应转诊眼科医生诊治。

136. 溃疡性结肠炎合并肝胆疾病该如何诊治？

许多治疗溃疡性结肠炎的药物具有潜在的肝毒性潜在风险，而原发性硬化性胆管炎是溃疡性结肠炎患者最常见的肝胆并发症。PSC 是胆管癌和结肠癌的主要危险因素。高质量胆管造影术（MRC）建议用于怀疑 PSC 患者的诊断检查。熊去氧胆酸（UDCA）可以改善 PSC 患者肝酶，减少结直肠癌的发生；但是没有被证明能减少肝移植、胆管癌或死亡的发生。

137. 溃疡性结肠炎进入缓解期后如何维持治疗？

溃疡性结肠炎维持治疗的目的是维持无激素缓解，包括临床症状缓解与内镜下缓解。推荐所有的患者接受维持治疗。对于部分病灶局限于直肠的患者，间歇治疗是可以接受的。研究表明，采用 5-ASA、AZA、生物制剂等进行维持治疗可提高长期缓解率。同时实现临床症状与内镜表现的缓解。

维持治疗的逐步升级方案包括递增口服 / 直肠氨基水杨酸制剂剂量，加用巯嘌呤类药物和抗 -TNF 治疗或者维妥珠单抗。

138. 如何监测癌变的发生？

由于溃疡性结肠炎患者患结直肠癌风险比普通人增加，所以我们需要采取一定的预防手段。

监测时间：起病 8~10 年的患者均应行 1 次肠镜检查。合并原发性硬化性胆管炎者，从确立诊断开始每年肠镜复查（表 3-3）。

表 3-3　溃疡性结肠炎不同病变范围肠镜监测时间推荐

类型	范围	时间
E1	直肠	无须肠镜监测
E2	左半结肠	从起病 15 年开始隔年肠镜复查
E3	广泛结肠	隔年肠镜复查，达 20 年后每年肠镜复查

如果在肠镜下发现了息肉样异型增生，可以通过内镜下息肉切除术完整切除。而针对非息肉样异型增生，无论任何级别程度，均须行结肠切除术。有许多患者被告知有异型增生并且有 20% 患癌症率时，往往会拒绝手术治疗。因此，尽管缺少明确证据，如果非息肉样病变可以完整切除，且没有结肠其他部位不可见或者非息肉样病变的证据，可以考虑继续监测。应使患者了解风险，密切监测，建议 3~6 个月内采用染色内镜监测。

中山大学附属第六医院消化内科　郅　敏

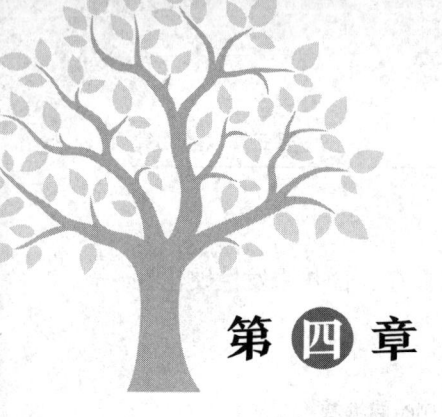

第四章

手　术　篇

1. 溃疡性结肠炎可以手术治疗吗？

溃疡性结肠炎可以手术治疗，但并不是所有的溃疡性结肠炎都需要手术。在溃疡性结肠炎的治疗过程中，约有 30% 的患者须行手术治疗。在传统的治疗方法中，往往是在内科治疗无效的情况下最终选用外科治疗。近年来，溃疡性结肠炎的治疗在观念上发生了改变，在病变早期积极地选用外科手术治疗取得了良好的治疗效果，患者的生活质量有了较大提高，治疗费用也相应降低，术后多数患者恢复了正常的工作和生活。

2. 手术可以治愈溃疡性结肠炎吗？

溃疡性结肠炎的病变由直肠向上延伸，绝大多数患者只累及结直肠，完全切除所有可能的病变组织在理论上可以治愈溃疡性结肠炎。

3. 什么情况需要手术治疗？

出现以下情况需手术治疗：中毒性巨结肠、穿孔、出血、难以忍受的结肠外症状（坏疽性脓皮病、结节性红斑、肝功能损害、眼的并发症和关节炎）及癌变。患者出现顽固性症状时也可手术治疗。其中，急诊手术指征为：大出血、中毒性结肠炎、中毒性巨结肠、肠穿孔和急剧的全身状态改变。择期手术指征为：内科治疗无效的病变广泛病例、反复发作的顽固病例、激素严重依赖且副作用危险性较大、严重局部并发症（狭窄、梗阻、直肠阴道瘘）、严重肠外并发症、导致发育障碍以及证实或疑有不典型增生或癌变。

4. 我什么时候需要请外科医生会诊？

很多患者的手术是在内科治疗失败、出现危及生命的并发症时进行的急诊手术，但急诊手术的并发症率非常高，死亡率甚至超过了5%。提倡有经验的外科医生尽早参与到患者的综合治疗，及时与内科医生和患者进行有效的沟通，共同参与治疗方案的制订，尽早发现需要手术的患者，以减少急诊手术的发生。因此，一经确诊应尽早请有经验的外科医生会诊，以确定合适的手术时机。

5. 跟药物治疗相比，手术可以给我带来什么好处？

溃疡性结肠炎这种疾病目前没有根治的办法，在溃疡性结肠炎的急性期可以使用糖皮质激素来控制病情，诱导缓解，在缓解期的时候可以使用美沙拉秦之类的药物维持缓解。药物治疗的主要目的在于维持疾病缓解状态，并非根治的手段。相对于药物治疗手术治疗的优势在于两个方面：①是一种潜在的治愈手段，完全切除所有可能的病变组织在理论上可以治愈溃疡性结肠炎。②如出现较严重的并发症，如穿孔、出血、梗阻等，药物并不能达到缓解症状的目的，手术可以处理大多数的并发症，减少患者的痛苦。同时对于长期、反复发作的患者手术也可以预防癌变的发生，提高患者的生存质量。有研究显示，对适当的患者早期手术治疗能够增加溃疡性结肠炎患者的生存率，减少患者的住院费用。

6. 手术前需要做哪些准备？

术前评估患者一般状态是否适宜手术，改善贫血及营养不良，纠正水电解质紊乱，最大程度地调整或减少激素、免疫抑制剂等内科药物的使用；术前评价肛管括约肌的功能；手术标记，标记造口部位。术前肠道准备：术前流质饮食，术前3天适当应用肠内抗生素，术前口服泻剂清洁肠道，术前禁食12 h，禁饮4 h，术前晚清洁灌肠，术前留置导尿及胃肠减压。

7. 药物对手术有影响吗？

溃疡性结肠炎患者多会使用糖皮质激素、免疫抑制剂或生物制剂等，糖皮质激素影响蛋白质合成，免疫制剂、英夫利西单抗影响切口愈合，增加了术后并发症的风险，理论上上述药物的使用应与手术有一定时间间隔，而内科治疗失败后的急诊手术往往与药物治疗间隔时间短，甚至正处在药物疗程当中，使得一些并发症的出现难以避免。

8. 营养不良对手术有影响吗？

溃疡性结肠炎患者肠道症状长期影响消化吸收，且腹泻、发热等导致消耗增加，致使溃疡性结肠炎患者出现营养不良。这不仅妨碍创口愈合，增加切口感染、裂开、疝和吻合口瘘的发生率，而且由于免疫功能下降和骨骼肌减少，术后患者卧床时间延长，咳痰无力，导致肺部感染的可能性明显增加。

9. 有哪些手术方式可以治疗溃疡性结肠炎？

主要的手术方式包括：①全结肠切除加回直肠吻合术；②全结直肠切除加自控性回肠造口术；③全结直肠切除加永久性回肠末端造口术；④全结肠切除加回肠储袋肛管吻合术。

10. 手术分几期做是什么意思？

溃疡性结肠炎推荐的手术方式为全结直肠切除加回肠储袋肛管吻合术，但急诊手术的情况下，并不推荐直接恢复肠道的连续性，应该先行全结肠或次全结肠切除加末端回肠造口术，待肠道从急性状态恢复后再行第二次手术，解除残余病变肠管切除或行回肠储袋肛管吻合术，这样的分期手术方式能够最大程度地避免手术并发症的发生。

此外，大多数情况下在患者的全身状态及肠道病变情况等因素的影响下，在择期手术中一期行全结直肠切除加回肠储袋吻合术也需要慎重。一般来说，行一期手术的患者通常更年轻、相对更健康、不肥胖、不伴贫血或低蛋白血症、未使用或低剂量使用免疫抑制剂。同时，术中顺利，无过多失血、回肠储袋血供良好、吻合口无张力并且吻合完整的患者可考虑行一期手术。因此，即使是择期手术，仍有很大一部分的患者需要行预防性回肠造口术，在造口3月后再行肠造口回纳术以恢复肠道连续性。

11. 什么是储袋手术？

溃疡性结肠炎手术要求切除全部的可能病变的组织，即须切除全结肠及直肠，传统手术切除全结直肠后须在腹部行肠造口作人工肛门，但通过储袋手术可以重建胃肠道的连续性，利用回肠构建储袋后与肛管吻合可以实现保肛（即仍从肛门排便），同时储袋可以达到暂时存储大便的作用，可以减少术后大便次数。

12. 储袋有哪几种？我该如何选择？

目前主要的储袋按构型分有"J""S""W"形等。设计回肠储袋形状的目的是为了减少储袋并发症和改善储袋功能。"S"形储袋较"J"形储袋可以提供更长的肠管长度，有利于降低吻合口张力，但是这多出来的肠管随着时间变长，有可能发展为梗阻的诱发因素。"W"形储袋目前运用已较少。"J"形储袋虽容量较小，但使用吻合器制作简易，且远期储袋功能与其他构型并无显著差异，已经成为标准术式。

储袋的形状可根据主刀外科医生的个人习惯选择。各种储袋方式对术后排便功能的改善及并发症的发展并没有显著的区别。

主要的储袋形状如图 4-1 所示。

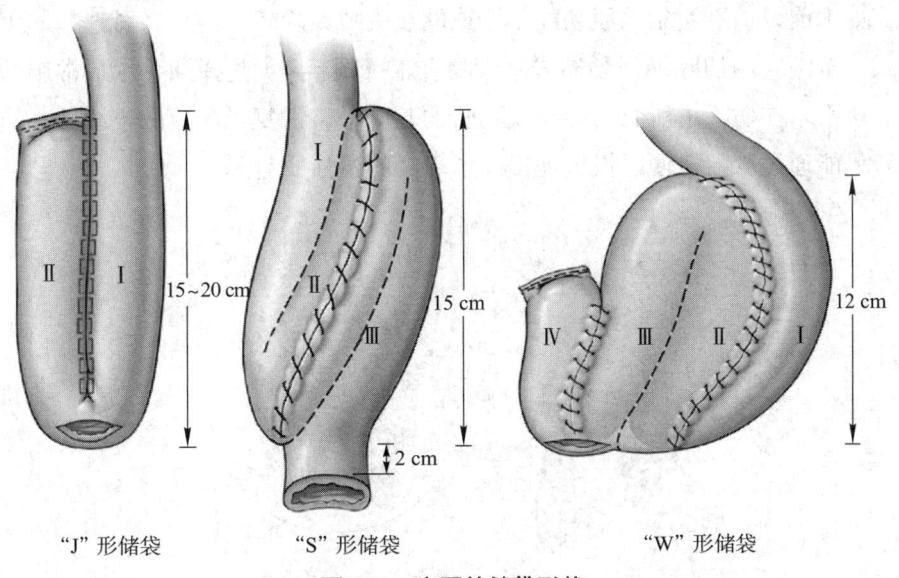

图 4-1 主要的储袋形状

13. 溃疡性结肠炎的手术具体是怎么做的？

手术的原则是切除所有可能病变的肠段，即需要切除全部的结肠及直肠。

急诊状态下多选择全结肠或次全结肠切除加回肠造口术（图 4-2），该手术的目的是切除病变肠管，以最可靠和风险最小的方式恢复患者的健康，并保留患者康复和停药后重建肠道连续性的可能性。

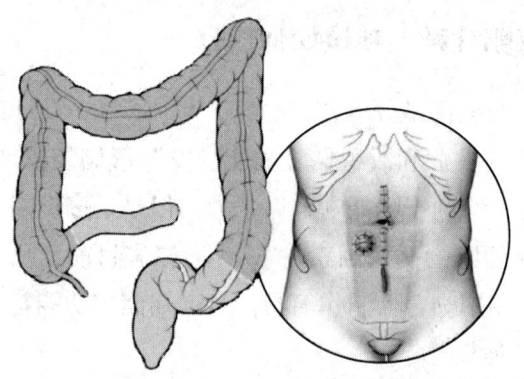

图 4-2　次全结肠切除加回肠造口术

择期手术是多采用全结直肠切除加回肠造口术或回肠储袋吻合术。全结直肠切除加回肠造口术（图 4-3）是传统手术方式，其切除了全部可能病变的肠管，如术前评估肛门括约肌功能不全或储袋失败风险较大的患者可选择该手术方式。全结直肠切除加回肠储袋肛管吻合术（图 4-4）是择期手术最常用的方法。该手术在切除了所有可能病变肠管的基础上，恢复了肠道的连续性，使得患者仍能通过肛门排便，极大地提高了患者的生活质量。

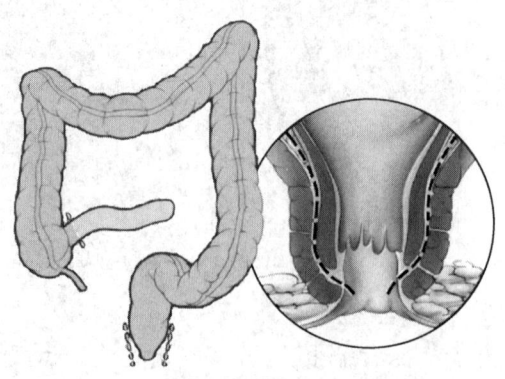

图 4-3　全结直肠切除加回肠造口术

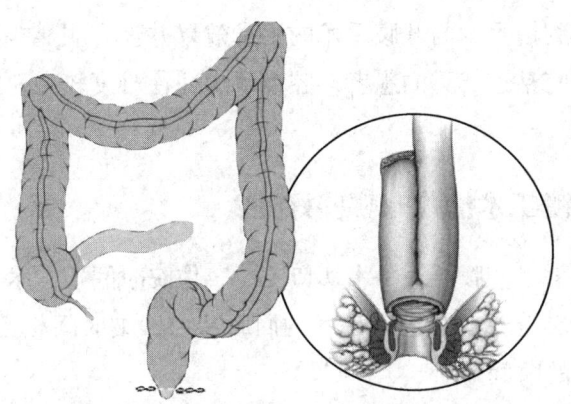

图 4-4　全结直肠切除加回肠储袋肛管吻合术

14. 结肠有什么生理功能？

结肠内有许多细菌，占人体细菌总量的 90% 以上，其中 70% 是大肠杆菌，20% 是厌气杆菌，还有乳酸杆菌、变形杆菌等。这些细菌具有消化功能，这也是结肠的生理功能之一。这些细菌可根据人体的需要合成各种维生素（如维生素 B_1、B_2、B_6、B_{12} 及维生素 K 等）。结肠密布血管网，血运丰富，所以有吸收功能，但主要是吸收水分和钠盐，使食物残渣最终形成粪便。结肠还有分泌功能，结肠黏膜内有杯状细胞，分泌碱性肠液以保护结肠黏膜免受各种不良刺激。结肠通过胃结肠反射而蠕动，将粪便向直肠推进，协助排便。综上所述，结肠的生理功能主要是消化功能（细菌消化）、吸收功能、分泌功能和蠕动功能。

15. 把结肠全给切了，能行吗？

结肠具有一定的生理功能，全结肠切除后肠道水分不能重吸收可能会导致解稀便，且失去了存储大便的功能可能会导致大便次数增加。但相对于溃疡性结肠炎所带来的病痛，以上都在可接受的范围内，且通过饮食或药物的调节有相当一部分人能够避免腹泻的出现。

16. 可以用腹腔镜手术吗？

溃疡性结肠炎所有的手术治疗方式均可以通过腹腔镜完成。有经验的外科医生所完成的腹腔镜手术与开腹手术的手术效果并没有明显差异。但既往有过多次手术史、腹腔粘连严重的患者，腔镜手术往往难度较高，须慎重选择腔镜手术。

17. 腹腔镜手术治疗有哪些好处？

相对于开放手术，腹腔镜手术切口更小，住院时间短，术后疼痛轻，肠道功能恢复早，肠粘连少。且腔镜手术的回肠造口回纳时间相比开放手术更早，恢复肠道连续性的时间短。

18. 做手术前需要做哪些检查？

评价全身状态（营养状态、肝肾功能等）；术前常规检查（凝血功能、血型、输血前相关检查等）；评估肛门括约肌功能；肠镜及病理活检。

19. 什么是肠粘连？

肠粘连是指各种原因引起的肠管与肠管之间，肠管与腹膜之间，肠管与腹腔内脏器之间发生的不正常粘附。手术过程中肠管暴露时间过长、创面大、术后渗血和渗液、腹腔内遗留异物等都可能造成肠粘连。

20. 肠粘连能够治好吗？

肠粘连大部分无明显正常，亦不需要治疗。出现单纯性、不完全性梗阻，特别是广泛性粘连者，一般选用非手术治疗。怀疑为较窄性肠梗阻，特别是闭袢性梗阻，须及早进行手术，以免发生肠坏死。对反复频繁发作的粘连性肠梗阻也应考虑手术治疗。但腹腔手术史越多，肠粘连的可能越大，手术只是解除梗阻的手段，并不能减少粘连的发生。

21. 什么是吻合口瘘？

吻合口瘘是指术后回肠肛管连接处愈合不充分，甚至裂开导致的肠内容物从瘘口外溢的一种术后并发症。吻合口瘘可分为"游离性"和"包裹性"两大类。游离性瘘是指肠内容物从吻合口漏出，扩散至整个腹腔。包裹性瘘是指漏出物局限在盆腔，通常会导致盆腔脓肿形成。

22. 出现吻合口瘘怎么办？

游离性吻合口瘘的患者应该在液体复苏和静脉使用广谱抗生素后接受手术治疗，具体手术方案由术中所见决定。包裹性吻合口瘘的患者，如果脓腔较小，且能相对自由地回流入肠道，一般通过静脉抗生素、肠道休息和观察后即可治愈；如脓腔较大，或与吻合口部位脱离，在 CT 或超声引导下行经皮脓肿穿刺引流术将可避免剖腹手术。不过患者一但出现皮肤瘘管、吻合口狭窄或慢性骶骨前脓肿等并发症，可能最终仍需要手术治疗。

23. 手术能够治好吻合口瘘吗？

吻合口瘘一般可通过保守治疗治愈，经皮穿刺引流是常用且有效的治疗方式，但一旦需开腹手术治疗，多需要切除吻合口转行末端回肠造口术。

24. 切除肠子的同时需要造口吗？

除选择行全结肠切除加回直肠吻合术的患者外（该术式较少用），所有不适合行一期回肠储袋肛管吻合术的患者均需要造口，包括永久性回肠造口、可控性回肠造口以及预防性造口等。

25. 造口有什么好处？

在回肠储袋肛管吻合术的患者中采用预防性造口的好处在于：①一旦发生吻合口瘘，其症状往往较轻，有利于储袋功能的改善甚至可能保留储袋。②相较于一期吻合，造口术后早期肠梗阻的发生率明显降低。

26. 造口术后多久可以还纳？

造口还纳时机需要根据造口的目的而定，永久性及可控性造口不会还纳，预防性造口一般术后 3 个月左右还纳。另外还纳时机还取决于全身情况及局部条件，距离第一次手术时间较长，患者可更好耐受再次手术，同时肠道周围炎症和水肿明显消退，有利于手术进行。对于恢复不良的患者，必要时需要推迟到 6~12 个月。

27. 怎样才能防止造口还纳后复发？

全结直肠切除术后溃疡性结肠炎的复发与造口的还纳与否的关系不大。如术后症状复发应注意存在克罗恩病的可能。

28. 造口怎么护理？

衣着：可与术前衣着一样或适当宽松些，避免腰带压迫造口。

饮食：患者在胃肠道功能恢复的情况下，可恢复术前的饮食规律与习惯，但尽量少食辛辣、刺激性、易产气、易激惹的食物与饮料。

沐浴：患者可佩戴造口袋淋浴，尽量不要在浴缸中浸泡；在需要更换造口袋时，可除下造口袋直接淋浴，淋浴结束后再贴上新的造口袋。

工作：在身体状况恢复的情况下，肠造口者可重返工作岗位，但要避免重体力活，以免形成造口旁疝或造口脱垂等。

运动：平时可参加一些体育锻炼，但避免剧烈的运动以及有身体接触的体育项目，如跆拳道等；可以参加太极拳等活动。

外出活动或旅行：鼓励造口者外出活动或旅行，但在行前要将造口用品准备充足；指导造口者在外地如急需造口处理或造口用品时，如何想办法找当地的造口机构寻求帮助。

性生活：指导造口者在身体康复的状况下可恢复性生活，但在性生活前双方除了要做好心理准备外，造口者还要做好检查工作，确保造口袋贴稳妥、不渗漏，或使用迷你型造口袋。

社交活动：鼓励造口者参与各种社交活动，有学者研究发现，加强康复期造口者的健康教育，鼓励造口者参加造口联谊会并参与有组织的各种集体活动，可改善造口者的生活质量。

排泄与气味处理：指导造口者定时排放排泄物并清洁造口袋，气味较大时可使用带有碳片的造口袋，或在造口袋内放入清新剂除味。

29. 手术后为什么出现下肢肿胀？

术后出现下肢肿胀可能是深静脉血栓形成引起的。深静脉血栓形成是胃肠道手术后的常见并发症，其突出表现就是下肢肿胀，可以表现脚部、小腿或大腿部的水肿，有时伴有低热、皮温改变及血栓部位的疼痛。

30. 下肢肿胀一定是血管栓塞吗？

不一定。其他一些病变也可能导致下肢肿胀，如低蛋白血症、肝肾功能或心功能受损等。

31. 血管栓塞和手术治疗相关吗？

具有一定的相关性。手术后，存在多种下肢深静脉血栓形成的危险因素。①手术范围较大，血管壁损伤严重，促进血小板的凝集功能，纤维蛋白溶解能力下降，使血液凝固性增强。②术前禁饮食、灌肠，术后胃肠减压、人工肛门，造成水分丢失，补液不足，再加上手术中、术后输血，可导致红细胞压积一过性增高，增加了血栓形成的风险。③手术中采取截石体位，组织损失，下肢血管受压，加之手术后感染等因素，激活外源性凝血系统，促进血栓形成。④手术后引流管较多，活动不便，卧床休息时间长，并且常取半卧位，使髂静脉和下肢静脉回流受阻，血流缓慢。⑤术后常需胃肠外营养，行深静脉置管，静脉注射药物，易造成血管壁损伤，激活凝血系统，促使血栓形成。

32. 如何预防血管栓塞？

促进静脉血液回流。如病情允许，鼓励患者早期功能锻炼，定时做下肢主动或被动运动。如病情允许，建议早期下床活动；利用肢体被动装置改善术后肢体血流，如应用循序减压弹力袜；保持大便通畅，定时排便；保持心情舒畅。

防止静脉内膜损伤。减少和避免下肢静脉的穿刺及多次反复静脉穿刺；尽量避免静脉注射对血管有刺激性的药物；持续静脉滴注不宜超过48 h，如局部出现炎症反应应重建静脉通道。

防止血液高凝状态。通过静脉补液维持患者水电解质平衡，防止血液浓缩；平衡膳食，清淡低脂饮食，多摄入维生素。药物预防，术后预防性应用低分子肝素钙等药物。

33. 血管栓塞一定要手术治疗？

如果血管栓塞不是很严重，一般通过保守治疗可以改善，主要为抗凝、溶栓治疗。当下肢静脉血栓形成股白肿或者股青肿，危及肢体存活时才是取栓手术的绝对指征。

34. 术后什么时候可以洗澡？

一般完全拆线后两三天就可以洗澡了，但如果可以避开局部术口，洗澡也是无妨的。

35. 做完手术后还要吃药吗？

溃疡性结肠炎的治疗是内外科相结合的个体化治疗过程。部分患者可能可以通过手术完全治愈，但是更多的患者可能术后仍需要在内科医师的指导下服用维持剂量的药物治疗以到达临床缓解的状态。

36. 术后恢复需要注意什么？

饮食适宜：宜吃清淡容易消化的食物；宜吃富含优质蛋白的食物；宜吃富含维生素的食物。

饮食禁忌：忌吃辛辣刺激的食物如辣椒、胡椒、花椒；忌吃产气的食物如洋葱、红薯；忌吃难消化的食物如粽子、糯米粉。

37. 术后吃什么会恢复得快一点？

总体上来说，术后饮食应该：高热能、高蛋白、高维生素、少油少渣膳食。高热能、高蛋白质以补偿长期腹泻而导致的营养消耗，可根据患者消化吸收耐受情况循序渐进地提高供给量。维生素无机盐要充足以补偿腹泻引起的营养丢失。限制脂肪和膳食纤维：腹泻常伴有脂肪吸收不良，严重者伴有脂肪泻。因此膳食脂肪量要限制，应采用少油的食物和少油的烹调方法。避免食用含刺激性和纤维高的食物，如辛辣食物、白薯、萝卜、芹菜、生蔬果以及带刺激性的葱、姜、蒜和粗杂粮、干豆类等。少食多餐：为减轻肠道负担，以少食多餐方式补充营养摄入量。必要时遵医嘱，可采用管饲、肠外营养等方式补充营养。

第四章　手术篇

38. 手术后多久能够恢复活动？

术后患者在其能够活动的情况下一般鼓励早期下床活动，有助于促进肠道功能的恢复及预防下肢深静脉血栓的形成。在身体条件允许的情况下，术后第二天就可以开始适当的活动。

39. 手术后多久能够出院？

术后出院时间与多种因素相关，与患者术前的身体状态，术中是否顺利，术后是否出现并发症等均密切相关。总体来说，术后平均住院日 15 天左右。

40. 手术后恢复不好，是否与手术做得不好有关？

手术后恢复不好与手术有一定关系，但不完全是手术的原因，还与术前患者疾病程度、患者的一般情况如营养状况以及患者术后是否存在并发症等密切相关。

41. 手术后为什么会便血？

术后患者可能出现短暂的黑便，与术中消化道残留血液及少量渗血有关。持续黑便可能与胃应激性溃疡有关。但如果出现新鲜的血便，则可能为吻合口出血或肠管炎症累及血管有关。

42. 手术后便血怎么办？

少量的出血经过药物、内镜止血等对症处理措施一般能够止血，对于大量的出血，则可能需要通过手术处理。

43. 需要做哪些检查来确定手术后便血的原因？

术后便血可考虑检查红细胞计数、血红蛋白、血细胞比容和血尿素氮；选择性血管造影检查；胶囊内镜及胃肠镜等有助于确定出血部位。

44. 手术后便血需要再次手术治疗吗？

不一定，需要根据实际出血情况，如果出血较少，一般通过保守治疗即可。对于大出血或急性出血，则需要内镜或手术手段进行止血。

45. 术后便血一定要手术治疗吗？

不一定，大部分的出血通过药物治疗、输血、输注凝血因子等可以达到很好的止血效果；少部分的持续出血，如药物治疗无效可考虑内镜下止血；如上述治疗均无效，或者急性大量出血，则需要手术治疗。

46. 术后为什么会一直拉肚子呢？

结肠具有一定的吸收功能，特别是对肠道水分的吸收，手术切除全结肠会导致大便中的水分得不到充分的重吸收，造成大便含水量增加，形成稀便。此外，由于手术切除了全结直肠，失去了对大便的存储功能，虽然储袋从一定程度上起到了存储大便的作用，但是大便次数仍会不可避免地增加。一般术后大便次数在6次/日左右，多为稀便。另外，异常的频繁腹泻可能与储袋炎有关。

47. 如何治疗手术后一直拉肚子？

大多数的腹泻不需要治疗，虽然术后排便次数会增加，且为稀便，但由于全结直肠切除加回肠储袋肛管吻合术的手术方式保留了肛管括约肌的功能，多数患者可控制排便而不影响日常生活。约30%患者夜间会有少量漏粪，但排便失禁者少见，这部分患者可通过良好的会阴护理和间断使用会阴护垫来获得良好的生活质量。也可适当应用益生菌及止泻药。如出现储袋炎，则需在医生指导下应用抗生素治疗，如甲硝唑和环丙沙星，严重者还需口服美沙拉秦或行激素灌肠治疗，少数须行储袋切除改作回肠造口术。同时，益生菌对储袋炎也具有一定的防治效果。

48. 手术治疗影响性生活吗？

手术对男性和女生的性功能影响不同。有些研究认为手术对女性患者的性功能的频率和达到高潮的能力有所改善。但对部分男性患者则会出现逆行性射精和勃起功能障碍。但也有研究提出相反的结果，认为术后男性的性功能可能得到提高，女性则可能相反。尚有待于进一步研究。但有部分患者术后会出现性功能的障碍是存在的现象,因此,接受手术前应知晓术后可能存在的相关风险。

49. 手术治疗影响怀孕吗?

总体上,行手术治疗的女性溃疡性结肠炎患者,与健康人或未手术治疗的溃疡性结肠炎患者相比,不孕的风险增加了 3 倍左右。全结直肠切除加回肠储袋肛管吻合术的术后不孕不育率为 38%~64%。其中盆腔粘连和输卵管堵塞是产生这种差异的原因。有研究认为腔镜手术能够减少不孕不育的发生。

一般来说,曾经因为溃疡性结肠炎而做过的腹部外科手术对妊娠期并没有什么影响。即使是较大范围的结肠切除、并行肠造口的,也可以安全妊娠。但是妊娠和手术之间要有充分的间歇时间进行康复,而且,要保证外科手术后疾病控制良好,病情没有活动。

50. 有造口能怀孕吗?

大的外科手术之后,通常间隔一年以后再考虑怀孕。肠造口患者要格外注意怀孕前全身营养状态已经康复,否则,术后早产的发生率会增加。

51. 手术治疗影响分娩吗?

手术对分娩影响不大,术后经阴道分娩是安全可行的。虽然有部分经阴道分娩的患者会出现前括约肌损伤,但是并不会影响到储袋的功能。分娩后暂时性肛门功能障碍一般都可以恢复,储袋的功能也可在 6 个月内恢复至孕前状态。

52. 储袋术后吃东西要注意什么?

清淡易消化、高热能、优质蛋白、高维生素、少油少渣膳食,忌辛辣刺激及产气食物。

53. 储袋手术有哪些并发症?风险大吗?

总体而言,该术式较为安全,死亡率不到 1%,但并发症发生率较高,但仍在可接受的范围内(总体为 19%~27%)。20% 的患者会发生粘连性肠梗阻;5% 的患者会出现盆腔脓肿;5%~38% 的患者可能出现回肠肛管吻合口狭窄;

吻合口断裂的发生率为 10%；储袋 – 阴道瘘的发生率为 3%～16%；约半数的患者可能并发储袋炎。

54. 什么是储袋炎？怎么治疗？

储袋炎是行 IPAA 术后最常见的并发症，其病理改变为储袋内炎症细胞浸润，黏膜萎缩，甚至出现溃疡。临床表现为大便量增加，出血等，大便失禁、全身症状、脱水等也可能发生。储袋炎可以是急性（<4 周），或者是慢性（>4 周）。多数急性患者不发展成慢性，但 60% 的患者至少复发一次。术后近期发生的急性储袋炎转变成慢性的可能性很大。其治疗以抗生素治疗为主要手段，90% 以上的患者经过 2 周单种抗生素治疗后症状可得到明显缓解。同时可适当应用止泻药及益生菌控制较严重的腹泻。经保守治疗无效，出现狭窄或储袋排空障碍的患者可考虑手术切除再吻合或永久性肠造口。

55. 储袋术后一般情况下排便次数如何？

一般会稍有增加，约 6 次 / 日。

56. 储袋术后怎样可以减少排便次数？

合理膳食，调整饮食习惯；积极的肛门控便功能锻炼；适当使用益生菌及止泻药；听从医生指导，必要时可采用药物治疗，甚至手术治疗。

57. 什么是袖套炎（封套炎）？

封套炎是指自齿状线至吻合口区域所发生的炎性反应。封套炎是因溃疡性结肠炎靶器官切除不彻底，齿状线以上保留的柱状上皮发生类似于溃疡性结肠炎的炎性反应，故也可称之为残存的溃疡性结肠炎。

58. 储袋失败了怎么办？

一般认为如果储袋需要切除或较大的修补则为储袋失败。术后 5、10、15 年储袋失败率分别为 7.7%、11.3% 和 15.5%。各种并发症可导致储袋失败，需要积极治疗。目前普遍认为储袋失败与时间密切相关，在出现术后感染性并发症（吻合口裂开、盆腔脓肿、储袋阴道瘘等）的患者中尤其高。其他引起储袋失败的重要原因还有括约肌功能减弱。

对于部分储袋并发症，药物治疗、局部手术修补可以缓解症状。但如果问题持续存在或反复发作，则需要更彻底的手术保留储袋，如离断吻合口重新吻合、修补、二次储袋手术。彻底的手术可能会损伤盆底神经、血管、输尿管等，同样会有吻合口并发症、盆腔感染等，而且也要重点考虑储袋功能。

59. 储袋失败了还能做第二次储袋手术吗？

目前资料表明再次储袋手术可行，且储袋功能良好、患者满意度高、失败率在可接受范围内。大部分储袋失败的患者都有盆腔感染，有人认为盆腔感染是再次储袋手术的禁忌证。但近年来更多地认为，即使因为盆腔感染导致储袋失败，仍有再次储袋手术的机会。盆腔感染常起源于吻合口裂开或吻合口漏，变成慢性后，脓腔常形成纤维化，有明显的范围，肉芽增生明显，储袋成为脓腔壁的一部分。手术时需要彻底清除这些炎症组织，否则再次手术难以成功。如果脓腔较小、狭窄较短、瘘管靠近肛门，往往会先尝试局部手术。经过手术分离，有时可以发现隐藏的感染灶。如果局部手术不能解决问题，或者发现脓腔较大，则进行扩大手术。研究表明，再次储袋与初次储袋的患者在生活质量方面无明显差异。部分不能施行再次储袋手术的患者，可考虑改行永久性回肠造口或自控性回肠造口术。

中山大学附属第六医院结直肠外科　练　磊

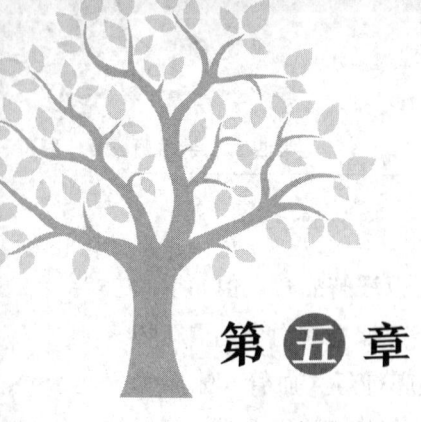

第五章

生 育 篇

1. 溃疡性结肠炎会影响性功能吗？

溃疡性结肠炎是一种累及结直肠的慢性非特异性炎症，除了消化道的症状，溃疡性结肠炎还有一些其他器官的症状及体征。溃疡性结肠炎本身不会累及生殖器官，因此不会影响性功能。部分患者感觉自身性欲减退一方面是由于药物作用，另一方面可能是受自身心理因素的影响。

2. 诊断溃疡性结肠炎的检查方法会影响性功能吗？

除了详细全面的病史和体格检查外，目前诊断溃疡性结肠炎的主要方法包括抽血检查、消化道内镜检查及影像学检查。血液检查是为了了解是不是有红细胞减少（贫血）或白细胞升高（炎症）；消化道内镜检查主要观察消化道内部有无糜烂、出血等病变并可以取少量黏膜组织做活检。这两种检查安全、副作用小。影像学检查主要用于观察肠道与周围组织的关系，其产生的辐射可能会对身体产生一些不良影响，但如果剂量不大这种影响也可忽略不计。因此，诊断溃疡性结肠炎的检查方法一般不会影响性功能。

3. 治疗溃疡性结肠炎的药物会影响性功能吗？

目前治疗溃疡性结肠炎的药物主要包括氨基水杨酸类、类固醇激素、免疫调节剂、抗生素、生物制剂五大类。不同类型药物其作用机制不一样，也会带来不同的副作用。其中用于治疗溃疡性结肠炎的类固醇激素主要是糖皮质激素，如果长期使用会出现满月脸、痤疮、食欲增加以及体重增加甚至影响性功能等副作用。因此相关药物需要在医生指导下谨慎使用。

4. 溃疡性结肠炎的手术治疗会影响性功能吗？

溃疡性结肠炎的手术治疗是切除病变的结直肠，UC 患者可以通过全结直肠切除治愈，目前国际上常用的术式是全结直肠切除回肠储袋肛管吻合术，即 IPAA。手术一般不会对性功能造成影响。但开腹手术创伤大，会给患者造成心理负担，加上相关药物的影响，部分患者可能出现术后性功能降低的现象。

5. 溃疡性结肠炎合并并发症会影响性功能吗？

溃疡性结肠炎的常见并发症包括中毒性巨结肠、肠穿孔、下消化道大出血、上皮内瘤变及癌变。但这些并发症都不累及生殖系统，因此不会影响性功能。部分患者感觉自身性功能减低可能是由相关药物及心理因素造成的。

6. 男性溃疡性结肠炎患者服用美沙拉秦期间能否生育？

美沙拉秦属于 5-氨基水杨酸类药物的一种，是治疗溃疡性结肠炎的常用药物。与治疗溃疡性结肠炎的其他药物相比，其对患者生育功能的影响是非常小的，是可安全使用的一类药。尽管有少量文献报道其可能影响男性精子活力，但均未经证实。因此我们认为男性溃疡性结肠炎患者服用美沙拉秦期间是可以正常生育的。

7. 溃疡性结肠炎会影响男性精子质量吗？

一般认为，溃疡性结肠炎不会对男性患者的生育能力造成显著影响。但使用柳氮磺胺吡啶、甲氨蝶呤、激素、环孢素等药物可能造成精子的数目、运动能力和形态的异常，但这一作用是可逆的。对于备育时出现精子功能障碍的男性溃疡性结肠炎患者，首先应该控制疾病缓解及改善营养状况。必要时咨询医生，调整用药；如果存在锌缺乏，补锌可以改善睾丸功能从而增加精子数量；同时应该戒烟戒酒。如果在营养改善及药物调整后仍然存在生育障碍，则应进一步咨询男科或泌尿科医生。

8. 溃疡性结肠炎会影响生育功能吗？

一般来讲，缓解期溃疡性结肠炎对生育功能没有影响，而活动期溃疡性结肠炎根据其严重程度的不同对生育的影响不同。总体来看溃疡性结肠炎的年轻女性的生育率有一定降低，其原因可能与疾病本身导致营养不良、感染、并发症手术以及女性内分泌功能降低等有关。另外，不少溃疡性结肠炎的女性常常因主观原因而避免妊娠。她们惧怕妊娠，认为妊娠会使疾病复发、加重或影响胎儿等。而且，这些患者可能因为病情或心理因素，更倾向于使用避孕措施。

9. 诊断溃疡性结肠炎的检查方法会影响受孕能力吗？

目前溃疡性结肠炎的主要检查方法包括抽血、消化道内镜及影像学检查等。溃疡性结肠炎的诊断往往需要以上各种手段。其中抽血主要是为了了解是不是有红细胞减少（贫血）或白细胞升高（炎症）和找寻胃肠道或者其他部位的炎症反应的证据；消化道内镜检查主要是评估消化道内部有无糜烂、出血等病变并可以取少量黏膜组织做活检，这两种检查相对安全，对人体副作用小。影像学检查包括消化道钡剂造影、小肠灌注 CT 扫描（CTE）及消化道磁共振（MR）检查，反复的放射性检查如 X 线造影和 CT 会对受孕有一定影响，MR 不含辐射，更为安全些。

10. 对于妊娠来说，药物是不是安全用什么指标来评价？

我们通常使用美国食品和药品管理局（FDA）对妊娠期药物使用的分类方法，共分为 5 类。A 类：动物和女性对照研究显示在妊娠初期没有风险，胎儿损害的可能性小，没有致畸性。可以安全使用。B 类：动物研究中没有表现出胎儿的风险，但在妊娠女性中未进行对照研究。研究已表明在妊娠女性初期对照研究中没有得到证实的不良事件。胎儿伤害的机会很小但仍有可能。可以在医生观察下使用。C 类：在女性中未进行对照研究，动物研究表明对胎儿有不利影响，或在人类中研究不可行。有胎儿伤害的机会，只有当潜在的好处大于风险时谨慎使用。D 类：在女性或动物中没有对照研究，但可造成胎儿风险的证据是确凿的。在疾病非常严重或危及生命，没有有效的替代药物时才可以被使用。X 类：动物或女性的研究表明导致胎儿畸形。药物禁用于妊娠期女性或备孕女性。

11. 治疗溃疡性结肠炎的药物会影响妊娠吗？

治疗溃疡性结肠炎的药物主要包括氨基水杨酸类、类固醇激素、免疫调节剂、抗生素、生物制剂。相对安全的有 5-氨基水杨酸、柳氮磺胺吡啶、糖皮质激素（前 12~14 周慎用）、硫唑嘌呤；比较安全的有英夫利西单抗、阿达木单抗、赛妥珠单抗、他克莫司、布地奈德；禁止使用的有甲氨蝶呤、沙利度胺。另外在妊娠晚期也不建议使用抗肿瘤坏死因子制剂，因为后者可能引起胎儿的免疫抑制。同时不合理的使用会增大胎儿畸形的风险。因此对于准备怀孕的溃疡性结肠炎患者夫妇建议在医生指导下准确规范用药。

12. 溃疡性结肠炎的手术治疗会影响受孕能力吗？

不同于克罗恩病的全消化道累及，溃疡性结肠炎仅局限于结直肠，手术治疗的主要目的是切除已病变的肠管，一般完整切除结直肠的患者溃疡性结肠炎不会再复发。虽然溃疡性结肠炎的手术治疗并不涉及生殖系统的改变，不会影响受孕能力，但我们并不建议在手术后短时间内怀孕。

13. 溃疡性结肠炎合并并发症会影响受孕能力吗？

溃疡性结肠炎的常见并发症包括中毒性巨结肠、肠穿孔、下消化道大出血、上皮内瘤变及癌变等，在疾病活动和出现并发症时会影响受孕能力。

14. 溃疡性结肠炎对怀孕过程有不利影响吗？

溃疡性结肠炎对怀孕的影响与疾病的分期及严重程度有很大关系。疾病缓解期或轻微的炎症活动对妊娠和胎儿的影响都很小；而活动期疾病将使发生难产的机会增加。因此，如有可能，夫妇双方可以把怀孕计划安排在疾病缓解期或轻微的炎症活动期。怀孕如果发生在疾病活动期，则发生流产、早产和难产等问题的风险相应增高。此时，应当积极治疗，尽快控制病情，将活动期溃疡性结肠炎转化为缓解期。疾病控制好了，才能确保母婴平安。

15. 孕期出现病情变化，我该怎么办？

溃疡性结肠炎为一种慢性反复发作的疾病。孕期母体的代谢及激素水平发生变化，本来就易于发生各种疾病。对于孕期发生病情变化的溃疡性结肠炎病患者首先要调整心态，不能过度紧张。可进行简单的自我评估，记录自己的一般情况及有无腹痛、腹泻、腹块及伴随症状。最后，在医生的建议下规范用药治疗。

16. 孕期内溃疡性结肠炎患者饮食上有什么需要注意的吗？

对于溃疡性结肠炎目前尚无权威的孕期膳食标准，主要是患者自己能够识别出能引起胃肠道症状的特定食物，避免这些食物的摄入，其腹痛、腹胀以及腹泻就容易控制。同时，肠道炎症也会得到尽快缓解。除了普通人孕期应避免的食物外，对多数患者而言，多吃下列食物可能加重病情，甚至引起复发：海鲜、烤肉、熏肉、油炸食品（如西式快餐）、辛辣食物；乳制品、黄油和其他动物油、人造奶油、面包酱、蛋黄酱；酒类、碳酸饮料、咖啡、浓茶、巧克力、爆米花等；另外对于有肠道狭窄的患者，需要低渣饮食，避免吃粗粮、坚果、种子、谷类、玉米等高纤维食品，以免食物残渣过多加重梗阻。

17. 怀孕期间的溃疡性结肠炎患者可以喝牛奶吗？

怀孕期间的溃疡性结肠炎患者饮食上没有特别禁忌。然而不论是否患有溃疡性结肠炎，一些人对于乳糖（牛奶中含有的一种糖）始终不能耐受。乳糖不耐受会导致肠痉挛、腹痛、腹胀、腹泻、排气增多等症状。因此如果平时可以饮用牛奶，则孕期可以继续饮用；如果确实存在乳糖不耐受，那么就应该限制牛奶的摄入。对于不能耐受牛奶的溃疡性结肠炎患者，还有一个方法是在摄入乳制品的同时服用乳糖酶的补充剂，这样也不会有不适的症状出现。

18. 孕期内特殊饮食对溃疡性结肠炎患者有益处吗？

孕期内的溃疡性结肠炎患者需要自己能够识别出能引起胃肠道症状的特定食物，避免这些食物的摄入，其腹痛、腹胀以及腹泻就容易控制。同时，肠道炎症也会得到尽快缓解。一般来说，患者应当遵循推荐的平衡饮食，以保证满足患者和胎儿每日所需的营养组分。并不需要特殊的饮食配方。市面上补品种类较多，能否食用要根据其成分决定，但补品多为中药、多种动物蛋白等物质组成，一些特殊的异性蛋白会直接或间接地激活免疫细胞，从而使免疫反应加重，结果就会加重黏膜受损，从而造成疾病的反复和加重，值得注意的是大家

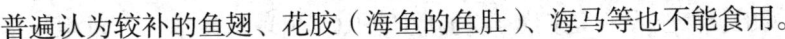

普遍认为较补的鱼翅、花胶（海鱼的鱼肚）、海马等也不能食用。

19. 孕期如何预防溃疡性结肠炎的复发？

孕期溃疡性结肠炎的预防应从生活、饮食、精神方面着手：①生活上要规律，不要熬夜，精神上要放松，不要有太大的压力，适当做一些锻炼。②不要吃不干净的、凉的食物。主食要吃细粮，不能吃粗粮，可以吃玉米面和绿豆之类的，做成豆沙更好，可以有效减少对肠胃的消化负担。③牛奶在发作的期间是不适合食用的，还有在急性发作时间是不能吃水果的，如果想吃的话，可以做成果汁，这样可以减少纤维的存在，在缓解期最好是避免吃胀气的食物，像是豆类和葱。④为了不给肠胃造成负担，尽量吃一些压榨的食物，可以用饮料代替水。这样也可以保证营养，可以吃一点面条之类的食物。每天吃四、五顿饭是比较合适的。

20. 溃疡性结肠炎有过外科手术者能怀孕吗？

一般来讲，曾经因为溃疡性结肠炎而做过的腹部外科手术对妊娠没有什么影响。即使是较大范围的结肠切除、并做了结肠造瘘的，也可以安全妊娠。但是，妊娠和手术之间要有充分的间歇时间进行康复，而且，要保证外科手术后疾病控制良好，病情没有活动，且怀孕前全身营养状态已经康复。大的外科手术之后，通常间隔一年以上再考虑怀孕。如果能注意以上问题则手术后仍能顺利怀孕。

21. 溃疡性结肠炎会引发妊娠期的其他疾病吗？

目前尚无研究表明溃疡性结肠炎可引起妊娠期高血压、糖尿病、心脏病、甲亢等常见的妊娠期疾病，但溃疡性结肠炎是一种炎症反应性疾病，活动期溃疡性结肠炎患者血液中的炎性标志物会有所升高，因此孕前有相关基础疾病的患者一定要通过治疗，使溃疡性结肠炎由活动期转变为缓解期，这样孕期引发上述疾病的风险才会相应减低。

22. 溃疡性结肠炎对胎儿健康有影响吗？

妊娠期时溃疡性结肠炎活动对胎儿有一定不良影响。有一项对活动性炎症性肠病孕妇分娩的调查显示，她们娩出的新生儿中，出现低体重、严重生长迟缓等的概率比健康孕妇娩出的显著增加；而且，即使经过治疗、病情活动指数显著好转的孕妇，上述不良影响也依然存在。然而，目前还没有证据表明炎症性肠病孕妇出现流产、死产、新生儿死亡的概率高出正常人群。

23. 妊娠过程会加重溃疡性结肠炎吗？

临床上常可以见到一些溃疡性结肠炎患者在妊娠期出现较大的变化，缓解期 1/3 患者孕期疾病加重，这个概率与其他非怀孕女性患者的发生率一样，而活动期的患者，有 2/3 病情不能在怀孕期间缓解，其中再有 2/3 病情出现恶化甚至暴发加剧。因此，怀孕的初期要特别注意溃疡性结肠炎的加重及复发。

24. 患有溃疡性结肠炎的人可以正常结婚生子吗？

溃疡性结肠炎由免疫紊乱、生活习惯、心理状态等多种因素共同作用而产生，有溃疡性结肠炎的人的后代并不一定发病。且一般情况下只要进行合理治疗，溃疡性结肠炎不会导致人生育能力异常和寿命的明显缩短，因而结婚生子是可以正常进行的。但是由于溃疡性结肠炎是一个慢性炎症疾病，长期的炎症状态会导致机体受孕困难、精子质量下降，同时，妊娠对于机体来说也是一个应激反应，孕妇大多情绪不稳、易焦虑，这也会加重溃疡性结肠炎的病情。因此溃疡性结肠炎患者受孕要权衡利弊，溃疡性结肠炎患者准备怀孕时，最好选择在溃疡性结肠炎的缓解期。

25. 孕期内溃疡性结肠炎患者可以运动吗？

孕期内溃疡性结肠炎患者不需要刻意回避或增加某些具体的运动，而应注意劳逸结合，重症或急性发作期均应卧床休息、减少体力消耗，恢复期可根据自己情况选择适合的体育项目，适合选择一些舒缓的有氧运动，比如散步。适当的运动对溃疡性结肠炎本身并无副作用，相反，恰当程度的机体锻炼对胎儿及母体均有一定的好处，而这种机体锻炼往往需要与营养支持同步进行。

26. 溃疡性结肠炎患者如何生个健康的宝宝？

溃疡性结肠炎为一慢性反复发作的疾病，处于缓解期的溃疡性结肠炎一般不会影响患者的生育功能。因此，溃疡性结肠炎患者怀孕期间做到：控制病情，在病情处于缓解期时怀孕；保持健康生活方式，适当运动；保证热量、维生素（B_{12}）、矿物质等营养物质的供应，补充足够的叶酸及钙等微量元素；保持良好乐观的心态等，这些措施有助于溃疡性结肠炎患者生育一个健康的宝宝。

27. 溃疡性结肠炎患者怀孕期间哪些检查会影响胎儿？

怀孕前3个月及孕期避免行放射性检查，最好妊娠早期三个月避免任何辐射有害因素，包括平片、CT、造影等检查，如果已经受到了辐射，也不是说一定存在畸形，但需要后期继续观察，定期孕检，及时排除胎儿损害。只要准备充分，由经验丰富、技术熟练的医师担当检查者，孕期妇女完全可以安全地实行胃镜和结肠镜检查。当然，侵入性的检查方法只限于绝对必需时才进行，目的是为了决定最合适的治疗方法。当病情紧急，明确需要相关检查时，应在咨询医生后进行取舍。核磁共振及超声检查对母婴无害。

28. 怀孕会使溃疡性结肠炎术后复发的概率增加吗？

目前尚无研究表明怀孕会增加溃疡性结肠炎术后复发的概率。不同于克罗恩病的全消化道累及特点，溃疡性结肠炎仅累及结直肠。术后是否复发要看采取哪种术式。如果手术只是部分切除结肠，以后还可能在剩余结肠段复发；但如果手术切除了整个结直肠，那么以后都不会再复发溃疡性结肠炎了。因此总体来看，手术对溃疡性结肠炎是一种比较有效的治疗方法。

29. 妊娠期治疗溃疡性结肠炎应注意什么？

溃疡性结肠炎孕期服药的一般规则是，只选择那些绝对必需并且安全的药物。要记住，病情活动对胎儿具有更大的危险。因此应积极治疗活动期溃疡性结肠炎将其转变为缓解期后才能怀孕。如果妊娠期炎症性肠病急性发作，要在医生的建议下调整用药，选用那些对胎儿及母体副作用小、安全的药物尽快地控制病情，使疾病由活动期转变为缓解期。否则溃疡性结肠炎对母婴危害将远远超出药物本身。

30. 溃疡性结肠炎会遗传吗？

研究表明本病发病有明显家族聚集性及一定遗传倾向。通常一级亲属（父母、姐妹、兄弟）有病的，炎症性肠病的发病率是普通人群的 3～20 倍。在对双胞胎的调查中发现单卵双生子虽然 100% 基因共享，但由于环境因素的作用，事实上并非所有单卵双生子均发病。

31. 有药物可以降低溃疡性结肠炎的遗传概率吗？

尽管溃疡性结肠炎有一定的遗传倾向，但其遗传概率很低。因此医学上并不认为溃疡性结肠炎是一种遗传病，患有溃疡性结肠炎的患者可以跟常人一样结婚生育。目前尚无有效手段可以检测子代是否遗传该病，也没有药物可以降低该病的遗传概率。

32. 溃疡性结肠炎患者怀孕怎么查宝宝有没有遗传？

尽管有研究认为溃疡性结肠炎有一定的遗传倾向，但总体来讲其遗传概率极低。一般而言处于缓解期的溃疡性结肠炎对患者的妊娠及生育是没有影响的，目前对于已怀孕的溃疡性结肠炎患者也没有确切的诊断方法来判断宝宝是否遗传了该病。只能等宝宝出生后在成长的过程中用多种手法综合判断宝宝是否得病。因此，对于已怀孕的溃疡性结肠炎患者无须过分紧张，保证顺利生下宝宝即可。

33. 怀孕会引发溃疡性结肠炎并发症吗？

溃疡性结肠炎是否有并发症主要与其分期及严重程度有关，缓解期的患者 1/3 在怀孕期疾病复发，与没有怀孕的 UC 患者类似。活动期的患者 2/3 病情不能缓解，其中再有 2/3 病情恶化，怀孕期间复发的患者，发生静脉血栓的风险增加。所以处于缓解期的溃疡性结肠炎患者怀孕相对安全，不会因为怀孕加重原有的并发症，也不会因为怀孕产生新的并发症，防止溃疡性结肠炎孕期并发症的关键在于诱导活动期溃疡性结肠炎转变为缓解期并尽量延长其缓解期期限。

34. 溃疡性结肠炎合并其他并发症会影响妊娠吗？

溃疡性结肠炎的常见并发症包括中毒性巨结肠、肠穿孔、下消化道大出血、上皮内瘤变及癌变，严重的溃疡性结肠炎可能会合并一项或多项并发症，严重的溃疡性结肠炎合并并发症会影响妊娠。

35. 孕期服用巯嘌呤类药物对后代有影响吗？

孕期药物对孕育健康胎儿有一定影响，因此，孕期患者在选择药物时应积极与主治医师沟通，根据自身情况调整药物方案。目前研究表明，对于男性患者，在尝试怀孕期间服用巯嘌呤类药物不会增加胎儿畸形的风险。对于女性患者，孕期或孕前3个月内服用巯嘌呤类药物并不会对胎儿的体重产生影响，也不会增加胎儿先天畸形的风险，但会增加胎儿早产的风险。在3个月后应用巯嘌呤类药物则不会产生相关影响。

36. 溃疡性结肠炎会影响分娩吗？

处于缓解期的溃疡性结肠炎患者没有任何症状，各项生理指标均正常或接近正常，因此不会影响分娩；而处于活动期的溃疡性结肠炎患者根据严重程度的不同会有腹痛、腹泻、黏液脓血便及其他症状，血液里的炎性标志物也会有不同程度的升高。分娩时孕妇本身要经历一个应激过程，对健康的孕妇来讲也会有风险，以上溃疡性结肠炎患者的这些症状无疑会加重这一风险。分娩方式上，一般轻到中度疾病活动性的溃疡性结肠炎可以进行阴道分娩，而有严重的直肠受累、肛周疾病及IPAA（回肠储袋肛管吻合术）的患者建议剖腹产。

37. 孕期溃疡性结肠炎会导致早产或难产吗？

溃疡性结肠炎对患者生育的影响与其所处的状态有关。一般来讲，活动期溃疡性结肠炎可能影响患者的生育功能，重型溃疡性结肠炎患者有可能出现早产、难产甚至更严重的情况，而缓解期溃疡性结肠炎一般不会对患者的生育造成影响。因此在怀孕生产前积极规范地控制病情，将溃疡性结肠炎活动期转变为缓解期并尽量长时间地维持缓解是保证孕期溃疡性结肠炎患者安全生产的关键。

38. 诊断溃疡性结肠炎的检查方法会影响分娩吗？

溃疡性结肠炎的诊断是一种排他性诊断，需要综合抽血、消化道内镜、影像学等多种检查方法，抽血是一种安全的检查方法，对分娩没有影响。消化道内镜和影像学检查都是怀孕及分娩时需要慎用的检查方法，消化道内镜检查刺激胃肠道引起应激反应，容易引起早产；而带放射性的影像学检查是孕妇禁忌的。B超和MR均无大的影响。

39. 治疗溃疡性结肠炎的药物会影响分娩吗？

治疗溃疡性结肠炎的药物主要包括氨基水杨酸类、类固醇激素、免疫调节剂、抗生素、生物制剂。其中部分药物会对妊娠及哺乳产生影响，因此备孕及哺乳期内的溃疡性结肠炎患者需在医生指导下规范用药，把可能的副作用降到最低。目前尚未发现相关药物会对分娩产生影响。

40. 溃疡性结肠炎的手术治疗会影响分娩吗？

溃疡性结肠炎的手术主要是切除病变的结直肠，目前国际上常用的术式是全结直肠切除回肠储袋肛管吻合术，即IPAA。这个手术虽然不妨碍生殖系统的，但建议有严重肛周疾病手术及IPAA史的患者行剖宫产。

41. 溃疡性结肠炎合并的并发症会影响分娩吗？

溃疡性结肠炎的常见并发症主要包括中毒性巨结肠、肠穿孔、下消化道大出血、上皮内瘤变及癌变等，与克罗恩病不同，溃疡性结肠炎很少形成瘘管，不易形成直肠阴道瘘。因此，溃疡性结肠炎对分娩的影响比较小。但建议有活跃肛周疾病和严重直肠受累的患者进行剖宫产。

42. 分娩会加重溃疡性结肠炎吗？

溃疡性结肠炎是一种原因不明的肠道炎症性疾病，其病程长，大部分患者会反复出现病情活动—缓解—活动的过程。目前溃疡性结肠炎由缓解期转变为活动期及病情加重的具体诱因尚不明确，可能与性别、病变范围、病症侵袭的强弱、病程的延长、年龄的增长等因素相关。尚无研究表明分娩会加重溃疡性结肠炎。

43. 溃疡性结肠炎分娩会引起并发症吗？

一般轻到中度疾病活动性的 UC 可以进行阴道分娩，而有严重的直肠受累、肛周疾病及 IPAA 的患者建议剖腹产。

44. 溃疡性结肠炎患者生育后如何调理身体？

目前尚无研究认为处于缓解期的溃疡性结肠炎会对孕妇身体产生不良影响。刚生完宝宝的溃疡性结肠炎患者还面临母乳喂养的问题，因此此时不宜使用其他特殊的药物。但即使是正常人生完宝宝后身体也会变得虚弱，溃疡性结肠炎患者本来身体状况就较差，因而此时要特别注意补充足够的营养物质及维生素、矿物质和各种微量元素。这样才能保证生育后身体健康，为接下来的母乳喂养打下基础。

45. 溃疡性结肠炎的女性可以进行母乳喂养吗？

溃疡性结肠炎本身不会对乳汁有不良影响，但有些治疗溃疡性结肠炎的药物会对乳汁有影响。5-氨基水杨酸类及柳氮磺胺吡啶较为安全，但这两者都可以低浓度进入母乳，如果婴儿出现腹泻，则母亲要调整治疗或中断哺乳；还有糖皮质激素进入母乳的浓度也很低。但如果母亲担心，建议在治疗期间停止哺乳。6-巯基嘌呤是硫唑嘌呤的代谢产物，尽管浓度很低，巯嘌呤还是可以在母乳中检测到的，但在婴儿体内几乎检测不到，相对安全。但对于免疫系统较弱的婴儿，建议停用母乳。其他较为安全有生物制剂：英夫利西单抗、他克莫司、赛妥珠单抗，其中赛妥珠单抗通过乳汁排泄是最小的；安全性未知的有甲硝唑、悉复欢、布地奈德、阿达木单抗、那他珠单抗、戈利木单抗；使用禁忌的有甲氨蝶呤、沙利度胺、环孢素。

46. 诊断溃疡性结肠炎的检查方法会影响哺乳吗？

目前常规的诊断溃疡性结肠炎的方法如抽血、消化道内镜及影像学等并不会影响到患者的生殖系统及内分泌系统。因此规范合理的检查并不会影响溃疡性结肠炎的患者哺乳。

47. 溃疡性结肠炎患者的乳汁分泌会减少吗？

溃疡性结肠炎主要累及结直肠，尽管也会有一些肠外表现但一般不累及内分泌和生殖系统，对乳汁的分泌不会有影响。但溃疡性结肠炎的患者可能会有一些心理负担，这样会影响乳汁的分泌，另外不规范的药物使用也对乳汁的分泌有影响。

48. 溃疡性结肠炎的手术治疗会影响哺乳吗？

溃疡性结肠炎的手术目的主要是切除病变的肠管，不会影响生殖系统和内分泌系统，不会对哺乳造成影响。部分患者术后出现乳汁分泌减少的情况可能与相关的药物、营养状态或自身的心理因素有关。

49. 溃疡性结肠炎合并的其他并发症会影响哺乳吗？

溃疡性结肠炎的常见并发症主要包括中毒性巨结肠、肠穿孔、下消化道大出血、上皮内瘤变及癌变等，但目前尚无证据表明溃疡性结肠炎及其并发症会累及生殖系统。因此溃疡性结肠炎合并并发症并不会影响哺乳。

50. 溃疡性结肠炎患者生育的小孩需要延长哺乳期吗？

尽管溃疡性结肠炎有一定的遗传概率，但这种可能性非常小。大部分溃疡性结肠炎患者生育的小孩是和正常人一样的健康的小孩，因此不需要特别延长哺乳期。

51. 哺乳会加重溃疡性结肠炎吗？

溃疡性结肠炎本身是一种慢性非特异性炎性疾病，反复出现病情活动—缓解—活动的过程是其病程特点。目前尚不清楚引起溃疡性结肠炎由缓解变为活动期以及加重的具体原因，可能与性别、病变范围、病症侵袭的强弱、病程的延长、年龄的增长等因素相关。哺乳是妊娠期妇女生育后的正常生理活动，一般不会加重溃疡性结肠炎。

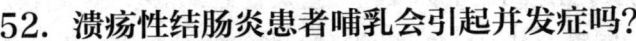

第五章 生育篇

52. 溃疡性结肠炎患者哺乳会引起并发症吗？

哺乳是妇女生育后一项正常的生理活动，适当正确的哺乳对母亲及胎儿的身心都是有益的。对于能够哺乳的溃疡性结肠炎患者同样如此，我们鼓励溃疡性结肠炎患者早期对胎儿实施母乳喂养，哺乳不会引起并发症。

53. 溃疡性结肠炎患者哺乳期需要停止用药吗？

根据药物对哺乳期的影响可以把相关药物分为可安全使用、较为安全、安全性未知、使用禁忌四个等级，其使用安全性依次减小。可安全使用的药物有5-氨基水杨酸类及柳氮磺胺吡啶；较为安全有英夫利西单抗、他克莫司、赛妥珠单抗、硫唑嘌呤、6-巯基嘌呤；安全性未知的有甲硝唑、悉复欢、布地奈德、阿达木单抗；使用禁忌的有甲氨蝶呤、沙利度胺、环孢素。可安全使用的药物不会对哺乳产生影响，使用禁忌的药物禁止在哺乳期使用。较为安全和安全未知的则须视情况而定。建议哺乳期的溃疡性结肠炎患者在医师指导下规范用药。

54. 使用英夫利西单抗治疗的母亲分娩的新生儿接种疫苗有什么注意的吗？

英夫利西在妊娠晚期可以通过胎盘屏障，可能影响新生儿免疫机制，因此暴露于英夫利西治疗的婴儿出生后的前6个月不应进行活疫苗接种。

55. 儿童溃疡性结肠炎的体征及症状是什么？

儿童溃疡性结肠炎可能会出现反复发作的腹痛、腹泻及黏液脓血便，病程多在4周以上。同时还可能出现皮肤黏膜改变、关节损害、眼部疾病等肠外表现。儿童溃疡性结肠炎的症状可轻可重，因为溃疡性结肠炎是慢性病，所以患者将经历症状明显的突发期、急性期，接下来的将是症状消失的缓解期，此时健康状态又将好转。但总体上说，多数溃疡性结肠炎患者仍然会拥有完整、有活力的一生。

56. 青春期延迟会怎么样？我的孩子会正常吗？

虽然青春期会因为溃疡性结肠炎而延迟几年，但是大多数青少年都能发育成熟而且各种机体功能都能达到正常标准。一些人直到 20 多岁还一直在长个子，甚至长到在他们的同龄人过了发育期并且停止长高很久以后。所以还是有很多患儿都可以长到正常身高。而且不管是男孩还是女孩，他们的生育能力总的来说也不受溃疡性结肠炎的影响。

57. 我怎么判断我的孩子是否发育不良？

发育不良可能发生在青春期前发病的溃疡性结肠炎患者身上。发育不良的表现包括在身高和体重上低于期望增长值，患有溃疡性结肠炎的儿童可能意识到他们要比大多数同学个子矮小。家长们甚至会发现孩子的衣服鞋子在很长一段时间里面都是同一个尺码。您孩子的医生可能会画一张生长曲线图，应该每间隔 6～12 个月标记一下，这张图能得知您孩子的生长速度，并且和国内同龄孩子的生长速度作比较。这个方法很简单，医生会教您在家里也用这个曲线图观察孩子的生长速度。细心的家长往往最早发现孩子在成长中的变化。其他发育不良的征象有骨发育的延迟（可以通过 X 线测定）或者是青春期的来临较家族其他成员的通常情况要晚。

58. 溃疡性结肠炎会影响智力吗？

目前尚无研究表明溃疡性结肠炎本身会直接影响智力水平，但儿童患者重度营养不良可能影响智力发育。由于溃疡性结肠炎早期症状往往不典型，且准确评估轻微智力障碍相当困难，因此溃疡性结肠炎的智力障碍往往随着病情的加重和其他症状一同出现。同时，在患儿智力发育的关键时期注意补充相关营养物质，均衡营养，则可避免因营养不良导致的智力发育障碍。

59. 溃疡性结肠炎会给患儿带来什么影响？

如果溃疡性结肠炎是在儿童期或者青春期确诊的，那么不仅仅是患儿受到了它的影响，整个家庭都将受累。作为家长，您痛恨看到您的孩子受到身体和心灵的摧残，您宁愿自己替孩子来承受这种痛苦，但这是不可能的。所以，取而代之的，您最可能帮得上忙的事情就是给您的孩子提供最有力的支持和最好的健康护理。如果您还有其他孩子，那么他们也需要知道自己兄弟姐妹的病情以及给他们生活带来的影响。

60. 溃疡性结肠炎会随着孩子们长大而痊愈吗？

答案是否定的。溃疡性结肠炎通常被认为是慢性疾病，也就是说会在整个生命旅途中长期存在。治疗能够控制症状但是无法治愈，这意味着溃疡性结肠炎是一个长期的疾病，但不是致命的。大部分患有溃疡性结肠炎的孩子能够拥有充实和有意义的生活。溃疡性结肠炎有着明显的活动期和间歇期交替现象。一些患者只是出现很轻微的症状，而不管早期症状是轻是重，大部分人的药物治疗效果还是很好的。不同于克罗恩病的全消化道累及，溃疡性结肠炎仅累及结直肠因此手术是溃疡性结肠炎相对有效的一种治疗方法。

61. 儿童服用药物治疗溃疡性结肠炎可能会出现哪些副作用？

治疗儿童溃疡性结肠炎的药物主要有5-氨基水杨酸类、类固醇激素、免疫抑制剂及抗生素等，不同的药物和不同的给药方式作用是不一样的。5-氨基水杨酸类可能出现的副作用包括腹泻、头痛和恶心等。类固醇激素如泼尼松，可能会导致满月脸、痤疮、食欲增加以及体重增加等；它们可能导致骨中的钙盐流失，从而容易骨折（这就是我们所说的骨质疏松）；另外，还可能导致糖尿病、高血压以及精神亢奋等。长期服用激素的患者需要定期到眼科就诊，因为激素还会导致白内障和青光眼。泼尼松也会影响机体对抗感染的能力，最让人担心的副作用就是激素会影响患儿的身体成长。因为吸收食物和营养的能力较差，患有溃疡性结肠炎的儿童常常比同龄儿童要矮小，所以这个问题常常被大家关注。硫唑嘌呤和6-巯基嘌呤可能会产生恶心、白细胞和红细胞减少、胰腺炎或者是肝炎。甲硝唑可能产生恶心和腹部不适感、口腔金属味及手足刺痛感，也可能导致尿色加深。血液检查可以监测6-巯基嘌呤和硫唑嘌呤的副作用，它们的副作用可以随着药量的减少而可逆。

62. 服用益生菌是否对儿童溃疡性结肠炎患者有益？

益生菌就是大家所知的有益的或者是友好的细菌，大约有400种不同的益生菌在肠道中生长，它们是保持肠道健康的微生物，可以抗衡有害的细菌生长。有益菌和有害菌之间的平衡是关键所在。大量的证据证明使用各种形式的益生菌（如胶囊形式的、粉末状的、液态的、片状的等）可以作为溃疡性结肠炎的辅助治疗方法，尤其是用来维持无症状期。就如其他任何一种治疗方法一样，服用益生菌前与您孩子的医生商量以及听取他们的忠告是很重要的。

63. 儿童溃疡性结肠炎的常用检测方法有哪些？

迄今为止还没有能确诊溃疡性结肠炎的单一检查方法，因此，除了详细全面的病史和体格检查外，孩子们还得做血的检查和上下消化道的内镜检查。血的检查是为了了解是不是有红细胞减少（贫血）或白细胞升高（炎症）。其他一些抽血检查是为了找寻胃肠道或者其他部位的炎症反应的证据，包括血沉（ESR）和C反应蛋白（CRP）。最近也有一些反映IBD患者消化道免疫异常的抗体被发现，就是抗酿酒酵母菌抗体（ASCA）和核周型抗中性粒细胞抗体（pANCA）。内镜检查是将一根带有光源的内窥镜从口腔中进入上消化道或者从肛门中进入结肠。孩子需要使用一些镇静剂才能舒适地完成这项检查。在做肠镜检查前1~2天，孩子得吃清流质饮食以及服用一定的泻药以便把肠道看得更清楚。为了证实炎症反应，医生在做肠镜和胃镜过程中得取下一小块胃肠组织去化验，这就是活检。取下来的组织将在显微镜下观察是否有别于正常组织，而肉眼则无法看清这些内容的。

64. 儿童溃疡性结肠炎的药物治疗方法有哪些？

药物治疗患儿溃疡性结肠炎主要有两个目的，一个是消除症状，第二个是尽量延长缓解期。很多药物可以同时实现两个目的，但剂量和疗程会有不同。没有一种方案是对每一个儿童和青少年患者都有用的。每一个孩子的治疗都需要个体化。总体上来说，儿童患者的治疗药物分为氨基水杨酸类、类固醇激素、免疫调节剂、抗生素、生物制剂五大类，与成人相似。

65. 溃疡性结肠炎如何影响生长发育？

相对于克罗恩病来讲，溃疡性结肠炎对生长发育的影响要小一些。青少年患病后，因为疼痛和痉挛，他们食欲下降；同时，肠道的炎症等导致食物吸收障碍，这些因素影响了营养物质的摄取和吸收。加上一些药物的影响，某些患儿身高发育会在一段时间内停滞不前。除了比同龄的其他孩子矮小外，这些患者看起来也相对年幼一些。身高等生长发育的迟滞可导致整个青春期发育的迟滞。青春期是身体从孩子到成年人转变的时期，有些患儿的青春期发育可能会比其他孩子晚，不过不是所有的溃疡性结肠炎患儿都会经历这个过程。

66. 诊断溃疡性结肠炎的检查方法会影响儿童生长发育吗？

通常运用的诊断溃疡性结肠炎的方法如抽血、消化道内镜及影像学检查等不会对儿童生长发育造成影响。

67. 治疗溃疡性结肠炎的药物会影响儿童生长发育吗？

治疗儿童溃疡性结肠炎的药物主要有 5- 氨基水杨酸类、类固醇激素、免疫抑制剂及抗生素等，不同的药物会有不同的副作用。其中类固醇激素的副作用应引起特别重视。它除了会导致满月脸、痤疮、食欲增加以及体重增加外还可能导致骨中的钙盐流失，从而容易骨折；长期服用激素的患者需要定期到眼科就诊，因为激素还会导致白内障和青光眼。另外激素最让人担心的副作用就是会影响患儿的身体成长。因为吸收食物和营养的能力较差，患有溃疡性结肠炎的儿童常常比同龄儿童要矮小，所以这个问题常常被大家关注。

68. 溃疡性结肠炎的手术治疗会影响儿童生长发育吗？

溃疡性结肠炎的手术治疗主要目的是切除病变肠管，小范围的切除一般不会对生长发育造成影响。但如果切除范围过大，影响了肠道对营养物质的消化吸收则也有可能影响儿童生长发育。儿童正处在生长发育的关键时期，对于肠管的切除外科医生一般会非常慎重。

69. 溃疡性结肠炎会影响儿童生长发育吗？

溃疡性结肠炎患儿常因营养吸收不良、慢性肠道失血引起营养不良、贫血等并发症，儿童患者常因营养吸收障碍导致生长发育缓慢。相关研究表明溃疡性结肠炎引起生长障碍机制可能与营养不良、炎症反应、人体免疫、基因等因素有关。溃疡性结肠炎导致生长发育迟缓在临床中少见，易漏诊误诊，故对排便习惯及大便性状改变、腹泻、生长发育迟缓患者需高度警惕该病，应积极完善相关检查以明确诊断。

70. 溃疡性结肠炎患者生育的小孩需要额外补充营养吗？

尽管目前观点认为溃疡性结肠炎有一定的遗传倾向，但其遗传的概率非常小。大部分溃疡性结肠炎患者生育的宝宝都不会遗传溃疡性结肠炎；另一方面，没有研究发现妊娠期溃疡性结肠炎会对子宫内的胎儿生长发育产生任何影响。因此只要是足月顺利生产的宝宝，即使母亲患有溃疡性结肠炎，也不会对宝宝的身体健康产生任何影响。因此无须对溃疡性结肠炎患者生育的小孩进行额外的营养补充。

71. 儿童溃疡性结肠炎会随着年龄的增长加重吗？

溃疡性结肠炎是一种慢性复发性疾病，在患者的一生中可能反复出现病情缓解—复发—缓解的过程，尽管有文献报道年龄可能是其复发加重的危险因素。但不是所有的患者都会随着年龄的增加症状加重。只要经过规范及时的治疗是可以把溃疡性结肠炎的病情控制在比较稳定的水平。

南方医科大学珠江医院消化内科　王新颖

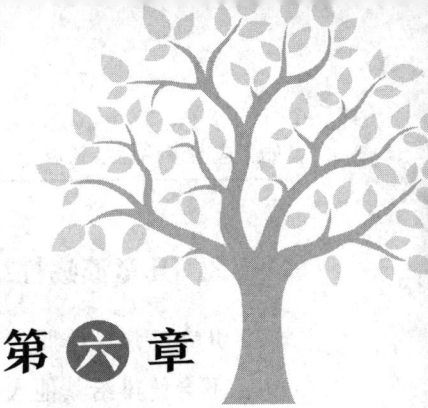

第六章

儿童篇

1. 儿童溃疡性结肠炎常见吗?

近年来,儿童溃疡性结肠炎的发病率有明显增高的趋势,变得越来越常见。IBD 在欧洲西北部和北美较其他地区发病率高,在发展中国家则较少见,美国黑人儿童发病率较非洲儿童高,美国 10~19 岁年龄组 UC 发病率为 2.01/10 万,最大的样本来自于英国和爱尔兰对一组 739 例 IBD 患儿所进行的研究,发现 UC 的发病率从 30 年前的每年每 10 万中的 0.5 上升至 2003 年的 3.2。

国内缺乏对儿童 UC 的流行病学调查,有学者进行了区域性的儿童 IBD 发病率统计,如 1992—2002 年北京儿童医院诊断 53 例 IBD,其中 UC 27 例,在 1992—1995 年、1996—1999 年、2000—2002 年三个时间段内,IBD 发病患者数占总入院患儿数分别为 7/5.6 万、18/5.2 万、28/5.8 万,经统计学处理发现患者数均有逐渐增加的趋势。2013 年统计,UC 患病率成都为 0.42/10 万,广州 1.09/10 万,西安 0.41/10 万,香港 1.30/10 万。

儿童 UC 不仅影响了患儿的生活质量,还为社会及家庭带来了沉重的经济负担,一定要引起医生和各位家长的重视。

2. 儿童溃疡性结肠炎会遗传吗?

研究发现,溃疡性结肠炎的发病是由一定遗传因素导致的,在这些疾病患儿的家族中,其家属的发病率要高于普通的家族,目前已经发现了一些与该病发病有关的基因。欧洲人 UC 的遗传度较高,但中国汉族人的 UC 的遗传度不高,相当于消化性溃疡的遗传度。

3. 儿童溃疡性结肠炎会传染吗？

儿童溃疡性结肠炎是一种自身免疫性肠道慢性炎症性疾病，不是一种传染病，不会传染给其他人，这点家长们要认识到，以免引起不必要的恐慌。但患溃疡性结肠炎的儿童因免疫力异常，常易合并某些感染性疾病，如呼吸道病毒感染、肠道真菌感染等，因而要注意预防。

4. 儿童溃疡性结肠炎发病有男女性别差异吗？

目前国内外的研究表明，男、女儿童的发病率并没有明显的差异，说明性别对儿童 UC 的发病影响不大。

5. 什么原因会引起儿童溃疡性结肠炎？

直至目前为止，该病的发病原因还不是很清楚，可能与多种因素相关，包括遗传、感染、精神、环境、饮食、自身免疫反应、肠道菌群的改变等。

儿童易患 UC 可能与儿童的消化道的生理特点有关，婴幼儿的肠道黏膜肌层发育差，肠壁平薄，黏膜的通透性较高，黏膜屏障功能差，加上口服耐受机制不完善，肠内毒素、消化不全产物等过敏源可经过肠黏膜进入体内，引发各种免疫异常。

婴幼儿的喂养与肠道菌群也可能与儿童 UC 的发病与进展有关，肠道菌群受食物成分影响，单纯母乳喂养的婴儿以双歧杆菌占绝对优势，而人工喂养与混合喂养的婴儿肠道内以大肠杆菌、嗜酸杆菌、双歧杆菌以及肠球菌为主，它们所占的比例几乎均等，婴幼儿的肠道正常菌群非常脆弱，易受体内外较多因素的影响而发生变化，包括家居卫生、饮食卫生等，可造成婴幼儿肠道黏膜的通透性与屏障功能的改变。

6. 儿童溃疡性结肠炎发病和饮食习惯有关吗？

目前尚没有明确的证据表明不健康的饮食习惯会直接导致溃疡性结肠炎的发生，但有研究表明饮食是其发病的危险因素，因此健康饮食，少食辛辣、油腻食物，可能有助于预防溃疡性结肠炎的发病与复发。

由于婴幼儿的肠道黏膜的通透性较高和黏膜屏障功能差，加上口服耐受机制不完善，肠内毒素、消化不全产物等过敏源易于经过肠黏膜进入体内，引发各种免疫异常。婴幼儿的喂养与肠道菌群也可能与儿童 UC 的发病与进展有关。

7. 儿童溃疡性结肠炎发病和居住环境有关系吗？

溃疡性结肠炎的发病可能与环境因素（尤其污染的环境）相关，因此，注意居住环境卫生及无污染可能有助于预防发病。环境因素的影响主要是通过引起儿童肠道的菌群的变化，来影响肠道的功能。因此，太过讲究的环境卫生，也会影响儿童肠道内的菌群改变。

8. 儿童溃疡性结肠炎可以预防吗？

由于儿童溃疡性结肠炎的发病原因尚不完全明了，所以对于该病的预防暂时没有确切有效的方法。其可能的发病原因提示减少感染、保持好的精神状态、居住环境洁净、少污染、饮食健康可能会减少该病的发病。同时，应尽量少用或不用影响儿童肠道菌群的药物，尽量让儿童在体内外相对衡定的环境下生长。

9. 儿童溃疡性结肠炎有哪些表现？

儿童溃疡性结肠炎的主要表现是腹泻，大便带黏液和脓血，年长儿会诉里急后重感；腹痛也很常见，主要在左下腹和脐周，排便后会缓解，可伴有恶心、呕吐、腹胀、食欲不振的表现。

有些患儿会有发热、贫血、体重不增或减轻、生长发育迟缓等全身表现，儿童 UC 的全身症状较多，且较易引起家长的注意。

部分患儿有肠道外表现，如关节炎、皮疹、口腔溃疡、眼病、原发性硬化性胆管炎、深静脉血栓栓塞、间质性肺炎等，患儿的肠外表现并不多见。

10. 儿童溃疡性结肠炎一定会有腹痛腹泻吗？

大部分患儿会以腹痛腹泻为主要表现，但有些患儿的肠道症状并不明显，仅表现为发热、贫血、体重不升等，易造成误诊和漏诊。

11. 儿童与成人的疡性结肠炎的症状一样吗？

不太一样，儿童起病多呈急性或亚急性，与成人相比儿童同样以慢性腹泻、黏液血便或脓血便、腹痛为主要症状，肠外表现和并发症相对少见。其不同之处是发热、贫血、体重减轻或不增、营养不良等全身表现更为常见，并存在生长迟缓、青春期延迟等儿童特有问题。

12. 孩子得溃疡性结肠炎应去哪个科就诊？

当孩子有明显的肠道症状（尤其是较长时间的腹痛腹泻）或伴其他症状，怀疑孩子患溃疡性结肠炎时，应及时去儿科就诊，由专业（消化专业）儿科医生进行诊治。没有儿科消化专科的单位，应由儿科与消化内科医师共同诊治。

13. 儿童溃疡性结肠炎容易诊断吗？

儿童溃疡性结肠炎经常表现常不典型，因此很容易误诊或漏诊，不易诊断，一旦怀疑该病，应做较多的检查才能诊断，因其诊断是一种排除性诊断与综合性诊断。

实验室检查：包括粪便常规与病原学检查（如肠道致病菌培养、真菌、寄生虫）、血液的免疫指标和炎症指标、各种病毒指标（如肝炎病毒、EB 病毒、巨细胞病毒）的检测，结核菌的检测、X 线胸片、腹部超声等。

部分患儿需要做 X 线腹部平片、钡剂灌肠检查，必要时做腹部 CT 或 MRI 检查，以排除并发症或合并症。

肠镜检查是诊断 UC 的最基本检查，对于诊断至关重要，同时在肠镜下取肠道黏膜组织进行病理细胞学分析，并可进行相关的病原学检查。

需要将上述检查综合分析，排除相关性其他疾病后才能诊断溃疡性结肠炎。所以患儿及其家属均应有耐心，配合医师进行诊治。

14. 儿童做肠镜前要注意什么？

肠镜属于侵入性操作，对胃肠道有一定的刺激，成人会感到很不舒服，对于儿童来说，更难接受，因此，一般在全麻状态下进行，较大的儿童如能配合，也可进行镇静肠镜检查。

在做肠镜前 2~3 天，进行无渣半流饮食，多喝水。麻醉前要喝导泻的药物或清洁灌肠清理肠道，并且要禁食禁饮 6 h 以上，这期间孩子们常常因为又饿又渴而出现焦躁,因此家长要起到很好的教育和安抚作用,使孩子能够更好地进行检查。因此儿童做肠镜检查,最好住院进行,以便服用泻药和禁食清洁灌肠期间,仔细监测,以防出现脱水及低血糖,可进行静脉输液。

如做镇静肠镜,术前可酌情应用镇静药物与解痉药,可明显减轻患儿的不适。

15. 儿童做肠镜风险大吗?

儿童做肠镜具有一定的风险,首先儿童做肠镜需要在全麻情况下进行,提到麻醉,是会有一定的麻醉风险,不过有专业的麻醉师全程陪护,密切观察孩子的反应,努力把风险降到最低。其次,儿童的肠壁较薄,肠镜检查时的牵拉,会造成肠壁撕裂,由有经验的内镜医生操作,风险不大。少部分儿童,在服用泻药后,严重者可出现水电解质平衡紊乱、发热等问题。

16. 儿童溃疡性结肠炎有轻重之分吗?

每种疾病都会有轻重之分,儿童溃疡性结肠炎也不例外,它分为轻度、中度和重度,轻度是指腹泻次数每日不超过 4 次,轻度便血或无便血,无发热等表现,重度指腹泻大便每日大于 6 次,血便明显,伴发热、脉搏加快、贫血、血沉升高等表现,中度介于两者之间。参见表 6-1。

表 6-1 小儿溃疡性结肠炎活动评分表

项目	分数
1. 腹部疼痛	
无腹痛	0
腹痛可以忍受	5
腹痛不能忍受	10
2. 直肠出血	
无直肠出血	0
仅少量的,在不到 50% 粪便中有	10
大多数的粪便有少量血	20
大量,大于粪便的 50%	30
3. 粪便形状	
成形	0

续表

项目	分数
部分成形	10
完全不成形	20
4. 24 h 粪便的次数	
0~2 次	0
3~5 次	5
6~8 次	10
>8 次	15
5. 夜间排便（任何时间引起觉醒）	
没有	0
有	10
6. 活动耐量	
无活动限制	0
活动受限	5
严重限制活动	10

注：总分：0~85；疾病缓解：<10 分；轻度活动：10~34 分；中度活动：35~64 分；疾病重度活动：≥65 分。重新评估时改变超过 20 分时有临床意义。

17. 儿童溃疡性结肠炎怎样才能诊断？

儿童溃疡性结肠炎的诊断是一种排除性诊断与综合性诊断。首先，对于有黏液血便的患儿，必须排除急性细菌性肠炎、阿米巴性肠炎、肠结核、真菌性肠炎、病毒性肠炎、克罗恩病、缺血性肠病、肠型白塞病等。其次必须结合儿童肠镜表现和肠镜下肠黏膜多个部位的病理分析结果，结合肠道影像学检查和实验室检查，进行综合性分析，才能诊断 UC。

难与急性细菌性肠炎鉴别时，应先抗感染治疗 1~2 周，在复查肠镜，若完全黏膜正常，有助于急性细菌性肠炎的诊断。与肠结核难以鉴别时，应先抗结核治疗 2~3 个月，再评价治疗效果。难以确诊是 UC 或非特异性结肠炎时，需专科随访 3~6 个月。

18. 儿童溃疡性结肠炎要与哪些疾病鉴别？

儿童溃疡性结肠炎因其表现的不典型性给诊断造成了一定的困难，在诊断时注意与慢性细菌性痢疾、慢性阿米巴痢疾、肠道真菌感染、病毒性肠炎、克罗恩病、肠道结核病、风湿免疫性疾病相关性肠病、肠道淋巴瘤、缺血性肠病等相鉴别。可通过实验室检查、影像学检查、肠镜检查以及肠道黏膜病理学分析进行鉴别诊断。

19. 儿童溃疡性结肠炎与克罗恩病有何不同？

儿童溃疡性结肠炎与克罗恩病同属于炎症性肠病，但两者也有不同，其与结肠型 CD 主要区别见表 6-2。

表 6-2　疡性结肠炎与结肠型 CD 的区别

区别点	结肠型 CD	UC
起病	缓慢隐匿	缓慢或突然
症状	有腹泻，但脓血便少见	脓血便多见
病变分布	节段性	病变连续
直肠受累	少见	绝大多数受累
末端回肠受累	较多见	少见（约 10%）
瘘管、肛周病变、腹部包块	多见	罕见
内镜表现	阿弗他溃疡、纵行或裂隙状溃疡、鹅卵石样改变，病灶间黏膜正常	溃疡浅，弥漫性充血出血水肿，黏膜脆，息肉
病理改变	节段性全壁炎，有裂隙状溃疡、肉芽肿、黏膜下层血管扩张、淋巴细胞聚集	病变主要在黏膜层，浅溃疡、隐窝脓肿、杯状细胞减少等

20. 儿童溃疡性结肠炎要怎样治疗？

溃疡性结肠炎的患儿主要是口服药物控制症状，药物包括 5-氨基水杨酸类药物（如 SASP、美沙拉秦）、糖皮质激素（如强的松、强的松龙、布地奈德等）、免疫抑制剂（硫唑嘌呤等）、生物制剂（如英夫利西）等。因治疗 UC 的药物均有不同程度的不良反应，必须进行医学监控与处理。

对于口服药物无效或有肠穿孔、肠大出血、继发肿瘤的患者，可行手术治疗。还可以辅助予口服中药及针灸治疗。此外还有粪菌移植和尚处于研究阶段的干细胞移植。

另外，患者的教育也十分重要，患儿应该充分休息，保持好的心情，注意饮食卫生、饮食清淡、避免肠道感染，家长作为监护人，一定要监督患儿按时服药及做好定期随访，不要擅自减药或停药，一般取得缓解后，维持治疗需要3~5年，部分患儿需要终身维持治疗。

21. 儿童溃疡性结肠炎比成人好治吗？

发病年龄是UC的危险因素，发病年龄越小，患儿的病情、治疗药物反应以及并发症均较严重，同时，儿童患者由于其生长发育的特殊性，免疫功能的变化对其一生的影响更甚，因此相对成人而言，治疗并不轻松。

首先对于药物的耐受性可能不如成人，因此合理选择药物及配合医嘱尤为重要；对于应用糖皮质激素治疗的患儿，应把握其与生长发育的关系，儿童抵抗力相对成人较差，在治疗过程中应积极预防感染；另外，溃疡性结肠炎患儿常伴有营养不良，因此要格外重视其营养治疗。患儿的依从性较差，可能会影响治疗效果。由此可见，儿童溃疡性结肠炎的诊治可谓是任重道远。

22. 儿童溃疡性结肠炎预后好不好？

儿童溃疡性结肠炎在药物治疗缓解后需要长期（3~5年）维持治疗，部分患儿需要终身维持治疗，停药后易复发，且一部分患儿手术后复发率较高，相较成人来说，因其症状不典型，易漏诊及误诊，而且容易对其生长发育及营养状况造成较大影响，发病年龄越小的患儿，不仅病情较重，而且并发症多，也是结肠炎相关性结肠癌的高危因素，因此预后较成人差。

23. 儿童溃疡性结肠炎会引起严重的并发症吗？

儿童溃疡性结肠炎是慢性肠道炎症性疾病，反复发作会引起肠道大出血、中毒性巨结肠、肠梗阻、癌变等，都是比较严重的并发症，在儿童中都有一定的发生概率。

24. 儿童患了溃疡性结肠炎会容易患感染性疾病吗？

溃疡性结肠炎是一种肠道自身免疫性疾病，其本身就存在着各种免疫异常，且儿童患了溃疡性结肠炎常常需要使用糖皮质激素及/或免疫抑制剂治疗，患儿的免疫力会有所下降，因此患儿容易继发各种感染，如呼吸道感染、肠道感染与结核菌感染，还可能使隐性的肝炎病毒感染或结核菌、巨细胞病毒、EB 病毒感染复燃。因此，在日常生活中一定要做好通风工作，及时增添衣物，远离呼吸道感染人群，积极预防呼吸道感染。在平时的护理中应保持患儿肛门周围皮肤清洁干燥，每次便后予软纸擦拭，避免肛周黏膜损伤继发感染。同时，在诊断 UC 时应对相关病毒、结核感染指标进行检测，及时预防抗感染治疗与监控。

25. 患溃疡性结肠炎的儿童会影响生长发育吗？

溃疡性结肠炎患儿发病时很多表现为体重不增或下降、贫血及各种维生素和微量元素缺乏，会在一定程度上导致生长发育迟缓或停滞，加上可能会给予糖皮质激素治疗，势必会对生长发育产生一定的影响。因此，营养支持在小儿 UC 的治疗中尤为重要。

26. 溃疡性结肠炎会影响孩子的智力吗？

目前尚未有研究表明溃疡性结肠炎导致孩子智力下降，但长期的营养不良或营养不良得不到纠正以及疾病长期反复发作，可能会影响到孩子的生长发育，从而影响患儿的学习与进步。

27. 溃疡性结肠炎会对儿童心理造成影响吗？

小部分的年长患儿会因为疾病出现焦虑和抑郁等情绪变化，影响治疗和正常生活。对于这部分患儿可以口服抗抑郁药物治疗，有助于提高治疗效果和生存质量。家长与患儿保持乐观的生活态度，对 UC 会有良好的影响。

28. 溃疡性结肠炎的患儿可以正常上学吗？

溃疡性结肠炎的患儿经过积极的治疗取得病情缓解后，可同正常的儿童一样正常生活学习，也可进行体育运动，但应注意饮食与预防感染，并定期于医院复诊，并定时服药。

29. 儿童溃疡性结肠炎会癌变吗？

溃疡性结肠炎患儿发病年龄越小、病变范围越大、病程越长、治疗反应越差者，其肠黏膜上皮细胞越容易发生癌变，所以要积极控制疾病活动，密切进行医学随访，并定期进行肠镜检查，发现问题及时处理，使用 5- 氨基水杨酸进行一级预防。

30. 儿童溃疡性结肠炎要终身吃药吗？

溃疡性结肠炎的患儿经治疗取得病情缓解后，需要进行长期的药物维持缓解治疗，时间在 3～5 年不等，甚至有些患儿要终身维持治疗。

31. 儿童溃疡性结肠炎要吃哪些药？

对于不同严重程度的患儿，治疗药物有所不同，主要有以下几类。

（1）氨基水杨酸类：如柳氮磺胺吡啶、美沙拉秦、奥沙拉秦和巴柳氮等。这类药物可以口服或直肠灌肠给药。它对部分轻到中度的 UC 有效，也可用于预防疾病的复发，有磺胺过敏或阿司匹林过敏者禁用，婴幼儿禁用柳氮磺胺吡啶。

（2）糖皮质激素类：这类药物包括泼尼松及泼尼松龙等，可口服、直肠灌肠或静脉给药，用于中重度 UC，对急性发作的短期控制也有效，但是因其副作用大，不推荐长期或维持给药，其中，布地奈德是一种非系统性的类固醇类药物，可用来治疗轻到中度的 UC，副作用较少。

（3）免疫抑制剂：包括硫唑嘌呤、6- 巯基嘌呤、环孢素、沙利度胺、他克莫司等，常口服给药。多用于氨基水杨酸类及糖皮质激素类药物无效或效果欠佳的患者，也能在维持疾病的缓解中发挥作用。但这类药物起效慢，需要 2～3 个月的时间才能见效。使用过程中要注意患者肝肾功能与血常规的复查。

（4）生物制剂：是一类新型的治疗炎症性肠病的药物，包括英夫利西单抗（类克）。它适用于对传统药物不敏感的中到重度活动期 CD 患者，并可减少肠瘘的发生，能促进病损肠黏膜的愈合。对于难治性 UC 也可尝试使用英夫利西单抗。一般在大于 6 岁的儿童使用。

（5）抗生素：当 UC 并发感染时，灭滴灵和其他抗生素可能有效。由于 UC 是一种肠道自身免疫性疾病，因此，合成的半抗原类的青霉素类、头孢类抗生素慎用。儿童禁用环丙沙星。

（6）其他：包括肠道益生菌与调节情绪类药物、中药等。

成人 UC 的治疗根据疾病范围和程度而定，而儿童更多以疾病活动度为主，因为疾病范围对儿童来说影响不大，尽管 UC 患儿通常接受升阶梯治疗，但由于病情重，更多儿童要求快速治疗，不管在诱导缓解阶段还是维持治疗阶段。难治性或病情恶化者要认真评估，严格按治疗方案治疗。

32. 患溃疡性结肠炎儿童在服药期间要注意什么？

患溃疡性结肠炎儿童服药期间，要注意药物的副作用，治疗 UC 的各类药物均有一定程度的不良反应。

（1）氨基水杨酸类：柳氮磺胺吡啶不良反应多一些，包括恶心、呕吐、头痛、食欲不振等，餐后服药可以减轻消化道不良反应，叶酸吸收不良或缺乏，其他少见的不良反应包括过敏反应、粒细胞减少、自身免疫性溶血、青春期时精子异常、药物相关性胰腺炎、Stevens-Johnson 综合征（累及皮肤和黏膜的急性水疱病变）、肝肾功能损害（特发性间质性肾炎）等。美沙拉秦的上述不良反应相对较少，局部用药中罕见有肛门局部刺激症或肛门瘙痒症，极少数人可并发心肌心包炎和药物相关性胰腺炎，最常见的不良反应有水样腹泻，发生率为 15%~35%，与用药剂量及病变范围有关。

（2）糖皮质激素类：糖皮质激素的主要副作用包括疖疮、满月脸、骨质疏松、电解质紊乱及精神改变，还有感染、高血压、葡萄糖不耐受等，少见股骨头坏死等。

（3）免疫抑制剂：常见不良反应有恶心、呕吐等胃肠道反应、皮疹、变态反应性发热、肝功能异常等，少数人用药后可以发生变态反应性胰腺炎（15%），免疫抑制剂可致骨髓抑制、感染的敏感性增加等。

（4）生物制剂：各类感染风险增加 3%~7%，包括严重的细菌、真菌感染，以及诱发潜在的病毒感染与潜在结核感染；目前认为抗 TNF-α 制剂（尤其与免疫抑制剂联用）会增加青少年肝脾 T 细胞淋巴瘤发生率，关于 IFX 对其他实体肿瘤的影响尚无定论；急性输液反应发生率约为 3%，多数出现在输液过程中或输液后 2 h 内，症状包括荨麻疹、呼吸困难和支气管痉挛、喉头水肿、咽部水肿和低血压，迟发性输液反应发生率约 7%，可在用药 1~14 天后出现，但多数出现在 5~7 天后，表现为全身不适、肌肉及关节疼痛、发热等；

其他如神经系统可导致脱髓鞘病变和视神经炎，在循环系统，可加重已存在的充血性心力衰竭，不同程度引起肝损伤等。

（5）抗生素：甲硝唑可引起胃肠道功能紊乱，偶尔可引起痉挛性腹痛、周围神经性病变等。

33. 治疗儿童溃疡性结肠炎有没有特效药？

由于溃疡性结肠炎的病因未完全明了，因此没有病因性治疗。目前，对于溃疡性结肠炎的治疗，尚无特效药，仅能通过控制症状来缓解病情，部分患儿有望停药或是通过手术痊愈，但大部分仍呈慢性过程，需长期服药及定期随访。

34. 儿童溃疡性结肠炎治疗时间久不久？

溃疡性结肠炎多呈慢性反复发作，停药易复发，治疗时间相对较久，一般来说，诱导缓解需要2~3个月，维持缓解需要3~5年，少部分患儿有可能终身服药。能否停药，应在专科医生的指导下进行。

35. 儿童溃疡性结肠炎药物治疗贵不贵？

目前治疗溃疡性结肠炎的药物中柳氮磺胺吡啶和糖皮质激素以及传统免疫抑制剂如硫唑嘌呤等价格相对较便宜，而进口的美沙拉秦、新型免疫抑制剂如环孢素、他克莫司等以及生物制剂价格相对较贵。因为该病多呈慢性病程，亦可有急性手术及感染的风险，因此患儿总体的治疗费用负担较重。

36. 可以吃中药治疗儿童溃疡性结肠炎吗？

中医上认为溃疡性结肠炎多因外感风邪、饮食不洁、情志内伤、脾肾不足所致，症候可以表现为大肠湿热证、脾虚湿蕴证、寒热错杂证、肝郁脾虚证、脾肾阳虚证等，根据各种症候，可以服用中药治疗，并根据症状调整用药，此外，还可以采取中药灌肠、针灸等方法治疗。目前，仍未发现有哪一方剂可根治UC，仍然只是对症治疗和辅助治疗。

同时，中国民间有较多的食疗方法，说是某些食物或中药汤疗，可治疗溃疡性结肠炎，应该说没有科学依据，但可适当作为辅助治疗。

37. 儿童溃疡性结肠炎药物治疗效果不好怎么办？

儿童溃疡性结肠炎药物治疗效果不好，应该考虑以下几个问题：是否合并隐性感染或高凝状态或小血管微血栓形成？随着儿童的生长发育，药物治疗剂量是否够？药物治疗的时间是否足够？单药治疗效果差，可用药物组合方案治疗；必要时可应用生物制剂或结合免疫抑制剂治疗，儿童溃疡性结肠炎一般不主张手术治疗，因手术治疗易影响儿童的生长发育，还会造成不孕等问题。

38. 儿童溃疡性结肠炎一定要手术治疗吗？

儿童溃疡性结肠炎主要通过药物治疗，并非所有患者都适合手术，手术治疗一定要有明确的指征，如肠穿孔、肠梗阻、肠壁脓肿、肠瘘、大出血、癌变或内科长期保守治疗无效。

39. 手术治疗溃疡性结肠炎对孩子身体危害大不大？

任何手术都有风险，但是在内科治疗无效和出现严重并发症时，手术却成为了挽救患儿生命和提高患儿生命质量的重要手段。在中国，应用手术治疗 UC 应采取慎重的态度。全结肠切除，即使做了回肠贮袋手术，对患儿的日常生活和身心健康仍有较大的负面影响。

40. 手术可以治愈儿童溃疡性结肠炎吗？

从理论上讲，切除大肠，可治愈溃疡性结肠炎，但事实上，部分进行全大肠切除术后者，仍可发生回肠末端炎症，因此往往需要全大肠加上部分回肠切除术，可使部分患儿病情得到控制。但全大肠切除后，需要做回肠储袋手术，仍可发生回肠储袋炎，对患儿的日常生活和身心健康仍有较大的负面影响。因此手术治疗小儿溃疡性结肠炎是需要严格把握手术指征的，并非所有的患者都需要手术，如果并发肠梗阻、穿孔、狭窄、大出血或发生癌变，还有药物等内科治疗无效，可以进行手术。

41. 手术治疗儿童溃疡性结肠炎会出现什么并发症？

手术治疗儿童溃疡性结肠炎常出现的并发症有吻合口瘘、盆腔感染、肠梗阻、储袋炎、肛瘘、回肠阴道瘘等。

42. 儿童溃疡性结肠炎可以干细胞移植治疗吗？

干细胞移植是新兴的治疗溃疡性结肠炎的方法，可以重建机体的免疫功能，使 UC 缓解，包括造血干细胞和间充质干细胞移植。在成人中，异体干细胞移植可以让部分难治性患者病情缓解，目前对儿童的移植仍处于研究阶段。

43. 溃疡性结肠炎患儿没有症状了可以停药吗？

首先我们需要明确的是，溃疡性结肠炎是一种慢性复发性疾病，患者经常在发作期与缓解期交替。目前，在国际上，评价溃疡性结肠炎的治疗效果的方法有症状学评价、实验室指标评价、内镜下肠黏膜愈合的评价、肠黏膜病理学评价，而以内镜下肠黏膜愈合的评价为主要依据。因此，没有肠道症状了，只能说明是临床症状缓解，不算是痊愈，仍需要药物维持治疗 3~5 年。

溃疡性结肠炎的随访十分重要，应听从专科医生的建议，不能因为孩子症状好转而私自减药或是停药，有条件的患儿可以随访肠镜，医生会根据肠道黏膜炎症的消退情况进行减药，肠道黏膜炎症完全恢复正常达 3~5 年时，可考虑停药观察，但仍需要定期随访肠镜，一旦发现内镜下复发，仍需要继续药物治疗。

44. 溃疡性结肠炎患儿在什么情况下可考虑停药？

轻度的溃疡性左半结肠炎、小剂量单药可长期（3~5 年）维持缓解者、发病年龄较大者、无家族史患儿、有较好随访条件者，可考虑尝试停药观察，停药后要进行密切的医学随访。但是，小儿溃疡性结肠炎多见较重、病变范围广泛，因此，能彻底停药的患儿不多见，这点应引起家长的重视。

45. 溃疡性结肠炎患儿的饮食要注意什么？

儿童正处于生长发育的关键时期，在治疗溃疡性结肠炎的过程中饮食同样重要，良好的营养支持包括矿物质和维生素的补充，益生菌的摄入，急性期的时候予流质饮食，缓解期以高营养的低渣饮食为主。此外，要少吃粗纤维食物，忌刺激性食物，不宜吃油腻食物。

因溃疡性结肠炎为一种肠道免疫性疾病，同时，由于肠道的屏障发生了改变，黏膜的通透性发生了变化，原在正常黏膜屏障下不吸收的某些食物的抗原物质，在此时可通过黏膜屏障，进入肠黏膜下可能会引起肠道的免疫异常，一些与人体蛋白来源相差甚远的动物蛋白，如蛋、虾蟹、奶、贝壳类食物以及蛇、甲鱼、无鳞的鱼等，应尽量避免进食，可能会加重或引起UC复发。一些补品如蜂蜜、燕窝等应避免进食。

46. 儿童得了溃疡性结肠炎可以剧烈运动吗？

得了溃疡性结肠炎，要注意休息。活动期时要尽量卧床休息，可以适当进行低强度的活动，如散步。在疾病的缓解期，可按正常小孩一样生活运动。

47. 儿童溃疡性结肠炎容易复发吗？

溃疡性结肠炎是一种肠道的自身免疫性疾病，易反复发作。因其缺乏病因治疗，需要药物维持治疗，停药后易复发。手术治疗对部分患儿有效，但是也有可能复发。

48. 孩子得了溃疡性结肠炎可以结婚生孩子吗？

小孩得了溃疡性结肠炎并非被禁止结婚，病情控制得好依然可以正常地结婚生子。但是要注意：因溃疡性结肠炎具有一定的遗传性，因此，要注意不要与有该类疾病的亲属结婚；由于UC是一种免疫性疾病，对青春期儿童的精液的质量有一定的影响，同时，治疗UC的部分药物可影响患儿的生殖功能或妊娠等，成年后的患儿如要结婚生孩子，应咨询专科医生的意见。

49. 家里有一个孩子得了这个病，再生一个得病概率高不高？

溃疡性结肠炎有家族聚集性和遗传性，家族中有一个孩子患病，另一个孩子得病的概率较其他正常人群要高。因此，出生后要进行医学随访与干预。

50. 溃疡性结肠炎患儿参加患者教育有用吗？

较大的溃疡性结肠炎患儿参加医疗机构组织的患者教育是非常有必要的，可让患儿适当了解该病的基本情况，易于配合治疗，同时可让患儿了解饮食要求、生活与学习中应注意的问题，更重要的是让患儿知道有不少人同患该病，不是他一个患者在与疾病斗争，增强其抗病的自信心，可改善其不良情绪，有益于疾病的转归。

51. 现在很多报纸报道溃疡性结肠炎的非药物治疗方法，究竟什么是非药物疗法？有什么用？

溃疡性结肠炎的非药物治疗方法主要包括干细胞移植治疗、血液白细胞移去疗法与粪菌移植疗法。干细胞移植治疗溃疡性结肠炎已有一定证据说明对难治性溃疡性结肠炎有效，对于重建机体的免疫能力与损伤的肠黏膜恢复有帮助，对于严重的溃疡性结肠炎患者效果仍较差，但我国并没有法律允许在临床应用。

血液白细胞移去疗法，是将严重的溃疡性结肠炎患者血液中的致病的白细胞使用血液滤过去除部分，使得患者的病情加快缓解，但仍需要结合药物进行治疗。

粪菌移植疗法，是将健康人的粪便中的肠道细菌经过仪器进行分离处理后，移植到溃疡性结肠炎患者，重建肠道的正常菌群，对于部分患者有效，但也存在一定的风险，也不能根治溃疡性结肠炎。

52. 什么是要素饮食，肠内营养治疗有用吗？

要素饮食又称要素膳，是以人体需要量或推荐量为依据，采用氨基酸或蛋白水解物、糖类、脂肪、维生素矿物质及微量元素配制成的一种营养齐全、极易消化吸收的无渣饮食。因为溃疡性结肠炎患儿大多会有不同程度营养不良，往往存在包括维生素、矿物质及微量元素等在内的多种营养素的缺乏症。根据病情予以要素饮食肠内营养不仅改善患者营养状态，恢复和促进小儿生长发育，而且在上腹空肠吸收，可减少食物、消化酶到达病变肠段，减少食物中蛋白质等外源性致敏源对病变的刺激，改变肠道菌群，可缓解症状，改善活动期指标。

53. 溃疡性结肠炎会随着孩子们长大而痊愈吗？

答案是否定的。溃疡性结肠炎通常被认为是慢性疾病，也就是说在整个生命旅途中可能较长期存在。目前治疗能够控制症状但是无法治愈,这意味着溃疡性结肠炎是一个长期的疾病,但不是致命的。溃疡性结肠炎有着明显的活动期和间歇期交替现象。一些患者只是出现很轻微的症状,而不管早期症状是轻是重,大部分人的药物治疗效果还是很好的。

54. 患有溃疡性结肠炎是否会带来心理上的问题呢?

答案是肯定的。一旦溃疡性结肠炎的诊断成立,对任何人来说都是一个重大的打击,尤其是儿童。慢性疾病都会影响孩子健康成长和安全感。最终,孩子们都会慢慢表现出焦虑,变得很黏人。

当出现更严重的心理疾病的征象,如不合群、不愿意或者没能力上学,或者出现其他如处理事情的能力降低的征象,这时候咨询有经验的心理学专家、精神病学专家,或者是精神病学社会工作者可能会有一定的帮助。

55. 是否该让孩子的老师和朋友们知道病情?

答案是肯定的。因为孩子们有很大一部分时间都是在学校度过的,学校是他们学习、娱乐以及社交的场所。简单地说,学校是孩子们的活动中心。显然这就是为什么孩子的老师们、学校的管理者们应该被告知孩子病情的原因。孩子们有时要频繁上厕所,知道了病情就会使孩子们的生活更轻松些。

中山大学孙逸仙纪念医院儿科　李雯静　梁蓉蓉　黄花荣
中山大学孙逸仙纪念医院消化内科　钟英强
吉林大学白求恩第一医院小儿消化内科　王丽波

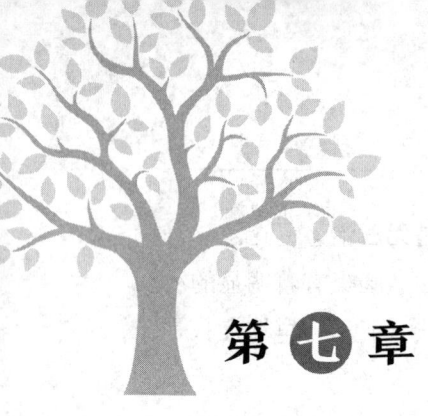

第七章

老 年 篇

1. 溃疡性结肠炎患者一般是年轻人比较多,为什么老年人也会患溃疡性结肠炎?

溃疡性结肠炎在全球不同地区的发病率和患病率明显不同,在北美、西欧及日本等发达国家,溃疡性结肠炎的发病率在年龄上呈双峰趋势,发病最高峰为30~40岁,其次为60~70岁,第二个高峰明显小于第一个高峰。在大部分亚洲国家,流行病学显示溃疡性结肠炎发病高峰为20~50岁,并没有发现明显第二高峰,但是,临床资料也显示溃疡性结肠炎在任何年龄均可发病(6~80岁均有报道),我国10%~15%的溃疡性结肠炎患者为老年(60岁以上)时确诊该病,该比例与西方国家相似。

老年人溃疡性结肠炎一部分是由青少年时患病延伸而来,部分是在老年时发病,只占少数。老年人会患溃疡性结肠炎的原因可能与老年人的病理生理改变有关,如肠道的黏膜屏障发生了改变,通透性增加;肠道的菌群发生了改变,使得肠道内外环境的稳态被打破;肠道黏膜细胞的自噬功能低下,清除抗原性物质功能减低,造成肠道免疫异常;部分老年人存在高凝状态,造成肠道微小血管功能改变或微血栓形成,致肠道溃疡的形成;老年人随着生理机能的下降,肠系膜的脂肪组织、血管、神经等发生了改变,影响到肠道的功能;老年人退休后,脱离了社会,造成一定程度的抑郁与焦虑情绪改变,也会引发或加重溃疡性结肠炎的症状。

2. 溃疡性结肠炎是老年人常见疾病吗?男女有差别吗?

溃疡性结肠炎在我国过去被认为是少见疾病,但是近年来随着我国社会经济的不断发展，西方化的生活方式和环境问题，导致溃疡性结肠炎发病率不断上升，1990—2003 年覆盖我国 11 省市的调查显示，我国溃疡性结肠炎患病率约为 11.62/（10 万·年），其中广州地区发病率最高，其次是香港和澳门。不过我国的发病率仍明显低于欧美国家。在老年人，相对于其他老年性疾病如高血压、心脑血管性疾病、糖尿病等，溃疡性结肠炎仍是少见病。在性别组成上，西方国家溃疡性结肠炎男性多于女性（男：女≈1.5：1），而我国男女发病率大致相等。

3．溃疡性结肠炎发病率会随着年龄增加吗？

溃疡性结肠炎是一种以肠道为主要靶器官的自身免疫性疾病，与机体免疫功能紊乱、表现"过强"有关，我国溃疡性结肠炎患者以中青年为主，老年患病率比中青年明显低。老年人的免疫功能会逐渐减低，一般来说，自身免疫性疾病的发病率不会随年龄的增加而升高，反而会降低。

我国的溃疡性结肠炎患者在老年时期可以发生，没有明显的高峰出现，因此，其发病率不会随着年龄增加。但是，溃疡性结肠炎是一种难治性疾病，且中青年发病较多，人类的寿命明显延长，我国人口基数大，所以以后的老年溃疡性结肠炎患者会逐渐增多。

4．溃疡性结肠炎会传染给身边的家人朋友吗？

溃疡性结肠炎是肠道的一种慢性非特异性的自身免疫性疾病，其具体的发病机制尚不清楚，可能与遗传、环境、肠道微生物、免疫等因素之间复杂的相互作用相关，虽然部分文献报道它与部分病毒、副结核分枝杆菌、肠道菌群失衡有关，但它并不是一种传染性疾病，因此患者可放心地与家人一起生活。但溃疡性结肠炎具有一定的遗传背景，同时，家庭成员具有相同的饮食和生活环境，因此，直系亲属比普通人群易患溃疡性结肠炎。

5．溃疡性结肠炎会遗传给自己的后代子女吗？

大量研究证据说明遗传因素在炎症性肠病（IBD）的发病中的确有着重要作用，国内外研究表明已有 160 多个基因位点与 IBD 的发病有关，IBD 是一种多基因病且具有遗传异质性疾病（不同的人由不同基因引起），如 NOD2/

CARD15 基因突变与 IBD 有关，但汉族人的遗传倾向较低。从基因学的角度来说，IBD 的发病机制为：在遗传易感性的基础上，在饮食与肠道微生态的作用下，肠道发生了黏膜的免疫异常，造成黏膜的免疫损伤。溃疡性结肠炎是 IBD 的一种，其遗传度比克罗恩病要低。

溃疡性结肠炎是一种多基因相关的疾病，它有着较为复杂的遗传背景，单个易感基因的遗传效应都比较微小，而多个易感基因与环境因素一起参与了疾病的发生和发展。研究发现，溃疡性结肠炎患者一级亲属（指患者的父母、兄弟姐妹、儿女）的发病率为 1.6%，其兄弟姐妹患病的风险率为 15%；当父母双方均患病时，其后代发病风险显著增高至大于 30%。目前认为，易感基因可能主要通过影响个体的肠道屏障及免疫功能来影响疾病的发生。

总体来看，溃疡性结肠炎不是遗传病，但是与易感基因相关。

6. 老年人溃疡性结肠炎有什么症状？

老年人溃疡性结肠炎会反复发作，呈慢性过程，以消化系统症状为主，如腹泻、粪便中带有黏液脓血，其他包括腹痛、腹鸣、肛周不适等，多以轻中度表现为主，但要注意，极少数老年人溃疡性结肠炎可能没有明显的胃肠道症状。

部分中重度患者还可出现食欲减退、发热、消瘦、贫血、低蛋白血症等全身症状，但总体来说，老年人溃疡性结肠炎的全身症状较多，但较轻，多表现为轻度贫血、低蛋白血症。

据国内文献报道，有 7%~21% 的患者合并肠道外表现，如关节炎、皮疹、口腔溃疡、眼病、原发性硬化性胆管炎、深静脉血栓栓塞、贫血、间质性肺炎，虽然肠外表现不多见，但要高度注意深静脉血栓栓塞的防治问题，如肢体深静脉、腹腔内静脉、大脑深静脉的栓塞等，会影响老人溃疡性结肠炎的预后，增加病死率。

7. 出现腹痛、腹泻、血便等消化道症状就是患了溃疡性结肠炎吗？

腹痛、腹泻、血便等消化道症状并非特异性的，出现这些症状也可能与下面六类疾病有关：酸相关性溃疡，如十二指肠消化性溃疡、应激性肠道溃疡；肠道恶性溃疡，如十二指肠癌、结肠癌、肠MALT淋巴瘤（B细胞、T细胞、NKT细胞型）、恶性间质瘤；肠道感染性溃疡，如结核菌、真菌、阿米巴原虫、梅毒、HIV、肝炎病毒、寄生虫（Eos性肠炎）；肠道免疫性溃疡，如溃疡性结肠炎、克罗恩病、Behcet病、移植物抗结肠病；治疗相关性溃疡，如NSAID相关溃疡、放射性肠道炎症溃疡、假膜性肠病、肿瘤化疗药物相关肠病、息肉切除后溃疡性伤口；其他如缺血性肠病、不能分类的溃疡性疾病（非特异性）、直肠孤立性溃疡综合征。在老年人，特别要注意肠道肿瘤与血管性疾病的鉴别。

因此，当您出现以上症状时，建议您到医院做进一步检查以明确诊断，同时还须排除肝炎、肺结核、各种病毒感染等疾病，以便为治疗做好准备。

8. 老年人患溃疡性结肠炎一定要住院治疗吗？

溃疡性结肠炎的诊断是一种综合性和排除性诊断，一般首次诊断需要住院进行详细的检查，以排除其他疾病，老年人特别需要排除肿瘤性与血管性肠道疾病。明确诊断并制订治疗方案之后，可在炎症性肠病或消化内科门诊长期随诊，由专科医师进行药物的调整并复查相关指标；部分溃疡性结肠炎患者可能需要住院治疗，如使用药物灌肠或补液等支持疗法；出现严重并发症的患者甚至需要外科手术。另外，治疗结肠炎的药物也可能会产生一些副作用或并发感染，出现这些情况时也需要住院进行治疗。

9. 诊断溃疡性结肠炎一般需要做哪些检查？

初次诊断溃疡性结肠炎需要一系列完善的检查，包括：①抽血的检查，如血常规、肝肾功能、C反应蛋白、红细胞沉降率、凝血功能、血浆蛋白，以及排除肝炎、结核、肿瘤、结缔组织病所需的结核抗体、T-SPOT、各种肝炎病毒、EB病毒、巨细胞病毒、消化肿瘤标志物、风湿免疫相关检查，如血管炎二项（pANCA、ASCA）等。②粪便检查，如粪便常规、粪便钙卫蛋白、粪便细菌及真菌培养、粪便找阿米巴、找虫卵和寄生虫等。③内镜检查：肠镜检查及病理活检，必要时做胶囊内镜与小肠镜检查等，因部分中间型IBD患者，虽然大肠改变符合溃疡性结肠炎的表现，但其小肠也可存在着病变。④影像学检查：如腹平片、结肠气钡双重造影、腹部CT或MRI等可以诊断是否有肠梗阻、肠穿孔、中毒性巨结肠、肛周瘘管等情况。⑤其他常规检查以评估心肺功能，如心电图、心脏彩超等。

老年人可根据身体状况选择适当的检查。如果高度怀疑血管性肠道疾病，如缺血性肠病，应选择做血管多普勒检查、腹腔 CTA 或 MRA，必要时选择介入性血管造影，以明确或排除诊断。

10. 溃疡性结肠炎容易诊断吗？易误诊吗？

溃疡性结肠炎的诊断是一种综合性诊断，同时也是一种排除性诊断，诊断溃疡性结肠炎必须首先排除其他已知原因造成的结肠炎症改变，如肠道肿瘤、急性感染性肠炎、少见的慢性肠道感染（如肠结核、血吸虫病、阿米巴结肠炎、细菌性痢疾）、克罗恩病、肠道白塞病、药物相关性结肠炎、缺血性结肠炎、放射性结肠炎等。在老年人出现以上疾病的可能性比年轻人更高，因而排除性诊断更加重要，易漏诊或误诊。

有典型临床表现，结合典型的内镜表现和病理特点，有经验的专科医生诊断溃疡性结肠炎并不十分困难，但仍有少数表现不典型的患者可能无法即刻明确诊断，而需要通过诊断性治疗及随访 3~6 个月方能进一步确定。

11. 溃疡性结肠炎如何诊断？

溃疡性结肠炎诊断缺乏金标准，主要结合临床表现、内镜和病理组织学进行综合分析，在排除性诊断的基础上作出诊断。

（1）临床表现：表现为持续或反复发作的腹泻、黏液脓血便伴腹痛、里急后重和不同程度的全身症状，病程多在 4 周以上。可有皮肤、黏膜、关节、眼和肝胆等肠外表现。黏液血便是溃疡性结肠炎的最常见症状。

（2）结肠镜检查：结肠镜检查并活检是溃疡性结肠炎诊断的主要依据。结肠镜下溃疡性结肠炎病变多从直肠开始，呈连续性、弥漫性分布，表现为：黏膜血管纹理模糊、紊乱或消失，充血、水肿、质脆，自发或接触出血和脓性分泌物附着，亦常见黏膜粗糙、呈细颗粒状；病变明显处可见弥漫性、多发性糜烂或浅小溃疡形成；可见结肠袋变浅、变钝或消失以及假息肉和桥黏膜等。

（3）黏膜活检组织学检查：经多段多点活检，组织学可见以下主要改变，活动期：固有膜内弥漫性急慢性炎细胞浸润，包括中性粒细胞、淋巴细胞、浆细胞和嗜酸性粒细胞等，尤其是上皮细胞间中性粒细胞浸润及隐窝炎，乃至形成隐窝脓肿；隐窝结构改变，隐窝大小、形态不规则，排列紊乱，杯状细胞减少等；可见黏膜表面糜烂，浅溃疡形成和肉芽组织增生。缓解期：黏膜糜烂或溃疡愈合；固有膜内中性粒细胞浸润减少或者消失，慢性炎症细胞浸润减少；隐窝结构改变可加重，如隐窝减少，萎缩，可见帕内特氏细胞化生。

（4）钡剂灌肠检查：为主要的辅助检查，在部分不能耐受肠镜检查的患者可进行钡剂灌肠检查，主要表现为：黏膜粗乱和（或）颗粒样改变；肠管边缘呈锯齿状或毛刺样，肠壁有多发性小充盈缺损；肠管短缩，袋囊消失呈铅管样。

诊断要点：在排除其他疾病基础上，可按下列要点诊断：①具有上述典型临床表现者为临床疑诊，安排进一步检查。②同时具备上述结肠镜或（及）放射影像特征者，可临床拟诊。③如再加上上述病理学特征者，可以确诊。④初发病例如临床表现、结肠镜及活检组织学改变不典型者，暂不确诊溃疡性结肠炎，应予随访2~3个月，少部分需要半年。

12. 老年人诊断溃疡性结肠炎一定要做肠镜吗？

溃疡性结肠炎是一种病变主要位于结肠、直肠的慢性炎症性疾病，目前尚缺乏诊断溃疡性结肠炎的金标准，故患者的临床表现及实验室检查、影像学检查对诊断和鉴别诊断具有重要价值，其中肠镜下的表现及病理组织学活检更是对最终确诊起决定性作用，所以肠镜检查是不可缺少的。而且，判断疾病活动度、观察疗效等也都需要定期行肠镜检查。此外，肠镜还可以排除特异性感染性肠病、缺血性肠病、放射性肠病和大肠癌等疾病。

13. 老年人溃疡性结肠炎在肠镜中有哪些表现？

溃疡性结肠炎在肠镜下往往表现为从直肠开始逆行向上扩展的连续性分布的病变，少部分可累及回肠末段，黏膜呈细颗粒状、弥漫性充血、水肿、血管网模糊、质脆和出血，可附有脓性分泌物，病变明显处有弥漫性小糜烂灶或浅小溃疡，病变长时期反复者，可有息肉（包括假性息肉、炎症性息肉和腺瘤性息肉）形成和黏膜桥形成，结肠袋变钝或消失或肠管狭窄或癌变。

14. 通过肠镜如何区分老年人溃疡性结肠炎的严重程度？

常用的溃疡性结肠炎内镜下严重程度可分为5级。0级：结肠黏膜正常。Ⅰ级：结肠黏膜血管充血、水肿、血管模糊。Ⅱ级：结肠黏膜有接触性出血。Ⅲ级：结肠黏膜有自发性出血。Ⅳ级：溃疡形成。国内也有报道对溃疡性结肠炎内镜分级进行改进。0级：黏膜正常或已白色瘢痕化。Ⅰ级：黏膜血管充血、水肿和颗粒状改变，血管网模糊。Ⅱ级：在Ⅰ级基础上，黏膜糜烂。Ⅲ级：在Ⅱ级基础上，出现溃疡形成。Ⅳ级：在Ⅲ级基础上，黏膜明显增厚、肠腔狭窄。Ⅴ级：发生中重度不典型增生或癌变。

15. 通过肠镜怎样进行病理组织活检？

结肠镜可以帮助医生取到大肠黏膜的组织学标本，当然您在取活检时是不会感到疼痛的，这些黏膜样本不仅可以进行病理组织检查，还可以对组织进行组织细胞学分析、上皮细胞的凋亡分析、免疫组织化学染色进行相关蛋白组学检测和病原学相关分析（黏膜的抗酸染色、TB菌培养与TB-DNA定量分析等），有助于溃疡性结肠炎的诊断以及治疗后的评价。

16. 通过肠镜如何判断溃疡性结肠炎的治疗效果？

目前国际上对溃疡性结肠炎的疗效评价已由临床症状缓解逐渐转变为追求达到结肠黏膜愈合。黏膜病变愈合的标准为黏膜愈合，内镜下分级为：0级：黏膜正常或瘢痕化；黏膜病损缓解：内镜下分级改善大于Ⅱ级；黏膜病损改善：内镜下分级改善大于Ⅰ级；无效：黏膜病变无改善，甚至加重。总有效率＝黏膜病损愈合率＋黏膜病损缓解率。这种追求黏膜愈合的标准其临床价值高于临床活动指数或临床表现的改善。

17. 如何根据内镜下病变的程度指导治疗？

治疗溃疡性结肠炎的传统用药主要有水杨酸类制剂、糖皮质激素和免疫抑制剂。对于溃疡性结肠炎患者，病变主要在左半结肠以下者，内镜表现为Ⅲ级以下者，可选用水杨酸类制剂（如SASP、5-ASA）进行强化治疗；对于广泛性结肠以上病变者，或不管病变范围如何，主要内镜表现为严重的Ⅲ级和或

Ⅳ级者，以及合并有肠管狭窄者，均应选用 SASP 或 5-ASA 加上糖皮质激素（如强的松、地塞米松、甲基强的松、布地奈德等）和或免疫抑制剂（如硫唑嘌呤、巯嘌呤、甲氨碟呤、环孢素等）进行治疗；合并重度不典型增生或癌变应尽早进行内镜或手术治疗。对于初发或可疑病例，一般选用 SASP 或 5-ASA 进行治疗，并进行密切随访，确诊后按上述原则进行治疗。

18. 治疗过程中一般多久复查肠镜？如何指导治疗？

随着内镜操作技术的改进和熟练程度的提高以及麻醉内镜的广泛开展，内镜操作给复查患者带来的痛苦已大大减少。因此，一般认为，强化治疗 2~3 月后，复查肠镜，如黏膜病变明显好转或范围明显缩小，可考虑减药，随后，每 2~3 个月复查 1 次肠镜，主要是观察病变的肠段，不需要进行全结肠的检查，如在减药过程中，黏膜病变继续好转，无恶化，可继续减药，直至找出最小的维持量进行维持治疗。

19. 什么是激素依赖型溃疡性结肠炎？

激素依赖型溃疡性结肠炎是指在激素足量治疗（0.75~1 mg/kg）2~3 个月时，黏膜病变会明显好转，但在激素逐渐减量的过程中，一般而言，当强的松在减至 20~30 mg/d，肠道黏膜病变有恶化，则提示该患者为激素依赖，应尽早加用或改用免疫抑制剂或生物制剂进行治疗。

20. 如何知道自己可能需要外科手术治疗？

一般来说，经过规范的激素、免疫抑制剂或生物制剂进行治疗后，但肠镜下的表现仍然恶化并出现病灶增厚者、肠道隆起性病变上出现中重度不典型增生者、肠管明显狭窄出现肠梗阻表现者、高度怀疑癌变者均需要及早进行外科手术治疗。

21. 肠镜检查在溃疡性结肠炎的随访中有哪些作用？

（1）初发病例的随访：对于初发的病例一定要进行严格的排除性诊断，如最初不能区别是溃疡性结肠炎还是感染性肠病时，应先进行抗感染治疗后，再进行内镜随访，以进一步明确诊断，如是感染性肠病时，经抗感染治疗，在短期内（2周左右），结肠黏膜可明显好转或愈合；如是溃疡性结肠炎合并感染，抗感染治疗2周后，结肠黏膜病变有好转，但溃疡性结肠炎的黏膜表现仍存在。如是肠道TB，则需要抗TB治疗3个月左右，结肠黏膜才会有明显的好转或愈合，病情严重者，需要的时间就延长。

（2）结肠癌变的监测：结肠型溃疡性结肠炎患者的结肠癌变风险增加，特别是病变广泛、儿童期发病者、病情长年反复或持续者、长期应用SASP或免疫抑制剂治疗者，均应密切进行内镜监测。国外这部分数据来自三级转诊中心（相当于我国的三甲医院），或部分为人群研究，或部分为病例报道或小样本研究，故各研究报道的IBD患者结肠癌变风险率差异较大，目前仍未确定其确切的风险。研究结果显示，溃疡性结肠炎患者发病第10年的结肠癌变风险为2%，20年为8%，30年为18%。英国一项随访30年的研究显示，溃疡性结肠炎患者发病第20年的结肠癌变和异型增生风险为7.7%，30年为15.8%。但后续人群研究提示溃疡性结肠炎患者的结肠癌变风险随时间的推移而下降，可能与5-氨基水杨酸广泛使用所产生的化学预防作用、某些医学中心对难治性溃疡性结肠炎患者尽早开展结肠切除和内镜检测等有关。

在内镜随访的过程中，一旦发现上皮细胞有中重度不典型增生、腺瘤性息肉，应尽早在内镜下进行治疗，并要缩短内镜的随访时间，在病变肠段进行多点活检，一旦发现癌变，尽早进行外科手术治疗。

（3）缓解病例的随访：即使是完全缓解的病例，仍需要进行定期的内镜随访，因为炎症过后，黏膜的上皮细胞仍会发生变化，如息肉形成等，特别是在缓解的病例，短期内出现新的溃疡，并逐渐扩大者，应注意结肠癌发生的可能。

相比而言，胃镜检查主要是为鉴别诊断而用，如排除可能累及全消化道的克罗恩病、白塞病或药物性肠炎等，同时，应用糖皮质激素治疗时，对上消化道黏膜会有影响，了解上消化道是否有病变，对治疗的安全性有帮助。

22. 老年人可以做胃、肠镜吗？

老年人是内镜检查的高危人群，胃镜、肠镜都是一种侵入性的检查，可能出现各种各样的并发症，严重者甚至危及生命，但总的发生率很低，一般低于1%。高龄也并非内镜检查的禁忌症，有严重心肺功能不全和容易出现严重心脑血管意外者（如心肌梗死急性期、严重心律失常、休克、腹主动脉瘤等）则不能进行内镜检查。有严重腹腔内粘连时，如必须做肠镜检查，内镜医生也须非常小心，发生剧痛应立即终止，防止肠道的撕裂。一般对老年人，不主张常规做麻醉内镜，以免引起麻醉意外，有较好复苏设备的内镜室可进行麻醉内镜检查。

23. 做胃、肠镜痛苦吗？

胃镜、肠镜检查过程中会产生一定的不适感，如胃镜检查时会出现恶心、咽部不适、唾液分泌增加，肠镜检查时会出现腹痛、腹胀，但程度一般不重，如患者能按医生的要求配合好，不仅可迅速缓解一些不舒服，还能有助于进镜和完成检查。另外，内镜检查前医生也会做一些准备工作，如胃镜前使用咽部表面麻醉剂，肠镜前使用镇静剂和解痉剂等，都将有助于减少患者的不适。总体来说，内镜检查是目前一项较为成熟的检查技术，患者无须特别紧张。

24. 老年人做胃、肠镜检查前后有什么需要特别注意的？

一般胃镜检查前须禁食 6 h，静脉麻醉行无痛检查前应禁食 12 h，禁饮 6 h。如有幽门梗阻、胃潴留的患者，须禁食 2～3 天，必要时还须洗胃。如患者年龄超过 60 岁，还应常规行心电图检查，必要时行心脏彩超检查，以排除心脏疾病。

肠镜检查前则须做好肠道准备，一般须提前三天进行无渣半流饮食（不吃粗纤维食物），检查前一晚口服泻药，检查当天禁食。检查前医生可能还会根据需要使用解痉药和镇静药。

胃镜检查完后，如无内镜下治疗，可用水漱口后，喉无麻木感，可进食流质，如有内镜下治疗，要服用抗酸药和胃黏膜保护药，凉的无渣半流饮食或禁食 1～2 天。如无进行肠镜下治疗，如活检或电切息肉等，术后即可恢复正常饮食。如检查中出现严重腹痛或取活检者，术后应减少活动，进食流质或半流质、无渣饮食 1～2 天。如进行电切息肉或血管套扎等其他手术操作时，术后则须按照医生嘱咐，短期禁食或流质、半流质饮食 3～7 天。

25. 有高血压、冠心病、糖尿病等疾病的老年人可以做胃、肠镜吗？

由于胃、肠镜检查会有轻度不适感，容易使患者产生恐惧或焦虑心理，机体出现应激反应，表现心率、收缩压、肌肉紧张度以及代谢水平等方面的变化，可能诱发如脑卒中、心律失常、心梗、低血糖等不良事件。所以一般来说严重高血压、糖尿病、冠心病的高龄患者是胃、肠镜的相对禁忌症。

对于年龄超过80岁和（或）伴有高血压、糖尿病、冠心病的患者，可检查前一天住院观察心电图、血压、心率及血糖的变化，个体化评估患者对内镜检查的耐受情况，进行术前、术中及术后监护可以完成操作。对于不能接受常规内镜检查的老年患者，在有较好复苏设备的内镜中心，可建议静脉麻醉下胃、肠镜检查，静脉麻醉下内镜检查对于老年患者也有较好的安全性和可行性的，但要注意麻醉意外，如低氧血症或不能苏醒等。

26. 做完胃、肠镜会不会对胃肠道有损害？会加重腹痛腹泻症状吗？

胃、肠镜检查为一种内窥镜侵入性操作，检查中对胃、肠道的有一定牵拉、碰撞、钳夹、充气等机械性刺激，必要时会取组织病理，加上一些检查者痛阈较低，易产生紧张、焦虑、恐惧心理，故整个操作过程中有一定的创伤性和危险性，但在有经验的内镜医生操作下都会比较安全，预约时也会履行签字手续。

内窥镜检查通常不会加重腹痛腹泻症状，检查后有时出现轻微的腹胀腹痛属正常现象，检查完后不要马上进食，待结肠内气体排出，腹胀消失后进易消化流质饮食，不适症状一两天就会消失。如检查后出现严重腹痛腹泻症状，一定要找专科医生诊治。

27. 做完胃、肠镜后一定能确诊溃疡性结肠炎吗？

胃、肠镜在溃疡性结肠炎的诊断中虽然不能起到确诊作用，但内镜检查并活检是建立该疾病诊断的第一步。溃疡性结肠炎在内镜下有一定的特征，结合病理组织学特点，对疾病的诊断具有重要的价值。另外，对于初发病例如最初无法明确诊断，定期内镜随访，也是进一步明确诊断的重要辅助检查。有典型内镜表现者，在排除其他相关性疾病（老年人重点是肿瘤性疾病与缺血性肠病等）后可建立诊断。总体来说，不能只凭肠镜来诊断溃疡性结肠炎。

28. 老年人是不是更应该选择胶囊内镜呢？

胶囊内镜是包裹在胶囊内的无线摄像头，胶囊内镜被吞入消化道后不断翻转、拍照，连续摄像并输出信号至体外的信号接收器，通过专门软件分析接收信号即可了解消化道有无病变。胶囊内镜可以无创性、直视性地检查消化道，没有痛苦，患者接受程度较好。对于老年患者，不耐受胃肠镜检查，或者胃肠镜侵入性操作风险较高，可以考虑行胶囊内镜检查。但是，目前的胶囊内镜仅能够较好地观察腔道较小的小肠，对于腔道较大的胃及大肠则容易漏诊。而且，并非所有的患者都能够行胶囊内镜的检查。

29. 胶囊内镜检查适合所有的老年溃疡性结肠炎患者吗？哪些患者不能行胶囊内镜检查？

胶囊内镜并不适合存在肠道狭窄甚至梗阻的患者。因此，任何需要进行胶囊内镜检查的患者必须在检查前评估肠道是否有狭窄甚至梗阻的情况。此外，有肠瘘或憩室的患者也不宜行胶囊内镜检查。因此，在行胶囊内镜检查前，应先行立位腹部平片、消化道造影或腹部CT等检查除外上述情况。老年人有时会出现肠道动力不足，造成胶囊内镜排出缓慢，电池电量不足，这也是需要根据具体患者进行个体化分析的。

30. 老年人溃疡性结肠炎的病情如何评估？

溃疡性结肠炎诊断成立后，需要进行疾病评估，以利于全面估计病情和预后，制订治疗方案。老年人溃疡性结肠炎类型一般根据四个方面进行评估。

（1）临床类型：可分为初发型、慢性复发型和慢性持续型，初发型指无既往病史而首次发作，该类型在鉴别诊断和维持缓解治疗中需要注意；慢性复发型指临床缓解期后再次出现症状，临床上最常见；慢性持续型是指临床症状持续存在，无明显的缓解期。主要根据临床问诊结合肠镜表现来判断。

（2）疾病严重程度：分轻、中、重度型，改良的 Truelove 和 Witts 严重程度分类标准，易于掌握、临床实用。轻度：腹泻＜4次/天，轻或无便血，脉搏、体温、血红蛋白正常，ESR＜20 mm/h。重度：腹泻≥6次/天，便血明显，脉搏＞90次/min，体温＞37.8℃，血红蛋白＜75%正常值，ESR＞30 mm/h。中度介于轻、重度之间。主要根据临床表现来判断。

（3）病情分期：活动期和缓解期，活动期是指患者有溃疡性结肠炎的临床表现，肠镜下具有溃疡性结肠炎的表现，而缓解期为无症状，且肠镜下黏膜病损达0级愈合。主要根据临床问诊结合肠镜表现来判断。

（4）病变范围：推荐采用蒙特利尔分型，该分型特别有助癌变危险度的估计及监测策略的制订，亦有助治疗方案选择。E1：局限于直肠，未达乙状结肠；E2：累及左半结肠（脾曲以下远端结肠）；E3：广泛结肠，广泛病变累及脾曲以近乃至全结肠。主要根据肠镜表现或钡剂灌肠表现来判断。

每种状况可互相转变，消化系统表现类似，但程度不一样，通常来讲复发型、重度、活动期以及全结肠型的患者症状会更严重，例如，腹泻次数增多，每日可达10多次，黏液脓血便加重，部分便鲜血。对于中重型患者，还可能会有全身表现或肠外表现，如发热、消瘦、低蛋白血症和贫血，口腔溃疡、骨关节病、皮肤病变以及神经系统的病变等。

31. 老年人溃疡性结肠炎易癌变吗？有办法预防吗？

溃疡性结肠炎是一种慢性的肠道非特异性炎症性疾病，不是一种癌前疾病，但溃疡性结肠炎并发结肠癌或溃疡性结肠炎癌变的机会比同龄的一般人群明显增高，溃疡性结肠炎活动持续时间较长、病变范围较广、有大肠癌家族史、并发原发性硬化性胆管炎、异型增生、病变狭窄或肿块病变、黏膜炎症较重、息肉形成等易癌变。其中癌变趋势与疾病病程长短密切相关，病程超过10年后癌变机会每年增加1%，有报道认为溃疡性结肠炎大于10年癌变率为2%，大于20年癌变率为8%，大于30年癌变率为18%。老年人溃疡性结肠炎如是从年青时发病延伸而来者，要高度注意癌变可能。

我国溃疡性结肠炎以轻中度和左半结肠病变多见，经规范足程治疗效果较好，癌变率较低，全结肠型合并上皮细胞不典型增生易发生癌变。但在我国的三甲医院的溃疡性结肠炎癌变率明显下降，主要的原因加强了内镜随访和一级的化学预防，常用的化学预防剂是5-氨基水杨酸（剂量要求

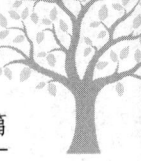

≥1.2~2 g/d）。溃疡性结肠炎合并硬化性胆管炎（PSC）者采用 UDCA（熊去氧胆酸）预防，有报道叶酸、钙剂与维生素 D、硫唑嘌呤（AZA）、6-MP 与英夫利西也具有预防作用。

32. 溃疡性结肠炎会加重高血压、冠心病、糖尿病等老年疾病吗？

中、重度溃疡性结肠炎患者，可有低蛋白血症、贫血、水电解质平衡紊乱等全身症状，同时要密切注意老年溃疡性结肠炎患者合并的高凝状态，可能会加重高血压、冠心病等心脏疾病；另外治疗溃疡性结肠炎的过程中，长期大量使用糖皮质激素也会造成水钠潴留、糖耐量下降、感染、电解质紊乱等，从而加重高血压、冠心病、糖尿病等疾病。有糖尿病的溃疡性结肠炎患者慎用糖皮质激素。有心功能衰竭者，不能应用英夫利西。有高凝状态的老年溃疡性结肠炎患者，慎用会加重高凝状态的药物，如柳氮磺胺吡啶、MTX、环孢素与糖皮质激素等。

老年溃疡性结肠炎患者合并高血压、冠心病、糖尿病等老年疾病时，更易发生高凝状态，因此，要加强抗凝治疗与预防。

33. 老年人溃疡性结肠炎经治疗后会有后遗症吗？

溃疡性结肠炎治疗后的后遗症主要是肠道改变，一般发生在病情迁延难愈、病变广泛的患者，主要表现有：肠管缩短，肠道炎症刺激形成假息肉及黏膜桥形成；另外还有一些患者治疗后出现药物不良反应，如肾上腺皮质激素引起糖耐量异常、高血压、骨质疏松、股骨头坏死等，这些不良反应可通过减少用药剂量或停药后恢复正常，少数会产生不可逆的影响，因此，要在专科医生的监管下进行密切随访。

部分溃疡性结肠炎患者治疗后达到肠道黏膜愈合，但存在有 IBS（肠易激综合征）样表现：腹部不适、隐痛、黏液样便，这是肠道的功能存在异常，可在溃疡性结肠炎的维持治疗的基础上加用 IBS 药物进行治疗。

34. 老年人得了溃疡性结肠炎会影响寿命吗？会致死、致残吗？

高龄的重度溃疡性结肠炎患者的预后较差，降低生活质量，一旦出现并发症、病情严重难以控制、发生癌变都会提高患者病死率，影响寿命。一般轻中度的溃疡性结肠炎老年患者，只要能够较好地控制炎症及病情的发展，不会影响患者的寿命。

溃疡性结肠炎是主要累及结肠和直肠黏膜的炎症性疾病，通常不会致残，除非合并肠外并发症，如骨关节病，表现为关节痛、关节炎等致关节畸形，此时可能致残，但是这种情况比较罕见，且我国的溃疡性结肠炎患者并发肠外表现者较少。

35. 老年人得了溃疡性结肠炎生活质量会受到多大影响？

溃疡性结肠炎本身是一种病因复杂的身心性疾病，持续反复发作的腹泻、腹痛、里急后重症状，尤其处于活动期，大便每日可达十几次，严重影响患者的生活质量；其次伴黏液脓血便、肠外表现以及药物副作用，引起患者羞耻感、厌恶感和无助感，导致与外界接触减少；加上老年患者治疗困难、担心癌变等，这些都会降低患者生理能力，引起系列心理问题，加重家庭的经济和精神负担，从而影响整体生活质量。

老年溃疡性结肠炎患者由于依从性差，常无法坚持治疗，会造成疾病反复发作，影响生活质量，就目前的医疗水平，只要老年患者坚持维持治疗，仍能较好地控制疾病的活动，长期维持缓解，则可明显提高患者的生活质量。

36. 老年人溃疡性结肠炎要治疗多久？会比年轻人要长吗？是不是很难治愈？

老年人溃疡性结肠炎与年轻患者治疗时间无明显差异，都比较长。因为约70%的溃疡性结肠炎患者呈周期性复发，一般除初发的、轻症、远端结肠炎患者，经治疗完全缓解后可大部分停药观察外，所有患者症状完全缓解后均应继续维持治疗。维持治疗时间无定论，根据病变范围、部位，病程长短，疾病严重程度以及老年患者的全身情况来进行综合个体化评估，可能3~5年，部分患者需要终身维持治疗，目前越来越多研究主张长期维持治疗，特别是广泛病变者、长期反复发作者、有并发症的患者、尝试停药后复发者。

溃疡性结肠炎被世界卫生组织定义为一种难治性疾病，能否治愈以及治疗难易程度，取决于病变类型、有无并发症和治疗药物的敏感性，轻型患者预后良好，缓解率达80%左右，部分可长期缓解；重型缓解率为50%；少数并发中毒性结肠炎或肠穿孔，预后差，对于老龄重病患者病死率高达50%。总体来说，老年溃疡性结肠炎的治疗更需要个体化。有些医院的经验是：对于老年溃疡性结肠炎患者，为减少药物的不良反应和耐药性，可采用药物组合方案来治疗老年人溃疡性结肠炎，可减少每一种药物的剂量，增加患者的缓解率和依从性。

37. 老年人溃疡性结肠炎的治疗最好吃哪些药？这些药都是特效药吗？

溃疡性结肠炎的治疗药物主要为口服、灌肠制剂，部分需要静脉给药，主要有氨基水杨酸制剂，如柳氮磺胺吡啶和美沙拉秦；肾上腺皮质激素，如泼尼松、氢化可的松、丙酸倍氯米松和布地奈德等；免疫抑制剂，如硫唑嘌呤、巯嘌呤、甲氨蝶呤、沙利度胺、他克莫司和环孢素等；生物制剂，如英夫利西单抗；甲硝唑和肠道益生菌等。同时，一般治疗也非常重要：饮食控制，营养支持治疗，心理、对症、抗生素治疗与健康教育等。

其中，氨基水杨酸制剂用于轻中度结肠炎诱导与缓解治疗，肾上腺皮质激素用于中度或以上的结肠炎诱导与缓解治疗，免疫抑制剂和英夫利西单抗等用于重度、难治性或对激素依赖性溃疡性结肠炎的治疗。一般对于老年人溃疡性结肠炎患者，尽量避免使用肾上腺皮质激素与英夫利西单抗，避免大剂量使用单药维持治疗，建议使用小剂量2~3种药物联合维持治疗，以减少药物的不良反应。而对于老年溃疡性结肠炎患者，小剂量沙利度胺（1~1.5 mg/kg）治疗效果较佳，且对患者的自然免疫力影响较少，副作用也较少。

目前而言，溃疡性结肠炎治疗仍无法根治，上述药物都是目前医学研究认为的可较好治疗溃疡性结肠炎的药物，但所有药物都不能说是"特效药"。

中医中药可辅助溃疡性结肠炎的治疗，目前未发现能根治溃疡性结肠炎的方剂。

在老年性直肠炎，建议使用美沙拉秦栓剂加口服治疗，对左半结肠炎，建议使用美沙拉秦灌肠液治疗，研究证明：直肠内药效更佳且耐受性好，美沙拉秦栓剂联合口服美沙拉秦或局部激素治疗，或局部灌肠联合口服氨基水杨酸制剂均优于单药治疗。

38. 老年人用这些药出现不良反应的概率会不会更高？

老年人常见其他的慢性疾病，如呼吸系统、心血管系统、消化系统、神经系统、内分泌系统疾病和肿瘤等，甚至可能会同时合并两种以上疾病，如果同时患有溃疡性结肠炎，联合用药治疗是不可避免的一种情况。用药种类的增多以及联用合用是发生药物不良反应的重要原因。而且，溃疡性结肠炎的治疗中，部分患者需要联合应用药物，这些药物在不同人体内吸收、分布、代谢、排泄的程度是不一样的，尤其在药物的代谢和排泄部分，受老年人肝肾功能和消化功能衰退的影响，老年人用药可能会有更高的发生不良反应的概率。

39. 治疗溃疡性结肠炎的药贵不贵？

一些新型药物和进口药物，如进口的美沙拉秦、他克莫司、环孢素、英夫利西单抗比较贵，其他如国产的氨基水杨酸制剂、肾上腺皮质激素和一般免疫抑制剂都不算贵。英夫利西单抗一般用于重度溃疡性结肠炎和激素依赖性溃疡性结肠炎的治疗，轻度或缓解期患者的治疗都没必要。但需要注意的是，溃疡性结肠炎患者大部分需要长期吃药维持治疗，所以累及总费用可能不算低。但只要把自己的经济状况与主诊医生进行沟通，总能找到适合自己经济状况的方案，而对于老年人溃疡性结肠炎美沙拉秦是基础维持用药，有预防癌变作用，建议在老年人少量使用，结合少量的硫唑嘌呤或沙利度胺进行维持治疗，会收到很好的维持治疗效果，且价格便宜，易于老年患者接受。

40. 与年轻人相比，老年人溃疡性结肠炎在用药上有什么不同？

首先，对于老年人溃疡性结肠炎，主要应用氨基水杨酸类药物治疗，糖皮质激素治疗效果较年轻患者差，且老年患者对糖皮质激素耐受较差，治疗所发生的不良反应较多，故一般慎用。其次，与年轻人相比，老年人尤其合并有基础疾病的患者对药物的耐受性差，不良反较常见，所以注意遵医嘱个体化治疗外，还要加强对用药者的随访。老年患者易合并高凝状态，需要加强抗凝治疗。同时，在老年患者，建议使用升级疗法，一种用药有效，再逐渐加另一种药，慎用降级疗法。

41. 老年人溃疡性结肠炎在治疗过程中会有什么严重并发症吗？

老年人由于生理功能衰退，对药物的代谢有一定的影响，且药物相互作用增强，因此，老年溃疡性结肠炎患者在治疗过程中易出现一些药物的不良反应。常见不良反应如下。

SASP 不良反应：白细胞减少症、血小板减少。Stevens-Johnson 综合征：累及皮肤和黏膜的急性水疱病变，临床表现多种多样，发病突然，病变常出现在手脚的背侧和前臂、腿、脚掌、足底表面，而毒性表皮坏死溶解型的特点是皮肤的受损面积超过 20%，口腔黏膜、唇黏膜、生殖器黏膜和结膜也可受累，还可伴发热、白细胞计数增多、肾功能衰竭、肺栓塞、胃肠道出血、脓毒血症等。罕见的有胰腺炎、神经中毒症、肝肾功能损害等。5-ASA 的不良反应较少，主要为轻度的胃肠道不适，另外对阿司匹林过敏的患者，应避免使用 5-ASA 类药物，对磺胺药物过敏者避免使用 SASP。

肾上腺皮质激素不良反应：长期应用肾上腺皮质激素引起老年患者骨质疏松、股骨头坏死、严重感染、高血压、糖耐量异常、血液高凝状态等，所以对于老年患者应尽量减低药物剂量，改用氨基水杨酸制剂维持缓解，用灌肠给药方式来替代口服用药等，减少治疗过程中药物不良反应带来的严重并发症。

嘌呤类药物的不良反应：白细胞减少或缺乏或骨髓造血功能抑制，主要是由于部分患者缺乏硫嘌呤甲基转移酶（TPMT）；恶心、呕吐等胃肠道反应；对感染（隐性感染）的敏感性增加；少数人用药后可以发生变态反应性胰腺炎（占 15%）；常见反应有皮疹、变态反应性发热、肝功能异常等；长期应用有引起皮肤肿瘤和恶性淋巴瘤的报道。

沙利度胺的不良反应：对胎儿有严重的致畸性，但对老年患者不存在这种可能；常见的不良反应有口鼻黏膜干燥、倦怠、嗜睡、眩晕；皮疹；多发性神经炎；便秘、恶心、腹痛；面部浮肿；过敏反应等。

英夫利西的不良反应：感染风险增加 3%～7%，包括严重的细菌、真菌感染，以及诱发潜在的病毒感染与潜在结核感染。淋巴瘤和其他实体肿瘤：目前认为抗 TNF-α 制剂（尤其与免疫抑制剂联用）会增加青少年肝脾 T 细胞淋巴瘤发生率，关于英夫利西对其他实体肿瘤的影响尚无定论。输液反应，急性输液反应发生率约为 3%，多数出现在输液过程中或输液后 2 h 内，症状包括荨麻疹、呼吸困难和支气管痉挛、喉头水肿、咽部水肿和低血压；迟发性输液反应发生率约7%，可在用药1~14天后出现，但多数出现在5~7天后，表现为全身不适、肌肉及关节疼痛、发热等。其他如神经系统，英夫利西单抗可导致脱髓鞘病变和视神经炎；在循环系统，可加重已存在的充血性心力衰竭；可引起不同程度肝损伤等。

因此，老年溃疡性结肠炎患者在治疗过程中，应密切监控药物不良反应，发现问题及时处理，主诊医生进行定时随访，并要进行告知与教育。

42. 老年人溃疡性结肠炎只通过吃药治疗就可以了吗？

溃疡性结肠炎的治疗方式要根据具体疾病分型及有无并发症来决定，目前溃疡性结肠炎仍以药物治疗为主，但有少部分溃疡性结肠炎老年患者最终需要手术治疗。通常轻中度、病变局限、无并发症的患者可只通过药物治疗，且治疗效果较好；只有少部分较重的特殊患者，往往要采取外科手术治疗，如严重溃疡性结肠炎伴中毒性巨结肠以及大出血、穿孔、明确的或高度怀疑癌变的患者。

除药物治疗外，目前部分患者可采用非药物治疗，如造血干细胞移植、粪菌移植和血液白细胞去除方法治疗。

43. 医生开的治疗溃疡性结肠炎的药有很多种，联合应用药物还会增加不良反应发生率，这些药都是必需的吗？能少吃一点吗？

溃疡性结肠炎是一种难治性疾病，体现在治疗上就是单一药物治疗一旦不能取得很好的控制效果，单纯加大一种药物的剂量，又会加大其副作用。因此联合用药既可以更好地控制疾病，又可以减少单一药物剂量过大而带来的不良反应。另一方面，用药的种类和剂量的大小都是根据每个患者不同的特征而调整的，因此不宜擅自随意调整药物。

但是，随着溃疡性结肠炎活动的控制，复查肠镜黏膜取得0级愈合后，药物的剂量可逐渐减少至维持量，同时部分辅助用药可停用。虽然各类指南介绍的溃疡性结肠炎的药物维持量有一定的建议，而事实上，每个患者的最小维持量应个体化。

44. 老年溃疡性结肠炎患者如果长期吃药不见好转,怎么办?

溃疡性结肠炎的治疗不但要坚持长期性,还要坚持个体化原则。首先要知道溃疡性结肠炎虽然是一种难以治愈的疾病,但是也要对治疗有信心。

目前有多种药物可供临床使用,单一药物无效时可以考虑更换或加用药物,如原来单纯用氨基水杨酸制剂的患者可考虑加用糖皮质激素或者免疫抑制剂;如果加用激素和免疫抑制剂仍不能很好地控制病情,则可能需要用到生物制剂英夫利西。仍然不行,考虑使用二线用药,如沙利度胺、他克莫司和环孢素等。必要时加用抗凝药,可收到意想不到的效果。但目前国际上流行采用降级疗法,即开始治疗时就应用生物制剂或免疫抑制剂,病情缓解后,逐渐减药或停用部分药物,而对于老年溃疡性结肠炎患者,建议采用升级疗法更安全一些。

此外,还要注意一些药物起效的时间,如氨基水杨酸制剂要经过4~6周的治疗时间,才能判断其疗效;硫唑嘌呤要经过2~3个月才能判断其疗效;英夫利西要应用2~4次才能判断疗效等。

45. 老年溃疡性结肠炎患者什么时候需要用糖皮质激素治疗?怎么防止或者减少其不良反应?

一般来说,当轻中度溃疡性结肠炎,经足量(3~4 g/d)和足时间(4~6周)的氨基水杨酸制剂治疗,仍效果不佳;重度溃疡性结肠炎者;病变比较广泛者;病理活检黏膜有大量嗜酸性粒细胞或(和)大量浆细胞者;合并自身免疫性溶血性贫血者,应该及时加用糖皮质激素治疗。

为了减少不良反应,可采取以下策略:①尽量将用药剂量减低,或取得缓解后改用氨基水杨酸制剂来维持缓解。②使用隔天治疗方案。③用灌肠给药方式来代替口服用药。④改用一种全身生物利用度较低的新药(如布地奈德)。⑤适当补充钙剂和维生素D。⑥注意监测血糖的变化。

46. 抗炎治疗后老年患者抵抗力低下,可以打疫苗预防感染吗?

在使用糖皮质激素和免疫抑制剂时,机体的免疫力受到一定程度的抑制,容易并发各种感染。老年人位列前三的感染为上呼吸道感染、细菌性肺炎和带状疱疹。这三种感染目前均可通过注射疫苗预防，其中肺炎及流感疫苗可使用灭活疫苗，具有与免疫抑制剂同时使用的安全性，但其预防效果会降低。由于带状疱疹疫苗是活病毒疫苗，不建议患者同时使用，否则非但不能起到预防的作用，反而可能会引起病原体的感染。

47. 什么是生物制剂？生物制剂对于老年溃疡性结肠炎患者安全吗？

生物制剂是一类近几年研发并且针对溃疡性结肠炎发病过程中单个靶点而起效的精准靶向治疗的药物。目前在国外上市的治疗溃疡性结肠炎的生物制剂主要包括两大类：肿瘤坏死因子拮抗剂（英夫利西单抗、阿达木单抗）和抗整合素抗体（维多珠单抗，vedolizumab）。其中英夫利西单抗在国内也被批准上市，商品名"类克"。英夫利西是一种抗 TNF-α 的人鼠嵌合 IgG1 单克隆抗体，其中 75% 为人源性，25% 为鼠源性，英夫利西可结合可溶性和跨膜的 TNF-α，激活补体，通过补体依赖的细胞毒性（complement dependent cytotoxicity, CDC），介导 T 细胞凋亡。既可用于诱导缓解，减少传统糖皮质激素和免疫抑制剂的用量，同时也可用于维持治疗。

维多珠单抗在中国还没有上市，其为抗整合素 $α_4β_7$ 的人源化单抗，通过把鼠抗整合素 $α_4β_7$ 的单克隆抗体的补体决定簇区加到人 IgG1 抗体骨架中制成。维多珠单抗仅特异性阻断肠黏膜组织内整合素 $α_4β_7$ 介导的 MadCAM-1 信号传导，而不影响整合素 $α_4β_1$ 介导的 VCAM-1 信号通路，因此在理论上，不会影响中枢神经系统的整合素功能，从而避免了进行性多灶性白质脑病（progressive multifocal leukoencephalopathy, PML）的发生。

生物制剂英夫利西虽然控制病情效果较好，但其本身是一种人鼠嵌合 IgG1 单克隆抗体，可引起机体 T 淋巴细胞凋亡，除可引起老年人的免疫功能抑制外，还可引起急性输液反应、过敏反应等不良反应，还可引起潜在感染、病毒性肝炎复燃，加重感染的可能等，但只要是在专科医生的指导下和密切观察下使用，生物制剂对于老年人也是较为安全的。

48. 英夫利西治疗老年溃疡性结肠炎有什么优势吗？

英夫利西作为一种新型靶向治疗药物，对于溃疡性结肠炎的控制具有显著的作用，可加快促进肠道黏膜的愈合，降低疾病复发率，改善患者生活质量，可减少糖皮质激素或免疫抑制剂的用量。

49. 老年溃疡性结肠炎患者用英夫利西有什么需要特别注意的吗？

由于英夫利西的作用靶点为炎症免疫的调控，诱导 T 细胞凋亡，因此生物制剂的使用也会带来一些感染的风险，使得隐性感染的扩散恶化。所以在临床上，特别是老年人用英夫利西之前，要进行仔细的检查，以排除潜在病毒（如乙型肝炎病毒、丙型肝炎病毒、EB 病毒、巨细胞病毒等），各种细菌（尤其是结核菌）感染，同时也要在用药前后密切监护肝功能，提防病毒性肝炎的暴发和药源性肝损害的发生。另外肿瘤坏死因子拮抗剂英夫利西可以加重已存在的心力衰竭，因此对于心功能Ⅲ、Ⅳ级的老年患者禁止使用英夫利西单抗。5 年内得过恶性肿瘤者，也禁用英夫利西。

在静脉应用英夫利西前，会先使用一些抗过敏类药物，如非那根或地塞米松等，在静脉滴注时，注意输液速度，并注意观察生命体征的变化，注意是否有输液反应与过敏反应。输液结束后，仍需要医学观察 1~2 h，了解是否有不适。

50. 可以服用中药治疗老年人溃疡性结肠炎吗？

中药中也有不少抗炎、止泻等药物，可辨证施治，适当选用，中医中药是解决疑难杂症的方向，而目前仍未发现一个有效的方剂可根治溃疡性结肠炎，因此目前仅作为辅助用药，不推荐单独使用。

51. 老年溃疡性结肠炎患者在什么情况下需要直肠局部治疗？效果如何？

对于病变范围为 E1（直肠）与 E2（直肠乙状结肠）者，可考虑使用栓剂或灌肠剂治疗。病变分布于远段直肠 5 cm 以内，可用栓剂，如 SASP 栓剂、5-ASA 栓剂（如莎尔福栓）0.5~1 g、2 次/日；病变为直肠乙状结肠者，可用灌肠液：如 SASP 灌肠液、5-ASA 灌肠液（如莎尔福灌肠液）2~4 g；氢化可的松琥珀酸钠盐（不能用酒石酸类制剂）灌肠液 100~200 mg，每晚 1 次保留灌肠；可用布地奈德 2 mg 保留灌肠，每晚 1 次；亦可用中药保留灌肠。一般来说，直肠内药效更佳且耐受性好，美沙拉秦栓剂联合口服美沙拉秦或局部激素治疗，或局部灌肠联合口服氨基水杨酸制剂均优于单药治疗，没有明显的不良反应，特别适用于老年患者。

52. 老年溃疡性结肠炎患者可以自己在家里灌肠治疗吗？

溃疡性结肠炎的灌肠治疗不同于一般的灌肠，由于直结肠溃疡的存在，如果不是有经验的专业护士，很容易在用一般的灌肠体位时，伤及肠道溃疡，这样反而会加重损伤。因此不推荐患者自己在家里灌肠治疗。

53. 老年溃疡性结肠炎患者在什么情况下需要进行手术治疗？

目前溃疡性结肠炎的治疗主要以内科治疗为主，但有 10%～30% 的患者最终需要手术治疗，而老年患者需要手术治疗的情况不多。

以下情况必须要紧急手术：①出现经内科治疗无效的大出血或穿孔。②重度溃疡性结肠炎伴中毒性巨结肠，经内科治疗无效者。

以下情况需要考虑手术：①明确或高度怀疑癌变以及病理组织学检查为重度异型增生。②溃疡性结肠炎伴狭窄引起疤痕性肠梗阻者，但这种情况很少见。③经系统的内科治疗后症状无缓解反而进一步加重者，以往认为对激素依赖或者耐药的患者需要手术治疗，但现在经补救治疗或生物制剂治疗，仍可取得缓解者，不需要手术治疗。④溃疡性结肠炎合并坏疽性脓皮病、关节炎、溶血性贫血等肠外表现者，以往认为需要手术治疗，但目前，仍不需要手术治疗。

54. 手术可以治愈老年人溃疡性结肠炎吗？

溃疡性结肠炎是一种主要以肠道为靶器官的自身免疫性疾病，主要病变在直肠、结肠与回肠末端，在理论上，只要把可能发生溃疡性结肠炎的肠段全部切除，即可治愈溃疡性结肠炎。但是在实际情况中，为了术后的生存质量，需要尽量保留部分直肠肛门的排便功能，即使是做了回肠储袋手术，仍可发生储袋炎，而在中国，溃疡性结肠炎主要为轻中度和左半结肠、直肠为主，因此，手术率一般很低，特别是老年患者的免疫反应较低，需要手术治疗率更低。

55. 溃疡性结肠炎的手术治疗是切除部分肠子吗？会影响日后消化功能吗？

过去溃疡性结肠炎的手术方式一般为全结肠切除＋回肠造瘘术，为了避免回肠造瘘的缺点，近年多采用回肠储袋－肛管吻合术，其方法是切除全部大肠以后，对折末端回肠做出一个约 20 cm 长的袋子，然后将袋子与肛门连接起来。这样既切除全部结肠及剥离直肠黏膜和黏膜下层，又保留了肛门的排便功能，大大改善了患者术后生活质量。

由于人体消化吸收的主要器官是小肠，溃疡性结肠炎手术并不会切除小肠，所以手术对人体主要营养物质的吸收不会产生明显影响。不过由于大肠中的细菌可以利用大肠的内容物合成人体必需的某些维生素，如维生素 B 和维生素 K 等，因此手术后这些内源性的维生素吸收会减少，可额外给予人工补充。

56. 老年溃疡性结肠炎患者做手术会不会有很大风险？

有研究证实老年患者术后会有发生更多的并发症，住院时间延长，手术时间更长，与非老年患者相比，年龄是老年炎症性肠病患者术后不良预后的一个独立危险因素。因此对于老年人是否手术，应在术前认真考虑是否符合手术指征，并完善相关的术前检查，包括心肺、肝功能与凝血功能评估等，尽量将手术风险降到最低。

57. 老年溃疡性结肠炎患者手术治疗的效果会不会比年轻人差？

一般来说老年人手术切除病变肠段后，溃疡性结肠炎症状会得到好转，但是因老年人各项身体机能退化，再加上老年人经常会合并一些如冠心病、高血压、糖尿病等的慢性疾病，患者的手术时间会延长，术后并发症的发生概率也会更大，尤其是对大于 80 岁的老年人，并发症发生率高达 40%，而 60～69 岁的老年患者并发症发病率约 17%。因此对于手术后老年人，更应该密切监护，防止术后并发症的发生。

58. 老年溃疡性结肠炎患者可以做微创手术吗？

一般来说，患者会把开腹手术称作"大开刀"，把腹腔镜手术称作"微创手术"。这两种术式的选择要结合患者的一般情况、心肺功能、腹部手术史、腹腔粘连严重程度、病变范围大小及复杂程度、患者及家属的意愿以及医生的手术水平等多方面综合考虑。有些老年患者，一般状况及心肺功能差、有腹部手术史、腹腔粘连严重、病变范围广泛且复杂的患者，无法行腹腔镜手术，只能选择开腹手术。

59. 手术治疗后溃疡性结肠炎还会复发吗？

理论上，只要把可能发生溃疡性结肠炎的肠段全部切除，即可治愈溃疡性结肠炎。但在实际情况中，并不能做到全部切除，因此保留的肠段仍然有可能会复发溃疡性结肠炎。不过术后只要继续坚持用药物维持，可以降低疾病的复发率。少部分为中间型的炎症性肠病，但大肠的表现与溃疡性结肠炎一致者，手术切除大肠后，小肠仍会发生肠炎。

60. 做完手术以后还需要吃药吗？

正如上个问题所说，由于实际中不能做到全部切除，保留的肠段仍然有可能会复发溃疡性结肠炎，因此为了降低溃疡性结肠炎复发的可能，手术后还应该继续予以药物维持治疗。

61. 如果没有肠道症状了，算不算痊愈？可以不吃药吗？

溃疡性结肠炎是一种慢性复发性疾病，患者经常在发作期与缓解期交替。没有肠道症状并不能算痊愈，患者此时多处于缓解期中，而缓解期必须予以维持治疗。

目前，在国际上，评价溃疡性结肠炎的治疗效果的方法有：症状学评价，实验室指标评价，内镜下肠黏膜愈合的评价，肠黏膜病理学评价，临床上是以内镜下肠黏膜愈合的评价为主要依据。因此，没有肠道症状，并不等同于溃疡性结肠炎痊愈，尚须行内镜检查以确定黏膜愈合与否。

即使无肠道症状，甚至内镜下肠黏膜病变达到0级愈合，溃疡性结肠炎患者仍需要药物维持治疗，一般维持的时间为3～5年，少部分患者需要终身维持治疗。氨基水杨酸制剂维持治疗，我国推荐以活动期有效治疗量的半量维持治疗，对于病情重、复发频繁的患者维持治疗的剂量宜大，疗程要更长。对慢性持续型用免疫抑制剂获得缓解的，用原剂量免疫抑制剂做维持治疗就可以了。因此治疗最重要的是要规律和坚持规范地用药。

62. 病情控制以后，要多久看医生一次？

溃疡性结肠炎是一种慢性疾病，只要积极规范地治疗，定期密切随访，患者完全可以像普通人一样生活。在疾病的活动期，随访通常要密集些，需要一两周或者每个月（根据具体病情）随访一次，抽血复查一下炎症指标（如C反应蛋白、血沉）、肝功能的情况及白细胞水平等，以了解用药后的效果及副作用；用药一段时间后，若病情比较稳定，则可每三个月随访一次，而在这些复诊中，有时候需要做一下肠镜或者影像学检查（CT或MRI），了解疾病恢复的情况，比如说看看肠道黏膜愈合得怎么样等。肠镜的随访一般在疾病的活动期，每3个月要复查一次肠镜，了解药物治疗的效果。在缓解期，一般要求在半年至一年复查一次肠镜，了解维持治疗药物是否有效。

63. 老年人溃疡性结肠炎一定要门诊随诊吗？可以自己买药按剂量服用吗？

建议患者到门诊随诊。由于每个患者的病情轻重、复发次数都有所不同，会根据患者自身的实际情况来调整药物剂量，而患者自己买药按剂量服用不一定适合您当下的病情。当病情得到长期稳定的缓解，患者可自行按维持剂量买药治疗，但一旦病情有变化，随时要找专科医生随访，即使自行买药服用，相隔一定时间（如3~6个月），最好随访一次专科医生。

64. 老年人溃疡性结肠炎在饮食方面有什么需要特别注意的吗？

炎症性肠病的患者应尤其注意饮食。有时，在缓解期的患者一次不当饮食即可诱发疾病活动。目前尚没有一个饮食原则或建议可以适合所有患者，推荐溃疡性结肠炎患者行要素饮食，应该平衡营养、保持良好的营养状态。如果食用某种食物（即使改变烹调方式）连续几周引起消化道问题，可以尝试去避免它。其中，非常有必要区别食物过敏和食物不耐受。很多人存在食物不耐受，而不是食物过敏。可以通过记录饮食日记的方式找到自己能耐受和不能耐受的食物，从而调整饮食。我国溃疡性结肠炎患者常见的不耐受食物有乳制品、生冷食物、辛辣食物、油腻食物及酒类等。此外含有人工甜味剂的食物、高脂油腻食物、十字花科类蔬菜（如西兰花、花椰菜）等也可能会是令您食用后不舒服的食物。

如果在疾病发作期，建议患者进行低渣低纤维饮食（如白米饭、精白面粉制成的面包、饼干、不含肉或渣的鲜榨果汁、新鲜不带皮水果、煮熟的蔬菜、去皮土豆等），注意饮食清淡，采用蒸、煮、卤等少油或不用油的方式进行食物烹调。食用流质饮食或半流质饮食能在一定程度上帮您减轻症状，促进消化吸收。流质饮食主要有豆浆、米汤、菜汤、稀藕粉、清肉汤（去油腻）、低渣果汁（如橙、橘、梨、西瓜、葡萄的原汁）、红枣汤（仅喝汤）等。半流质饮食主要有粥类、汤面类、泥状食物（肉泥、菜泥、土豆泥等）、沫状食物（肉末、肉丝等）、羹（豆腐脑等）。病变位于左半结肠的溃疡性结肠炎患者，很可能不会拉肚子，而是便秘，这种情况下，应当适当增加膳食纤维的摄入。

如果是在疾病缓解期，除非医生建议，不推荐您过分限制饮食，但一些可能会增加其他疾病风险的食物，如腌制食品、油炸油腻食物、辛辣食物等，不建议您多食。您需要尝试并发现哪些食物可能会引起您肠道不适、哪些食物食用后让您感到舒服，进行个体化饮食。

因溃疡性结肠炎为一种肠道免疫性疾病，同时，由于肠道的屏障发生了改变，黏膜的通透性发生了变化，原在正常黏膜屏障下不吸收的某些食物的抗原物质，在此时可通过黏膜屏障，进入肠黏膜下可能会引起肠道的免疫异常，一些与人体蛋白来源相差甚远的动物蛋白，如蛋类、虾蟹、奶类、贝壳类食物以及蛇、甲鱼、无鳞的鱼等，应尽量避免进食，可能会加重或引起溃疡性结肠炎复发。

65. 患溃疡性结肠炎后可以吃补品吗？

不推荐溃疡性结肠炎患者吃"补品"。溃疡性结肠炎的患者，由于一些药物可能会干扰您对营养物质的吸收，或因为血便（尤其是持续性血便），再加上老年人本身的身体特性，可能会出现钙、铁、维生素 D 的缺乏，血液化验等检查能够帮助患者发现缺乏哪些营养素，如果您决定额外摄入维生素和矿物质，请告知您的医生，他们将和您共同探讨是否需要额外补充以及补充哪些物质。另外，如果您正在服用柳氮磺胺吡啶或甲氨蝶呤，可能需要每日补充叶酸（1 mg/d）。

对于补品，如人参、灵芝、膏方、蜂王浆、铁皮枫斗等，这类营养品对炎症性肠病是否有效的科学证据很少，并不推荐您用这类补品来改善症状。但如果您非常希望尝试这类营养品，建议是首先在保证正确服用西药的基础上，到正规医院，由专业的中医科医生进行辩证以后再食用合适您的营养产品。

蜂蜜存在较多的花粉类抗原，一般建议不用；人们常用的补品，如冬虫夏草、灵芝等可适当服用，但燕窝、鱼翅等为异体蛋白，应慎用。

66. 吸烟会不会影响溃疡性结肠炎？

有些研究发现，吸烟的溃疡性结肠炎患者病情似乎较轻，这在男性吸烟患者中似乎更为明显。但是并不是所有研究都赞同该观点，还有研究发现，溃疡性结肠炎患者吸烟会增加患者关节和皮肤问题发生的风险。吸烟还会增加人们罹患癌症（肺癌、膀胱癌、胰腺癌等）、心血管疾病、慢性支气管炎等疾病的风险。目前，我们有很多种药物能够较好地改善您的疾病情况，不仅副作用小，而且治疗效果远好于吸烟带来的有利作用。戒烟能够改善消化道的整体健康，也能给您带来其他健康益处。总之，考虑到吸烟的害处和所带来的风险远远超过吸烟对溃疡性结肠炎的有利作用，戒烟还是非常值得的。我们鼓励每一个人戒烟，无论您是否患有炎症性肠病。

67. 患溃疡性结肠炎后只能休息吗？能不能锻炼身体或者做家务？

一般而言，缓解期时感觉良好的，基本可以拥有正常的运动和生活。运动是必要的生活方式，有规律的体育锻炼可以帮您保持肌肉和骨骼条件。可以尝试将一些运动融入日常生活中，例如步行外出代替交通工具，或用爬楼梯代替坐电梯。但若是因为剧烈运动产生腹痛、关节炎或其他症状，则建议调整运动量。

68. 患病后总是会出现不舒服，治疗也很麻烦，很沮丧怎么办？

溃疡性结肠炎多表现为慢性反复性发作，对患者的正常生活会造成影响，在病情反复和长期治疗的过程中，患者容易出现苦闷或沮丧的情绪，这是非常正常的心理反应。对于溃疡性结肠炎，我们应当做到以下五点。

一是要认识它。溃疡性结肠炎不是癌症，也不是普通的肠炎，是一种需要长期或部分需要终身治疗的慢性肠道免疫性疾病，如同高血压、糖尿病一样，只要规范治疗就对生命没有严重的威胁，但是必须长期治疗，只要我们控制得好，我们照样可以很好地生活与工作。

二是要接受它。我们必须要认识到"自己生病了"，而且是一种需要长期或终身治疗的慢性疾病。只有真正接受了，才能积极配合医生进行规范化治疗。

三是不要怕它。既然定性为慢性疾病，我们就可以通过药物和其他治疗手段把它控制住。炎症性肠炎并不可怕，可怕的是对疾病的无知，盲目折腾，不听医嘱而把简单的事情弄复杂，导致病情的恶化。

四是要重视它。炎症性肠病虽不是癌症，但也不同于常见的普通疾病，它是一种病因不明确的疾病。精神上不要紧张恐惧，但思想上要重视它，不能麻痹大意，一旦有情况，要及时就医，果断处理。既然这种疾病已经成为生活中的一部分，就要以平常心来对待它。即要与它和平共处。

五是要控制它。平时生活中要细心，体察自身病情的发展变化，严格遵循医嘱，不要轻信不专业的人推荐的各种偏方治疗，一旦有情况要及时与专科医生沟通，妥善处理，控制病情发展。

总之，患者应当正确认识并积极面对炎症性肠病，使自己的思想行为、精神状态、生活方式、饮食习惯、作息运动等方面始终保持在一个平稳理性的状态，才能最大限度地降低疾病对生活的干扰。

如果沮丧的情绪影响了日常生活，专科医生会适当使用一些对抗药物来调整您的情绪。

69. 吃抗抑郁焦虑药物好吗？对疾病治疗有帮助吗？

溃疡性结肠炎由于病程长、反复发作，对患者的生活造成各种影响，使患者容易出现各种精神心理问题。有研究表明，溃疡性结肠炎患者多存在明显的心理健康障碍，主要表现为焦虑、抑郁、恐惧等，其中，抑郁的发生率为32.6%，高于健康者。另有多项研究显示精神心理因素可影响疾病的缓解与复发，但两者之间的联系仍需要更多的严格随机对照研究来证明。安定药与抗抑郁药的应用只限于那些有显著抑郁状态的患者，其他患者不建议抗抑郁药物治疗，可在疾病治疗过程中与心理治疗相结合，从而改善患者的焦虑、抑郁状态。

70. 现在很多报纸报道溃疡性结肠炎的非药物治疗方法，究竟什么是非药物疗法？有什么用？

溃疡性结肠炎的非药物治疗方法主要包括干细胞移植治疗、血液白细胞移去疗法与粪菌移植疗法。干细胞移植治疗溃疡性结肠炎已有一定证据说明对难治性溃疡性结肠炎有效，对于重建机体的免疫能力与损伤的肠黏膜恢复有帮助，但我国并没有允许在临床应用。血液白细胞移去疗法，是将严重的溃疡性结肠炎患者血液中的致病的白细胞使用血液滤过去除部分，使得患者的病情加快缓解，但仍需要结合药物进行治疗。粪菌移植疗法，是将健康人的粪便中的肠道细菌经过仪器进行分离处理后，移植到溃疡性结肠炎患者，重建肠道的正常菌群，对于部分患者有效，但也存在一定的风险，也不能根治溃疡性结肠炎。

中山大学孙逸仙纪念医院消化内科
刘思雪　胡　梅　宋杨达　宋铱航　钟英强

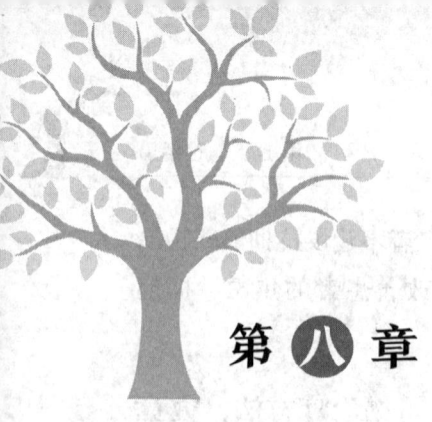

第八章

营养与饮食篇

1. 溃疡性结肠炎的饮食原则是怎样的?

溃疡性结肠炎患者总的饮食原则是要均衡饮食,保持良好的营养状态。患者每日膳食除供给足够的热量和优质蛋白质外,还应涵盖每日所需的营养成分,满足人体的营养需求。溃疡性结肠炎患者往往存在叶酸、维生素 A 和 D、钙、铁等多种营养素的缺乏,因此要选择富含这些营养素的食物。食物种类选择应尽量多样化,以低纤维、少渣饮食为主,避免不耐受食物的摄入。

2. 饮食和溃疡性结肠炎有关吗?

溃疡性结肠炎的发生与饮食关系密切,饮食因素被认为是溃疡性结肠炎发病的危险因素,但饮食中的某些成份又对溃疡性结肠炎有一定的辅助治疗作用。合理的饮食可以辅助性地治疗溃疡性结肠炎,减轻症状,防止复发,并改善患者健康状况。

3. 单用饮食能控制溃疡性结肠炎病情吗?

对溃疡性结肠炎患者来说,单纯依靠日常饮食调整并不能控制病情,药物治疗是必须的。

4. 我需要高纤维膳食还是低纤维膳食呢?

我们对于高纤维膳食的一贯认识是,认为高纤维膳食有利于保持大便通畅,减少有害毒素对消化道黏膜的刺激。但是对于溃疡性结肠炎患者来说,当您正处于疾病活动期时,也就是腹痛腹泻脓血便很多时,是不能用高纤维食物的，医生们通常会告诉您需要低纤维膳食，因为低纤维食物有助于减轻腹痛、腹泻等症状。当肠道炎症控制后，您才可以逐渐恢复到正常饮食。

5. 哪些是低纤维食物？

低纤维食物包括精细米面制作的粥、烂饭、面包、软面条；切碎制作的软烂的去筋嫩肉、鸡、鱼；乳类、蛋类；经加工的豆制品（豆腐、豆花、豆浆等）；过滤的蔬菜汁或嫩叶菜；过滤的果汁、纤维少和去皮的水果；去皮制软的瓜类、番茄、胡萝卜、马铃薯等。

6. 哪些是高纤维食物？

高纤维食物包括麦麸、玉米、荞麦面、薏米面、高粱米、麦片、豆类（如黄豆、青豆、蚕豆、芸豆、豌豆、黑豆等）、笋类、辣椒、蕨菜、菜花、菠菜、南瓜、白菜、油菜、香菇、银耳、木耳、紫菜、黑芝麻、松子、杏仁和某些水果（如桑椹干、樱桃、枣、石榴、苹果、鸭梨等）。

7. 我可以吃高蛋白饮食吗？

研究显示高蛋白的摄入特别是动物蛋白的摄入，是溃疡性结肠炎发病的危险因素。蛋白质代谢产生的硫化物对结肠细胞具有毒性作用。因此，溃疡性结肠炎患者应避免高蛋白食物，采用适量优质蛋白食物。摄入适量优质蛋白食物，会有利于病变组织的修复。

8. 我可以吃高脂肪饮食吗？

研究发现高脂肪饮食摄入增加炎症性肠病发病风险，可能与其中含有的反式脂肪酸有关。亚油酸、红肉中的 ω-6 不饱和脂肪酸、各种食用油和某些人造黄油的高摄入量均与溃疡性结肠炎风险增加相关。脂肪摄入增多引起的结肠炎症改变，也会影响胆固醇的吸收和肠道黏膜血供，造成结肠黏膜损伤。因此，我们建议溃疡性结肠炎患者应避免高脂肪食物，采用低脂肪食物。

9. 我可以吃辛辣刺激的食物吗？

辛辣等刺激性食物，常添加了生姜、辣椒、大蒜、芥末等，会对胃肠道造成直接损伤，并且刺激肠道蠕动和黏膜分泌，会加重腹泻。因此，我们建议溃疡性结肠炎患者不要吃辛辣刺激性食物。

10. 我可以吃甜食吗？

许多调查显示高糖摄入与溃疡性结肠炎发病可能有关。但是，高糖饮食导致溃疡性结肠炎的发病机制还不清楚。研究发现，与正常饮食组相比，常吃含糖量高食物者患溃疡性结肠炎的风险增高，而进食蔬菜和水果者患溃疡性结肠炎的风险会减少；经常摄入含糖量高食物如可乐饮料和巧克力与溃疡性结肠炎发病呈正相关，而经常吃柑橘类水果与溃疡性结肠炎发病呈负相关。因此，我们不建议溃疡性结肠炎患者常吃含糖量高的食物。

11. 溃疡性结肠炎患者的饮食的烹调有什么要求？

为了促进食物消化吸收，烹调要简单化，烹饪方式以蒸、煮、焖、氽、炖、水滑等方法为主。炒菜大都不适合溃疡性结肠炎患者。少用或不用无营养价值甚至是有害的并且有刺激性的色素、香料和调味品。避免进食生的、半生的、腌制的、酿造的、粗糙的、辛辣的、油炸的以及不新鲜的食物。烹饪好的食物性质应当以半流质和流质为主。同一食物不同烹饪方式对肠道耐受性有所不同，如一些患者能够进食蒸蛋，但进食油煎蛋后出现胃肠道不适。

12. 什么是食物过敏？

食物过敏主要是指食物进入人体后，机体对之产生异常免疫反应，表现为进食过敏食物后口麻、咽喉痒、皮肤瘙痒、呕吐、腹痛腹泻等症状，严重者全身皮疹、呼吸困难，甚至过敏性休克。一旦明确过敏食物，应禁止再次摄入这种食物。

13. 什么是食物不耐受？

食物不耐受不涉及免疫系统，是诸多因素造成身体消化某些食物缺陷。少量摄入这些食物可能无明显症状，多量摄入可能导致消化道症状和全身症状。研究显示溃疡性结肠炎患者食物不耐受发生率显著高于健康人群。溃疡性结肠炎患者常见的食物不耐受种类包括：蛋类、乳制品、红肉及加工肉类、辛辣刺激食物、高糖油腻食物等。对溃疡性结肠炎患者而言，避免不耐受食物的摄入尤为重要，但不恰当控制食物摄入会导致营养不良的发生和营养素的缺乏。建议患者做好饮食日记，记录自己对不同饮食的反应，寻找可能的致敏食物及不耐受食物，尽量减免继续食用或替换同类其他食物。

14. 什么是个体化饮食？

个体化饮食即根据每个患者疾病情况、病情程度及对食物的不同反应等予以不同的饮食建议。不存在适合于所有患者的单一饮食或进食计划。患者适合吃哪种食物、不适合吃哪种食物都必须是个体化的，应该根据患者病程、病变部位和病情程度等而作调整。如果某种食物可诱发或加重疾病的发生，就要尽量避免。更重要的是要区别是对某种食物过敏还是不耐受。需要通过不断摸索寻找适合自己的个体化饮食。记录食物日记不仅有助于准确找到给患者带来麻烦的食物，而且能够显示其饮食是否保证足够的营养素补充。

15. 我应该如何记饮食日记？

提倡溃疡性结肠炎患者记录好自己的饮食日记以解决食物不耐受问题。具体记录内容包括全部饮食的时间、种类，何种烹饪方法，进食后的感觉和症状，大便的次数、性质以及颜色等。通过饮食日记可以帮助您发现不耐受食物，可以将这类食物从食谱中删除，避免加重疾病活动。待病情好转后，您也可以再次尝试上述食物，有些食物可以在病情好转后变为可以耐受。

16. 我可以喝牛奶吗？

牛奶含有丰富的优质蛋白及钙、磷等多种矿物质。有些人在饮用牛奶后会出现不同程度的腹痛、腹泻、腹胀情况，这可能与乳糖不耐受有关。乳糖不耐受是由于乳糖酶分泌减少，不能完全消化分解牛奶中的乳糖所引起的非感染性腹泻。这往往容易和溃疡性结肠炎症状混淆，可以进行乳糖耐受试验检测区分。疾病活动期及确诊乳糖不耐受的患者应限制乳制品的摄入，但对于大多数患者而言，没有足够证据证明乳糖不耐受而盲目限制牛奶及乳制品的摄入是不对的。克服乳糖不耐受还可以采取少量多次饮用、改喝酸奶、和其他食物一起服用、服用外源性乳糖酶和饮用低乳糖奶等方法。

17. 我可以喝酸奶吗？

酸奶是指用全脂乳或脱脂乳经特殊微生物发酵而成的发酵乳制品。酸奶除了含有丰富的蛋白质、钙等营养素外，其所含益生菌可能对溃疡性结肠炎的诱导及维持缓解有效。此外，酸奶在发酵过程中其益生菌所含有的乳糖酶增加可以帮助乳糖分解。因此，与牛奶相比，溃疡性结肠炎患者更容易耐受酸奶。

18. 如何选择合适的酸奶？

溃疡性结肠炎患者喝酸奶时应该注意以下事项。

（1）缓解期和轻中度活动期的溃疡性结肠炎患者喝酸奶是有益的。

（2）有糖尿病的溃疡性结肠炎患者应该选用无糖性酸奶。

（3）对乳糖不耐受的溃疡性结肠炎患者应该选择不含乳糖的酸奶。

（4）需要低温保存的酸奶应该放置到常温时再喝。

（5）如果您有肠道狭窄，在选择酸奶时，避免选择含有燕麦、果粒等高纤维食物成分的酸奶。

（6）重度活动期的溃疡性结肠炎患者最好不要喝酸奶。

（7）在商场里选购酸奶时，要注意区分酸奶和含乳饮料。纯酸奶，其中蛋白质含量≥2.9%；调味酸奶以及果料酸奶，其中蛋白质含量≥2.3%。而一些含乳饮料虽然也含益生菌，但内容物比较稀，蛋白质含量≥1.0%，这类产品是牛奶加水、糖、香精、酸味剂或发酵剂制成的，叫作酸乳饮料或乳酸菌饮料，但不能叫作酸奶，其成分和功能也与酸奶有很大的差别。根据包装标签上蛋白质含量一项，可以把它们与酸奶或牛奶区别开来。

19. 我可以吃水果吗？

水果含有大量人体必需的维生素、矿物质与膳食纤维。溃疡性结肠炎患者可以适当进食一些水果，补充身体需要的营养素。病情较轻的溃疡性结肠炎，可以在水果削皮去籽后细嚼慢咽摄入，也可以将水果榨汁来喝。溃疡性结肠炎活动期时，应避免进食过多的含高纤维素水果，甚至暂停摄入。

第八章　营养与饮食篇

20. 我可以吃海鲜吗？

虽然目前对于海鲜与溃疡性结肠炎之间的联系尚不明确研究。但是中医称海鲜为"发物"，海鲜中含有大量的蛋白质，某些蛋白质可能作为抗原诱导变态反应，诱发或加重肠道炎症反应。因此，溃疡性结肠炎患者要慎重食用海鲜。

21. 我可以喝茶吗？

尽管已有研究表明饮茶减低患溃疡性结肠炎的危险，但是茶叶（如红茶、绿茶、普洱茶等）中含有咖啡因，摄入较多这种物质会加重您腹泻、腹胀、腹痛症状。您可以偶尔饮用，避免突然摄入较多这类茶水及浓度较高的茶水。此外，您也可以选择无咖啡因饮品如花草茶等。

22. 我可以喝咖啡吗？

含有咖啡因的饮料可能导致您胃肠道不适，出现腹泻、腹胀、腹痛等症状，从而诱发或加重病情，因此您需要避免这类饮料。

23. 我可以吃零食吗？

溃疡性结肠炎患者宜食用清淡且营养价值高的食物。在疾病缓解期，患者可以吃一些健康零食，如新鲜水果。大多数加工后的零食虽然美味，但营养价值有限。它们往往含有较高的脂肪和糖分，甚至加入了食品添加剂，这些都对健康不利。

24. 我可以喝冷饮吗？

冷饮容易引起胃肠痉挛，食欲下降，胃肠道功能紊乱，出现腹泻、腹胀、腹痛等症状。而且饮料中往往含有较高糖分、色素和咖啡因。因此，建议您尽量避免喝冷饮。

25. 我可以吃汉堡、炸鸡等快餐吗？

流行病学研究发现炎症性肠病与较多摄入西式饮食相关，包括高糖、高脂及低纤维食物的摄入。西式快餐往往含有高脂肪酸和高蛋白质成分，还可能含有较高糖分、盐分、色素和咖啡因等。溃疡性结肠炎患者应尽量减少对这类食物的摄入。

26. 我需要补充维生素吗？

由于溃疡性结肠炎患者反复腹泻或伴有进食不佳，以及某些治疗药物的作用，可能干扰了食物中营养物质的正常吸收。常见的维生素缺乏包括维生素 D、维生素 B_{12} 和叶酸。但并非所有患者都会存在营养缺乏的情况，这和患者的病情程度、病变范围、进食服药情况等有关，可以通过抽血化验检测这些维生素的水平。

27. 我需要补充维生素 D 吗？

溃疡性结肠炎患者普遍存在维生素 D 缺乏，补充维生素 D 有助于控制病情。患者可以进食富含维生素 D 的食物，如海鱼、动物肝、蛋黄、奶酪、蘑菇等。晒太阳是获取维生素 D 的另一种方式，但不建议长时间暴晒，这可能会增加皮肤癌的风险。根据不同患者的情况，仅依靠食物的摄入可能不能够满足身体的需要，必要时到正规医院咨询专科医生制订具体的补充方案。

28. 我需要补充叶酸吗？

溃疡性结肠炎患者补充叶酸可以有效降低叶酸缺乏发生率。叶酸广泛存在于新鲜的绿叶蔬菜、大豆及动物肝、肾之中。甲氨蝶呤导致叶酸缺乏的机制是抑制二氢叶酸还原酶的作用，减弱二氢叶酸向四氢叶酸的转化。柳氮磺胺吡啶则可以抑制叶酸的吸收。硫唑嘌呤和 6- 巯基嘌呤通过抑制骨髓活动导致巨幼红细胞性贫血。因此有使用这些药物的溃疡性结肠炎的患者须根据专科医生的建议补充叶酸。如果进行甲氨蝶呤治疗，则建议治疗后 24～72 h 口服 5 mg 叶酸，每周一次，或每日 1 mg，一周 5 天。

29. 我需要补充维生素 B_{12} 吗？

维生素 B_{12} 主要在回肠末端吸收，回肠末端手术史（回肠切除超过 20 cm 以上）或回肠末端病变的溃疡性结肠炎患者可能存在维生素 B_{12} 缺乏。缺乏维生素 B_{12} 会加重患者贫血状态，导致精神症状、消化道症状等。对于有回肠末端手术史或回肠末端病变的溃疡性结肠炎患者,需要监测血清维生素 B_{12} 水平。如果已经会出现了临床症状,因先予一周的隔天注射,剂量每天 1 mg,随后每月注射一次,每次 1 mg。

30. 我需要补钙吗?

溃疡性结肠炎患者可能存在钙摄入减少,且某些药物如激素的长期服用可能会干扰钙的吸收。因此,患者可以在饮食中增加含钙丰富的食物,如牛奶。如果存在乳糖不耐受情况或者食物中钙摄入不足,需要口服补充钙剂,应到正规医院咨询专科医生制订具体的补充方案。

31. 我需要补铁吗?

溃疡性结肠炎患者可能因为食物摄入减少及反复黏液血便等导致铁缺乏。体内铁缺乏可以导致缺铁性贫血。铁较多的膳食来源是动物肝、全血、畜禽肉类、鱼类。当患者出现缺铁性贫血时需要补充口服补充铁剂,可以到正规医院咨询专科医生制订具体的补充方案。在口服补铁时,须注意避免在服药前后 30~45 min 喝茶、酒、含钙乳制品及谷物,这些食物中的成分会影响铁的吸收;但含维生素 C 丰富的食物如橘、橙等可以更好地促进铁的吸收。

32. 补充鱼油可以改善溃疡性结肠炎吗?

鱼油中含有 ω-3 不饱和脂肪酸(DHA 和 EPA),有文献报道 ω-3 不饱和脂肪酸可能具有抗炎活性,抑制溃疡性结肠炎的免疫反应和炎症过程。研究表明 ω-3 脂肪酸具有清除氧自由基作用,能够提高溃疡性结肠炎的治疗效果。富含 ω-3 不饱和脂肪酸鱼油可缓解活动期患者症状,改善结肠组织学变化,减少激素使用量,增加患者体重,但没有足够证据证实鱼油能维持溃疡性结肠炎缓解。

33. 我可以吃一些祛湿降火的食物吗?

溃疡性结肠炎活动期多为湿热内蕴。有些食物具有祛湿、降火功能,调节患者免疫状态,可以缓解炎症。如尝试这些食物时,可到正规医院咨询专业医生。

34. 中医药膳能治愈我的疾病吗？

药膳是中医理论指导下的食物与药物的有机结合。国内研究报道药膳辅助治疗溃疡性结肠炎有较好的疗效。应用药膳治疗时要注重整体和辨证论治观念，注意药物和食物合理配伍，才能达到治疗目的。如尝试药膳治疗时，可到正规医院咨询专业医生。但是值得注意的是，单用药膳无法治愈疾病。

35. 我需要吃滋补品（如人参、灵芝、鹿茸）吗？

人们常说的补品如人参、灵芝、鹿茸等，可以通过增强机体免疫力达到滋补作用。溃疡性结肠炎发生往往与免疫应激有关，通俗而简单地理解为免疫"过强"、免疫紊乱，进食这些补品可能诱发或加重病情。国内有研究表明人参辅助治疗可以改善某些溃疡性结肠炎患者临床症状，具有较好的疗效，但相关的科学研究较少。如尝试这些营养品时，必须到正规医院咨询专业医生。

36. 我需要限制饮酒吗？

最近欧洲的一项研究发现，酒精使用与溃疡性结肠炎发病无关，但目前有关酒精与溃疡性结肠炎的研究仍然较少。不同的人群在饮酒后的身体反应也不同，如有些患者在饮酒后出现腹痛、腹泻，可能会加重疾病。因此不建议患者在疾病活动期饮酒。此外，长期大量饮酒影响人体健康，所以也不建议患者在疾病稳定期无节制饮酒。

37. 吸烟对我有影响吗？

有些研究资料显示吸烟对溃疡性结肠炎可能有益，吸烟似乎可改善患者的临床进程，降低复发率和住院率。但也有大样本多中心病例对照研究显示吸烟和溃疡性结肠炎发病并无明显相关。此外，吸烟与其他重大疾病、恶性肿瘤等有关，因此为了您的健康，建议您不要吸烟。

38. 我需要补充益生菌吗？

大量研究提示肠道菌群紊乱与溃疡性结肠炎发病密切相关。益生菌是含有足够数量、确定活菌的制剂，能够移植或定植在宿主肠道上皮，改变其微生物系统并对宿主产生有益的健康影响。益生菌具有改善肠道上皮屏障、增强机体免疫系统及维护肠道菌群平衡的功能。研究表明益生菌及其制品在预防和治疗轻、中度溃疡性结肠炎中可能是有效的。益生菌能够诱导并维持回肠肛管吻合术后储袋炎缓解。已有研究报道 8 种益生菌混合组成的 VSL#3 能降低溃疡性结肠炎术后储袋炎的发生率。

39. 我需要补充益生元吗？

益生元是指不被消化或吸收的食物成分，能被肠道内细菌选择性发酵，刺激肠道内保护性细菌生长代谢，促进肠道微生态系统改变。益生元包括非淀粉多糖、膳食纤维、菊粉及低聚果糖等。联合应用益生菌和益生元可能对溃疡性结肠炎有益，但目前缺乏足够的证据证实益生元对溃疡性结肠炎诱导或维持缓解有效。

40. 腹泻、解黏液血便时，饮食应该注意什么？

腹泻为溃疡性结肠炎最常见的症状，黏液血便是溃疡性结肠炎活动性的重要表现。如果溃疡性结肠炎患者出现腹泻或少量黏液血便，应进行低渣低纤维饮食。选择半流质或流质饮食来减少肠道负担，少吃多餐，避免饮酒，避免摄入乳制品、辛辣生冷刺激性食物、高糖高脂食物及含咖啡因食物等。注意保持水分和盐类的补充。如长期腹泻可能导致营养不足，可在医生的指导下增加营养素的补充。如腹泻、便血非常严重，应当禁食，并至医院专科就诊给予静脉营养支持。

41. 腹泻时需要增加水的摄入吗？

长期腹泻的患者，容易造成机体脱水，严重者影响肾功能。没有及时补充丢失的水分及盐类会使人感到口干、虚弱、乏力。因此，您需要保持足够的液体摄入，尤其在热天，人体还会通过出汗丢失掉较多的水分和盐类。

42. 腹痛时，饮食应该注意什么？

中重度溃疡性结肠炎患者可有轻度至中度腹痛，腹痛存在时可进食一些高热量、富含维生素、少油、少渣的流质或半流质，少吃多餐，减轻肠道的负荷。减少摄入牛奶等导致肠胀气的食物，以免加重腹痛。如腹痛比较严重、有并发中毒性巨结肠可能的患者应当禁食。

43. 我最近症状已经好转了，需要怎样调整饮食？

当您通过治疗症状好转时，可以根据自身情况逐步过渡到正常饮食。恢复饮食要先从原来耐受的食物开始。初期可以尝试米糊、水煮蛋、切碎后制作软烂的去筋嫩肉、鱼等容易耐受的食物。如果没有不舒服，可以逐步添加其他食物，每2~3天添加一个品种，直至正常饮食。同时要做好个人食物日记，如出现进食某种食物后胃肠道不适，就要尽量避免。

44. 我最近没什么症状，我还需要注意饮食吗？

处于疾病缓解期患者，饮食上尽可能遵循平衡饮食。根据您的食物耐受情况每天摄入淀粉类食物、新鲜蔬菜、水果，足够的蛋白质、脂肪等。根据自身营养情况，补充叶酸、钙、铁等丰富的食物；减少或避免摄入对健康不利的食物，如油腻油炸食物、辛辣刺激性食物、腌制食物等。

45. 我正在使用激素治疗，饮食要注意什么？

糖皮质激素是活动期患者诱导缓解的有效治疗药物。但是，长期大量使用糖皮质激素也会带来不少副作用，如诱发加重感染、诱发高血压、高血糖、低血钙、骨质疏松、消化性溃疡等。服药期间须注意同时补充钙和维生素D，饮食上尽量做到选择低盐、低糖、优质蛋白的食物，避免进食不洁食物。

46. 我正在使用柳氮磺胺吡啶或甲氨蝶呤治疗，饮食要注意什么？

甲氨蝶呤导致叶酸缺乏的机制是抑制二氢叶酸还原酶的作用，减弱二氢叶酸向四氢叶酸的转化。柳氮磺胺吡啶则可以抑制叶酸的吸收。因此有服用这些药物的患者须根据专科医生的建议补充叶酸。一般在进行甲氨蝶呤治疗后24~72 h口服5 mg叶酸，每周一次，或每日1 mg，一周5天。

第八章　营养与饮食篇

47. 我需要进行肠道手术，手术前需要调整饮食、加强营养吗？

溃疡性结肠炎患者手术前须进行营养风险筛查和营养状况评估。除了急诊手术外，对于手术前营养不良或者存在营养风险的患者，医生都会应根据情况设法改善患者营养状态后再行手术。改善患者营养状态能够降低手术患者的手术风险及术后并发症的发生率。对于能口服患者会尽量采用口服方法予以补充，每日口服摄入不足的患者，会同时采取肠内营养加肠外营养改善营养状况。肠道手术通常在术前2~3天给予少渣半流质饮食，术前1天给予流质饮食。

48. 我做了全结肠切除手术，术后饮食应该注意什么？

溃疡性结肠炎患者手术往往需要切除全部的结肠和直肠，术后能够达到治愈疾病的目的。术后早期可给予少量饮水，当有肠鸣音或无明显不适，可进食流质，如米汤、蔬菜果汁、鱼汤等，48~72 h开始鼓励低纤维少渣半流质饮食，如稀饭、蛋羹、面条等，逐渐过渡到软食、普食。忌油腻及辛辣食物。进食应规律，食物易消化，遵少量多餐、细嚼慢咽的原则。

49. 我发生了"储袋炎"，需要补充益生菌吗？

溃疡性结肠炎全结肠切除术后，如果肛门括约肌功能足够，常会进行回肠储袋肛管吻合术。研究发现在全结肠切除的患者中有15%~53%发生了储袋炎。储袋炎的症状主要有大便次数增多、水样便、腹痛、发热等。益生菌联合抗生素可以较好地诱导储袋炎缓解。已有报道8种混合组成的益生菌制剂（VSL#3）能预防术后储袋炎的发生，但并未成为标准治疗方式。长期过量服用益生菌可能增加细菌易位以及继发菌血症的风险，且价格昂贵。因此，建议患者结合自身经济情况并在专科医生指导下使用。

50. 我做了肠造口术，饮食应该注意什么？

溃疡性结肠炎患者急诊情况下会先行肠造口手术，待情况好转后再做回肠储袋肛管吻合术。饮食上应避免过敏或不耐受食物的摄入，鼓励进食高蛋白、易消化食物，保持大便通畅。食物种类尽量多样化，保证饮食均衡。避免进食易引起胃肠胀气的食物（如洋葱、大蒜、碳酸饮料等）及高纤维食物。此外，装造口袋后容易出现脱水,建议多饮水以补充流失的水分。

51. 什么是肠内营养?

肠内营养(enteral nutrition,EN)是指以管饲或经口摄食为患者补充营养素,常以要素饮食为主。EN 分为全肠内营养(exclusive enteral nutrition,EEN)和部分肠内营养(partial enteral nutrition,PEN)。EEN 指营养完全由 EN 提供,不摄入普通饮食;PEN 指在进食的同时补充 EN。EN 对溃疡性结肠炎的作用主要是纠正营养不良状态,而不能诱导和维持疾病缓解。目前尚没有证据支持 EN 对于活动期溃疡性结肠炎有效。

52. 我需要服用肠内营养液吗?

营养支持治疗是溃疡性结肠炎治疗的重要辅助手段,能改善患者的营养状况。对病变范围广和中、重度的患者及存在中、重度营养不良的患者,建议予以 EN 支持。若您存在以上情况,可在医生指导下选用 EN 制剂。

53. 常用 EN 制剂有哪些?

目前临床上常用的 EN 制剂有安素、瑞能、瑞代、瑞素、能全力、百普力、爱伦多。安素营养全面均衡、肠道耐受性好,临床疗效更好,应用较为广泛。根据氮源不同,EN 制剂分为整蛋白配方、短肽配方和要素膳配方。这些营养制剂疗效无明显差异,但不同个体对不同制剂耐受性不同。其中整蛋白型制剂更有利于儿童患者体重增长。肠功能不全患者推荐要素膳型或短肽型制剂,疾病活动期应控制膳食纤维摄入。

54. 我服用营养液后,出现腹胀腹泻、恶心呕吐怎么办?

大多数患者在进行 EN 时都会出现胃肠道不适,可以在专科医生的指导下调整营养制剂种类、数量、时机等改善症状,还可以同时口服一些调节胃肠功能、促进消化的药物,如消化酶、益生菌等。如患者需要营养支持治疗但无法耐受口服 EN 制剂,可以尝试改变治疗途径如管饲,仍无法耐受者可进行肠外营养支持。

55. 什么情况下需要肠外营养？

肠外营养是通过静脉途径提供人体必需的营养素和能量。溃疡性结肠炎患者在以下情况下建议使用肠外营养作为辅助治疗手段：①患者不能耐受 EN，出现营养不良风险。②患者出现中毒性巨结肠、肠穿孔或大量结肠出血等严重并发症。治疗期间医护人员需评估患者营养状况，指导患者逐渐过渡恢复到正常饮食。病情缓解期仍鼓励患者经口摄入各种营养饮食。

56. 儿童和青少年患者，饮食应该注意什么？

营养对儿童和青少年溃疡性结肠炎患者非常重要。营养物质摄入不足会导致发育迟缓或停滞，如体重不增或下降，生长障碍及青春期延迟。应注意营养状态和骨骼健康的相关评估，注意微量元素如铁、钙、锌、维生素 D、维生素 B_{12} 和叶酸等及时补充。疾病活动期，可能会出现肠内营养摄入不能耐受或摄入不足的情况，肠外营养支持可以改善青少年儿童患者的营养状况。

57. 孕妇饮食应该注意什么？

营养不良会增加妊娠女性溃疡性结肠炎的病死率，不利于胎儿生长发育。患者营养不良的原因主要与食欲减退、腹泻等有关。维持怀孕期间体重稳定增长，避免快速增加，如早期体重没有明显的增加，应及时评估营养状态，及时加强营养支持。患者怀孕前及妊娠期都要应用叶酸制剂减少胎儿神经管缺损可能。有缺铁性贫血孕妇，需要补充铁剂。

浙江大学医学院附属第一医院消化内科　周辛欣　张冰凌

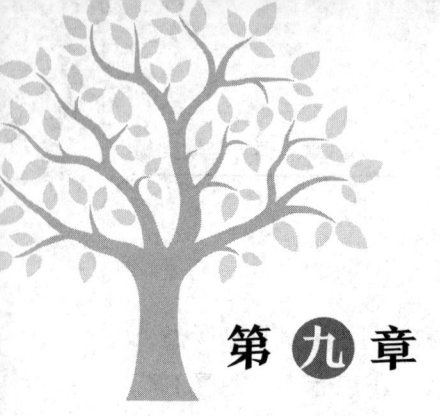

第九章

心 理 篇

1. 溃疡性结肠炎是心身疾病吗？与心理有何关系？

早在 20 世纪 30 年代，心身医学研究的先驱者之一 Alexander 就提出 7 种经典的心身疾病，其中就包括溃疡性结肠炎。心身疾病又称心理生理障碍，指的是心理社会因素在疾病的发生发展中起重要作用的躯体器质性疾病和躯体功能性障碍。溃疡性结肠炎作为一类病因未明的慢性非特异性肠道炎症性疾病，发病机制包括免疫、遗传、环境、感染及精神等因素。越来越多的研究认为，溃疡性结肠炎的发生发展与心理因素密切相关，因此，在溃疡性结肠炎的临床认识和治疗过程中，不能忽略心理因素对患者病情的影响，在处理肠道症状的同时，加强心理因素的调节才能获得更好的临床疗效。

2. 溃疡性结肠炎患者常见的精神心理异常有哪些？

溃疡性结肠炎患者最常见的心理状况是焦虑、抑郁及慢性腹痛。此外，还可能存在不同程度的疲乏及失眠。溃疡性结肠炎患者在表露内心感受方面较差，很少主动倾诉抑郁、焦虑等情绪，而多通过躯体不适感如慢性腹痛、疲乏无力、睡眠障碍等来"间接"地表达其隐藏起来的真实情绪。研究显示，慢性腹痛不仅与中枢神经系统的重组有关，也与脑－肠轴的失调有关。脑－肠轴的失调使溃疡性结肠炎病患者倾向出现焦虑和抑郁。压力和情绪失调（焦虑和抑郁）会输出刺激，放大人的疼痛信号，并且通过中枢神经系统对肠道神经产生影响，导致肠道蠕动异常，使腹痛加重。另有研究指出，无论炎症性肠病病情缓解与否，疲乏感会随着病程的延长而增加，其中抑郁、幸福感以及睡眠质量与疲乏感独立相关，也就是说，抑郁水平越重，幸福感缺失，睡眠质量越差，溃疡性结肠炎患者更容易感到疲乏。

3. 溃疡性结肠炎患者出现焦虑、抑郁的比例有多少？活动期有变化吗？

2016年发表的一篇系统综述显示，溃疡性结肠炎患者出现焦虑症状的发生率为35%，抑郁症状的发生率为17%，明显高于普通人群。而活动期溃疡性结肠炎患者的焦虑、抑郁的风险能比缓解期增加一倍多。

4. 患者的抑郁、焦虑水平与溃疡性结肠炎的复发有关吗？

最近的一项研究证明，随着时间的推移，抑郁与溃疡性结肠炎的临床复发有显著的相关性，而焦虑与溃疡性结肠炎复发不相关，这一点与克罗恩病不同。

5. 如何科学地评估溃疡性结肠炎患者的心理状态？

精神心理科有结构化的定式访谈及量表等可以对溃疡性结肠炎患者的心理状态进行科学的评估，其中量表具有简便易行、耗时少、结果直观等优点，可以针对不同的心理症状量化评分，进行严重程度分级，但量表不能完全代替临床医生的判断。

具体来讲，针对患者的抑郁水平，可供选择的量表有医院焦虑抑郁量表（HADS）、患者健康问卷抑郁量表（PHQ-9）、Zung氏抑郁自评量表（SDS）等。针对焦虑水平，可以采用广泛性焦虑障碍筛查量表（GAD-7）、Zung氏焦虑自评量表（SAS）、状态-特质焦虑问卷（STAI）等进行评定。针对疼痛程度，则有视觉模拟评分（VAS）、数字评分量表（NRS）等。针对失眠程度，可以选择匹兹堡睡眠质量指数（PSQI）及失眠严重指数（ISI）等。

6. 我是一名溃疡性结肠炎患者，怎样识别我可能存在焦虑状态？

通常存在焦虑的患者会过分担心、不安、着急、容易心烦、紧张、害怕或恐惧、注意力较难集中，而且动作多，难以安静落座，经常变换姿势，躯干四肢震颤，深长呼吸，过度换气或经常叹气，捶打胸口，甚至搓手顿足，也会感觉头颈身体发紧僵硬、无法放松。一部分患者还会出现口干、出汗、喉部堵塞感、心悸、呼吸困难、尿频、尿急，或者面色潮红或苍白、阵发性发冷发热，或者颤抖、头昏、头晕、失平衡感，或者四肢酸软、乏力，或者腹部不适、恶心、呕吐、腹泻以及各种躯体疼痛。

7. 我感觉自己有焦虑情绪，但不确定，有没有什么简便的自我筛查的方法？

焦虑被定义为一种患者无法控制的不安、担忧和（或）恐惧的感觉，可采用"90秒4问题询问法"快速筛查焦虑症状，具体有以下4个问题：①你认为你是一个容易焦虑或紧张的人吗？②最近一段时间，你是否比平时更感到焦虑或忐忑不安？③是否有一些场合或情景更容易使你紧张、焦虑？④你曾经有过惊恐发作吗？即突然发生的强烈不适感或心慌、眩晕、感到憋气或呼吸困难等症状？如果回答阳性（即是或有）有两项或以上，则需进一步精神检查或转诊精神专科医师以明确诊断。

8. 我患了溃疡性结肠炎，常常感觉疲乏、伤心、孤独，这是抑郁症吗？

对于一个患慢性疾病的患者来说，出现疲乏、伤心、孤独等情绪改变很正常，这是身体对疾病及其相关压力的一种反应。但是，抑郁情绪并不等同于抑郁症。抑郁症是指各种原因引起的以显著而持久的心境低落为主要临床特征的一类疾病，它持续时间长，影响日常生活和工作，有相应的诊断标准。当开始出现抑郁情绪时，您首先要学会自我调整，如向朋友倾诉或做自己喜欢的事情。如果该情绪持续一段时间，而且很难摆脱，您可以咨询心理专科医生，请求帮助进行专业评估，甚至行心理治疗或药物治疗。

9. 我想判断自己有没有抑郁情绪，有没有什么简便的自我筛查的方法？

抑郁以情绪低落为主要特征，丧失兴趣或愉快感，还常伴有认知、行为和躯体症状，可采用"90秒4问题询问法"初步筛查抑郁症状，具体有以下4个问题：①过去几周（或几月）是否感到无精打采、伤感，或对生活的乐趣减少了？②除了不开心之外，是否比平时更悲观或想哭？③经常有早醒吗（事实上并不需要那么早醒来)？④近来是否经常想到活得没意思？如果回答皆为阳性（即是或有），则建议作进一步精神检查或转诊专科医师诊治，其诊断灵敏度高达96%，特异度为57%~67%。

10. 溃疡性结肠炎患者的个性方面有什么特征吗？

研究发现，溃疡性结肠炎患者常表现出个性内倾、被动、敏感、固执、容易紧张、对刺激情绪反应强烈、情绪稳定性差等人格特征，同时也存在着人际关系敏感、抑郁、悲观失望、焦虑不安、易怒等心理特征。也有研究者认为，炎症性肠病患者特征性的个性特质很可能是继发于长期的疾病。

11. 精神心理因素对溃疡性结肠炎患者的生活质量有何影响？

有研究报道，精神心理因素会对溃疡性结肠炎患者的健康相关生活质量（health-related quality of life，HRQOL）造成影响。HRQOL又称生存质量，是一个多维的概念，包括生理、心理和社会功能，涉及与经济、文化背景和价值取向相联系的主观满意度。Mittermaier等的研究认为溃疡性结肠炎患者的焦虑、抑郁情绪是影响生存质量的独立危险因素，并均与生存质量呈负相关，可作为溃疡性结肠炎患者生命质量下降的有效预测指标。

12. 针对溃疡性结肠炎患者的生活质量，常用的评估工具有哪些？

常用的评估工具有健康调查简表SF-36、炎症性肠病问卷IBDQ。SF-36（36-item short form health survey）是生活质量标准化测量工具，被广泛用于评价普通人群和特殊人群的总体生活质量，从生理功能、生理职能、躯体疼痛、一般健康状况、精力、社会功能、情感职能以及精神健康8个维度全面概括了被调查者的生活质量。IBDQ（inflammatory bowel disease questionnaire）则是炎症性肠病最常见的专用问卷，可以评价肠道症状、全身症状、情感能力、社会能力4个方面，其分值越高，生活质量越好。IBDQ被证实具有良好的信度和效度，已广泛应用于炎症性肠病的研究中。

13. 精神心理因素为什么会影响溃疡性结肠炎的发生发展呢？

我们人体内存在神经内分泌网络，即"脑-肠轴"，包括中枢神经系统、自主神经系统、下丘脑-垂体-肾上腺轴、胃肠道（GI）免疫系统、肠道黏膜屏障和肠道微生态，能够对胃肠功能进行双向调节。机体通过脑-肠轴之间的双向环路进行胃肠功能的调节称为脑肠互动。脑-肠轴的失调与溃疡性结肠炎活动密切相关。精神心理因素通过脑-肠轴影响胃肠道，产生肠道通透性增强、肠道菌群失调，甚至诱导肠道的过激免疫应答，而肠道炎性细胞和（或）介质水平的改变，又会引起认知、情感、行为方面的障碍。

14. 心理应激会加重溃疡性结肠炎的病情吗？

心理应激主要指由心理社会因素引起的刺激，它通过刺激脑-肠轴，导致机体释放多种细胞因子，从而出现肠道运动节律改变、内脏感觉异常、肠黏膜受损、通透性增加、肠道分泌功能异常、疼痛阈值下降、免疫功能异常等后果，同时细菌抗原和毒物深入肠道黏膜下层可进一步加重肠道炎性反应。多项研究证实，心理应激可诱发或加重溃疡性结肠炎的病情。

15. 压力甚至抑郁会引起溃疡性结肠炎吗？

目前认为，溃疡性结肠炎是易感基因、免疫反应以及环境因素相互作用引起的肠道慢性炎性疾病。这个环境因素就包括了压力、紧张、抑郁等精神心理异常。但是，这种精神心理异常到底是溃疡性结肠炎的病因，还是溃疡性结肠炎的结果，目前尚未完全确定。普遍认为，一部分精神心理异常有可能是溃疡性结肠炎的诱因或病因，另外一部分精神心理异常有可能是溃疡性结肠炎长期存在的不良后果。已有越来越多的证据表明，精神心理因素与溃疡性结肠炎的恶化及复发有关。

16. 得了溃疡性结肠炎，压力的来源主要有哪些？

溃疡性结肠炎患者压力主要来源于两个方面。

（1）对疾病的认识，如溃疡性结肠炎治疗药物的不良反应，疾病是否会复发或恶化，进展为结肠癌的风险，是否需要手术及手术时机等。

（2）伴随疾病而出现的生活态度，是消极治疗还是积极面对等。除此之外，躯体不适、休息睡眠欠佳、治疗费用高昂、家庭因素、患病时工作生活受到影响、社会支持欠缺等各方面均可能对患者产生较大的心理压力。

17. 平时工作压力就很大、生活紧张，对溃疡性结肠炎有影响吗？

紧张的情绪能够通过身体内存在的神经体液调节"轴"，激活体内的交感神经和迷走神经系统，释放一系列的激素，同时还可激活一些免疫细胞释放多种炎症介质，调节肠道黏膜的结构和功能，增加肠道黏膜的通透性，改变肠道微生态。这些对溃疡性结肠炎的发生和发展均会造成不良影响。

18. 我现在处于溃疡性结肠炎活动期，感觉压力很大，需要去心理科治疗吗？

处于溃疡性结肠炎活动期时，一方面由于腹泻、黏液血便引起的不适，另一方面因活动期而引起的治疗经济负担、社会功能的减退等影响，容易产生压力。当疾病活动引起了一系列压力，你要做的就是积极配合治疗，经过治疗达到症状缓解后，与之伴随的压力也会慢慢缓解，这样您就无须去心理专科治疗。如果疾病已处于缓解期，压力却仍持续存在，并引发焦虑、抑郁，影响日常工作和生活时，则需要接受心理专科治疗。

19. 溃疡性结肠炎常用的心理干预手段有哪些？

目前对于溃疡性结肠炎的治疗仍主要以药物和手术治疗为主，但新的治疗药物和治疗方法也日益受到关注，心理干预正是其中之一。常用的心理干预手段有心理治疗和（抗焦虑/抑郁）药物治疗，具体采用何种方法需要咨询精神心理科医生。

20. 目前针对溃疡性结肠炎的心理治疗有哪些？

既然不能忽略精神心理因素对溃疡性结肠炎病情的影响，那么心理治疗可能是溃疡性结肠炎传统疗法的重要补充，具体有以下几种。

（1）认知行为治疗（cognitive behavioral therapy，CBT）。

（2）催眠（hypnosis）。

（3）正念冥想（mindfulness meditation）。

（4）心理动力学疗法（psychodynamic therapy，PDT）。

（5）压力管理（stress management）。

其中，CBT 的支持证据最多，CBT 能够帮助患者增强对灾难恐惧的掌控感和减少无助感及挫折感。而催眠则为溃疡性结肠炎的标准医疗提供了一个辅助手段。正念冥想作为一种心身干预疗法是近来的一大热门，它把达到头脑平和镇定的状态作为主要目标，学会在内在明晰的状态中放松，同时保持意识的完全清醒，提倡患者关注当下，接纳自身。PDT 是通过自由联想、阻抗、梦的分析等方法，帮助溃疡性结肠炎患者将压抑在潜意识的各种心理冲突挖掘出来，使患者重新认识并改变自己，促进人格成熟和增强社会适应能力。压力管理则是指采取一些方法来增强个体应对压力情境和（或）事件，以及由此引起的负性情绪的能力，并针对由于压力而导致的个人身心不适的症状进行处理，有研究显示压力管理能提高溃疡性结肠炎患者的生命质量。

目前的研究显示，心理治疗能够改善溃疡性结肠炎患者的躯体症状、情绪症状及生活质量，当然也存在阴性结果。总体而言，心理治疗对溃疡性结肠炎的有效性有待进一步探索。

21. 什么是认知行为治疗？对溃疡性结肠炎有效吗？

认知行为治疗（CBT）是通过改变个人非适应性认知和行为模式来改善心理问题的治疗方法总和，包括认知治疗和行为治疗两大方向，具有高度结构化、短程高效、目标明确等特点。总体而言，CBT 更表现为对患者心理状态而非疾病的改善，更适用于合并有焦虑和抑郁的溃疡性结肠炎患者。

有研究发现，CBT 可减轻溃疡性结肠炎患者对疾病相关的担忧和顾虑，尤其在女性患者人群中，抑郁状态可以得到稳定的缓解。

22. 感觉身边的朋友常常不能理解我，我该怎么办？

近年来，溃疡性结肠炎的发病率呈上升趋势。但是，对这个疾病的认识仍是不够的。有些人仅仅把它当作一般的肠炎，或者仅仅是"胃肠功能不好"。所以，您可以适当向朋友解释您的病情，比如，因为这个疾病常常会出现腹泻、黏液血便，所以您才会频繁去上厕所。也可以告诉他们如何做才能帮助您更好地与疾病共处，比如一起参与游泳等活动，维持正常的社交生活，保持心情愉悦。也可以给朋友看溃疡性结肠炎相关的宣传手册，甚至陪同就医，咨询专业医师。

23. 得了溃疡性结肠炎，我常常因为担心而睡不着觉，该怎么办？

您首先要明白，溃疡性结肠炎是终身性疾病，复发－缓解－复发模式是其特征，正视患病事实，积极面对疾病、面对生活。其次，您要知道溃疡性结肠炎只是您生活的一部分，您仍然可以享受生活，比如处于缓解期时，并不影响社交和工作，您仍然可以去运动、旅游。另外，和病友、医生保持联系，交流病情，对溃疡性结肠炎有充分的认识，记下病志，学会自我管理疾病，知己知彼，以积极乐观的心态与疾病做斗争。如果持续失眠，也可以考虑使用米氮平、曲唑酮等药物帮助睡眠。

24. 在溃疡性结肠炎复发的时候，我常常感到愧疚……

尽管医学已经取得了突破性的进步，仍然有很多疾病难以治愈，我们必须勇敢面对。为了战胜它，需要医生、患者及其家属的理解与配合。溃疡性结肠炎是肠道的慢性炎症，且好发于青少年，治疗的高昂费用以及对工作能力的影响，增加了患者所在家庭的经济负担。但溃疡性结肠炎作为良性疾病，可以通过药物控制，在活动期时患者心身俱伤，需要家人的支持，包括经济及心理支持，共同渡过难关。在成功诱导缓解后，就可以如正常人一样工作、生儿育女，承担起作为家庭成员的责任，发挥自我价值，所以您并不需要愧疚。

25. 怀疑自己心理出了问题，应该怎么办？

诊断和治疗溃疡性结肠炎对医患双方都是一个挑战，尤其需要患者的共同参与。随着患者对疾病本身的不断认识，部分患者因疾病的反复发作、对癌变的担心及对生活质量的影响，可能会出现失眠、焦虑、甚至抑郁等情绪。对患者而言，在怀疑自己出现心理问题时，应及时与主治医师沟通，进行相关筛查，如有必要，可以请心理科医生进一步评估，以便及时发现心理异常并尽早进行干预。

26. 针对溃疡性结肠炎的精神心理异常，是否有药物可以治疗？

主要有以下 6 类药物（抗抑郁 / 抗焦虑剂）可供选择。

（1）选择性 5- 羟色胺再摄取抑制剂（SSRI）：氟西汀、舍曲林、帕罗西汀、氟伏沙明、西酞普兰、艾司西酞普兰。

（2）选择性 5- 羟色胺和去甲肾上腺素再摄取抑制剂（SNRI）：文拉法辛、度洛西汀等。

（3）去甲肾上腺素和特异性 5- 羟色胺能抗抑郁剂（NaSSA）：米氮平。

（4）去甲肾上腺素和多巴胺再摄取抑制剂（NDRI）：安非他酮。

（5）5-HT1A 部分激动剂：丁螺环酮等。

（6）三环类抗抑郁剂（TCA）：氯米帕明、丙咪嗪等。

27. 溃疡性结肠炎伴有焦虑应该如何治疗？

循证依据显示，针对溃疡性结肠炎患者的焦虑应分为心理和药物两部分进行治疗，其中心理治疗可以选择认知行为治疗（CBT）、催眠及正念冥想；药物治疗可选用选择性 5- 羟色胺再摄取抑制剂（SSRI）、选择性 5- 羟色胺和去甲肾上腺素再摄取抑制剂（SNRI）、去甲肾上腺素和特异性 5- 羟色胺能抗抑郁剂（NaSSA）及 5-HT1A 部分激动剂。从小剂量开始，逐步递增，遵循个体化原则。

28. 溃疡性结肠炎伴有抑郁应该如何治疗？

循证依据显示，针对溃疡性结肠炎患者的抑郁应分为心理和药物两部分进行治疗，其中心理治疗可以选择认知行为治疗（CBT）及正念疗法；药物治疗从小剂量开始，逐步递增，遵循个体化原则。可选用选择性 5- 羟色胺再摄取抑制剂（SSRI）、选择性 5- 羟色胺和去甲肾上腺素再摄取抑制剂（SNRI）、去甲肾上腺素和特异性 5- 羟色胺能抗抑郁剂（NaSSA）、去甲肾上腺素和多巴胺再摄取抑制剂（NDRI）及 5-HT1A 部分激动剂。其中 NDRI 中的安非他酮适用于抑郁，特别是有躯体症状，如疲乏的溃疡性结肠炎患者。

29. 是否有药物能够通过调节情绪或者"神经心理"对溃疡性结肠炎起到治疗效果？

有研究显示，加兰他敏可以对溃疡性结肠炎患者的神经体液调节起到一定的作用，从而抑制肠道炎症反应，但尚未获得足够的证据支持。还有一些其他的药物正在研究和研发中。相信以后会有越来越多的药物一方面调节精神和情绪，另外一方面辅助治疗溃疡性结肠炎。

30. 关于溃疡性结肠炎的治疗有什么好的建议和展望吗？

从临床心理学的角度考虑，对于溃疡性结肠炎有以下建议。

（1）研究证明，尽早筛查溃疡性结肠炎患者的抑郁焦虑等心理症状并进行心理干预可以适当地改善患者的功能及对疾病产生积极影响。因此，应选择临床可行的筛查工具，尽早地去诊断和管理溃疡性结肠炎患者的心理状态。

（2）溃疡性结肠炎需要多学科协作诊疗，应采用多学科合作的医疗护理模式。心身同治的综合治疗应作为今后溃疡性结肠炎治疗的新趋势。

南方医科大学珠江医院消化内科　王新颖

南方医科大学南方医院心理科　罗　娴　苏梅蕾

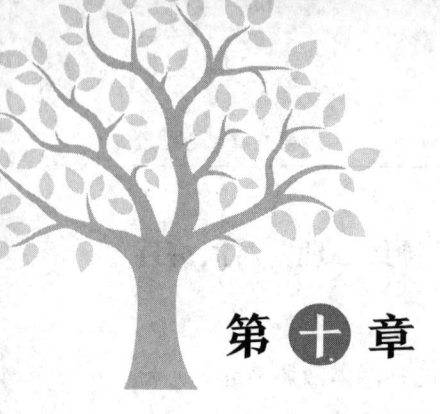

第十章

活 动 篇

1. 体育锻炼对身体有什么益处？

体育锻炼对保持身体健康和良好的形象都很重要。经常进行适度的体育锻炼有很多益处，包括获得幸福感、强壮体魄及控制体重等。

2. 溃疡性结肠炎患者可以进行体育锻炼吗？

可以进行一定的体育活动，不过强度及频率视具体的身体情况以及体育活动的方式而确定，原则是体力能承受。

3. 一般来说，什么情况下可以从事体育活动呢？

当您的疾病处于活动期时，您需要休息，不提倡积极进行体育锻炼。当您的疾病进入缓解期，建议您养成有规律地进行适度的体育锻炼的习惯。

4. 如何选择适合自己的运动项目？

运动项目可根据自身的身体素质、条件、爱好等进行选择。一般来说，以选择各个关节、各部分肌肉都能得到较好锻炼的运动项目为宜，如慢跑、快步走、游泳、太极拳等，而不应该选择运动强度过大、速度过快、竞争激烈的运动项目。也可以利用运动器材在家里进行锻炼。若身体不适，提倡散步，散步简单易行，而且运动量不大，比较适合还未完全康复的患者。

5. 溃疡性结肠炎患者在运动前需要做些什么准备？

进行运动锻炼前最好做一次较为全面的身体检查，确保疾病处于缓解期，

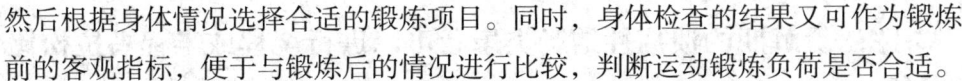

然后根据身体情况选择合适的锻炼项目。同时，身体检查的结果又可作为锻炼前的客观指标，便于与锻炼后的情况进行比较，判断运动锻炼负荷是否合适。

6. 病情稳定的溃疡性结肠炎患者可以进行运动吗？

这个答案是肯定的，适当运动不但强身健体，而且有益于疏散不良情绪和树立信心。只要您的疾病处于缓解阶段，而且您的自我感觉不错，您就能进行运动。建议不要做剧烈运动，必要时还是需要咨询医生的建议和意见。

7. 缓解期的溃疡性结肠炎患者可以进行剧烈运动吗？

无论是活动期还是缓解期的溃疡性结肠炎患者都不建议做剧烈的体育运动，尤其是长期服用激素治疗的患者，或者是合并代谢性骨病的患者，剧烈的体育运动会增加骨折的风险。

8. 缓解期的溃疡性结肠炎患者可以踢足球吗？

因为踢足球运动量较大，需要较高的体力和耐力，不建议溃疡性结肠炎患者（即使处于缓解期）去踢足球。若是特别喜爱足球的患者，可以一个人在场地里进行轻度的踢球活动，不能参与竞技性的足球比赛运动。

9. 缓解期的溃疡性结肠炎患者可以进行打篮球等剧烈运动吗？

无论是活动期还是缓解期的溃疡性结肠炎患者都不建议做剧烈的体育运动，篮球比赛肯定不宜参加。但是对于爱好者，可以自己一个人进行轻度的篮球运动，比如拍拍篮球，或者立定投篮等还是可以的。

10. 缓解期的溃疡性结肠炎患者可以进行摔跤等剧烈运动吗？

摔跤运动是竞技性活动，需要很大的体力，不建议参加。

11. 缓解期的溃疡性结肠炎患者可以进行登山运动吗？

一般来说，登山需要较大体力，但是具体依据海拔高度而定。对于低矮的小山，不需要很长时间就可以到顶的，还是可以攀登，不过不建议负重登顶。但是对于大山、雪山等，需要较长时间才能登顶的，不建议去攀登。

12. 缓解期的溃疡性结肠炎患者可以进行全程或半程马拉松比赛吗？

马拉松式长跑运动，运动强度非常大，需要极强的体力和耐力，对于溃疡性结肠炎患者无论是缓解期还是活动期均不建议参加。

13. 缓解期的溃疡性结肠炎患者可以去跳广场舞吗？

对于缓解期患者，适度的广场舞还是可以的，但是需要根据具体情况，对于运动量大，时间较长的广场舞不建议参加。另需要注意舞场附近的空气质量。

14. 缓解期的溃疡性结肠炎患者可以进行瑜伽锻炼吗？

因为瑜伽锻炼对身体各个关节韧带的牵拉较大，并且也需要体力，不建议进行高难度的瑜伽锻炼；强度较低的拉伸、呼吸锻炼等可以视情进行。

15. 缓解期的溃疡性结肠炎患者可以打太极拳吗？

太极拳锻炼动作较慢、轻，运动量不大，不需要较大体力，因此对于溃疡性结肠炎患者而言太极拳是一项较好的运动方式。

16. 缓解期的溃疡性结肠炎患者可以进行散步吗？

散步是一个非常好的锻炼方式，缓解期和活动期患者都可以进行，具体的时间、速度及距离根据每个病友具体情况而定，以能耐受不觉得累为度。

17. 溃疡性结肠炎患者可以进行游泳吗？

游泳是一个非常好的锻炼方式，但是对于活动期患者不建议（特别是腹泻、便血严重或者有发热、严重贫血的患者），缓解期患者可以参加，不过游泳较费体力，故每次游泳的时间和距离根据自己的实际情况而定，以起池后不感觉疲劳为宜。

18. 患病前未做过运动的患者，如何选择运动项目？

如果溃疡性结肠炎患者患病之前没有参加过系统专门的运动锻炼，患病后可以从每天散步 30 min 开始，之后逐渐增加到每天散步 60 min。或者戴一个计步器，每天步行 3 000~4 000 步开始，根据身体反馈，若适合，可逐步增加，争取实现每天步行 1 万步的目标。若病情缓解后，然后再慢慢尝试慢跑、游泳等其他较温和的运动项目。

19. 以前没有进行过体育锻炼的患者如何开始体育运动？

参加运动锻炼要循序渐进，绝不能急于求成，而应该有目的、有计划、有步骤地进行，要日积月累，这样才能取得满意的锻炼效果。同时，开始锻炼时运动量宜小，待适应以后再逐渐增加。经过一段时间的运动锻炼后，如果运动时感到发热、微微汗出，运动后感到轻松、舒畅、食欲及睡眠均好，说明运动量适当，效果良好，就要坚持下去。锻炼的动作要由易到难，由简到繁，由慢到快，时间要逐渐增加。每次运动时要注意由静到动，由动到静，动静结合。此外，要掌握好动作的要领、技巧和锻炼方法。另外，要想通过体育锻炼取得良好的效果，必须持之以恒。最好是每天坚持锻炼，每次锻炼半个小时左右；实在有困难时，每周锻炼不应该少于 3 次。同时，要合理地安排好时间，养成按时锻炼的良好习惯，注意掌握适当的运动量。若运动过程中感到心悸、气促、胸闷等不适，应当立即停止锻炼，必要时就近就医。

20. 可以在健身房中进行力量训练吗？

对于溃疡性结肠炎的患者不建议进行大重量的力量训练。若您之前有过力量训练的经验，且自我感觉良好，在缓解期，可以在咨询医生之后，再康复教练的帮助之下进行小重量的力量训练。

21. 手术之后可以进行运动吗？

建议早期进行下床运动。手术后患者，若必须卧床休息也应当在床上进行四肢的屈伸锻炼，预防下肢深静脉血栓形成，若患者本人不能进行主动运动，家属也应当帮助其四肢进行被动活动，这样不仅可以预防深静脉血栓形成，还可以防止肌肉萎缩以及褥疮的发生。当可以下床活动时，要尽早下床活动，在家人的搀扶下进行慢走，这样可以及早刺激肠道蠕动，避免肠粘连的发生。当然，运动要量力而行，且要避免摔伤。

22. 哪些运动适合手术后的患者？

手术后出院在恢复期的患者不建议做剧烈运动，还是要以休息为主。运动主要以散步、慢走等为主要运动。散步速度不易过快，控制心率在 80～100 次/min 适宜，散步时间也不易过长，每次 30～60 min 适宜。最重要的是任何运动都不要产生疲劳感，避免摔伤，运动中出现任何不舒服的症状及时就医。

23. 肠粘连患者可以进行体育运动吗？

建议肠粘连的患者多做低强度的体育运动，尤其是散步、慢跑、游泳等体育运动，这些运动可以促进肠道的蠕动，避免肠粘连的加重和预防肠梗阻的发生。

24. 肠梗阻的患者可以进行体育运动吗？

若您长期频繁地发作不完全性肠梗阻，那散步、慢跑等低强度的运动可以帮助您的肠道蠕动。但若您正处于完全性肠梗阻时期，那不建议您进行任何形式的活动，相反您应当及时就医，解除梗阻。

25. 正在使用免疫抑制剂或（和）激素的患者可以运动吗？

如果您正在使用较大剂量的免疫抑制剂和（或）激素，则证明您的病情还没有完全稳定，未达到缓解期，此时还是建议您以休息为主，适当的散步、行走是可以的。等疾病病情缓解后，在维持治疗阶段可以逐渐增加运动量。

26. 正在使用生物制剂患者可以运动吗？

对于溃疡性结肠炎患者，在重症患者或者传统治疗无效的患者中，才建议使用生物制剂治疗，在急性期不建议运动。病情缓解后的输注间期，在您的医疗团队指导建议下可以进行适当的运动锻炼。

27. 合并代谢性骨病或关节病的患者可以进行运动吗？

合并代谢性骨病或关节病的患者容易发生骨质疏松，而长期服用激素也会增加骨质疏松及骨折发生的风险，因此合并代谢性骨病的患者不能进行剧烈运动和力量训练，低强度的有氧运动是适合的。

28. 溃疡性结肠炎患者可以出门旅游吗？

当您的疾病处于活动期时，易腹泻便血，出门旅游可能会有不便，而且此时需要很好休息，因此不建议出门旅游。在疾病的缓解期，旅行能缓解紧张的心情，放松身体，使您的身体和心理都得到充分休息。因此在准备充分的前提下，缓解期的患者是可以进行短时间的出门旅行的。

29. 出门旅行前需要做些什么准备？

安排计划前请您仔细核对您门诊复诊随访安排时间表，避免时间上的冲突。提前与您的医生商讨您的旅游计划是否可行，他可能会给您推荐当地的医生或者医疗中心以便在紧急情况下可以联系。避免太疲劳的旅程。当计划国际旅行时，要弄清楚当地的疫苗接种建议及要求，以及已经发出的疾病流行预警。因为治疗溃疡性结肠炎的药物包括糖皮质激素、免疫抑制剂和生物制剂，这种情况下，接种有活性病毒的疫苗（在服用药物期间，您的免疫能力低下，抵抗力差）对身体是有害的。这些疫苗包括脊髓灰质炎疫苗、黄热病疫苗、水痘疫苗及轮转病毒疫苗等。当您离开家时，确保已经携带足够多的药物。

30. 溃疡性结肠炎患者可以工作吗？

溃疡性结肠炎患者是可以工作的。需要寻找适合自己的工作，不建议从事重体力活，最好避免经常熬夜加班或者出差等。在接受一份工作前，要明确您对这份工作的期望以及如何调整工作来满足您的需求。由于疾病发作、住院治疗或门诊等原因，经常需要请假。建议您与工作单位或雇主及时有效沟通并寻找合适途径来保障自己的合法权益。

31. 青少年患者可以运动吗？

可以。儿童或青少年患者应当尽可能地动起来。运动不仅可以增强体质，还能让您的心情愉悦、睡得更香。如果您处于疾病的缓解期，推荐进行适度运动。不过需要注意运动方式和运动量。

32. 有哪些运动是适合青少年患者的？

您可以尝试适当慢跑、游泳、非竞技性打羽毛球和乒乓球等运动。但是，如果剧烈运动引起肚子痛、关节炎或者其他不适，则应适当限制运动强度。

33. 孕妇患者可以进行运动吗？

可以。首先您要确保整个孕程中都处于疾病的缓解期，这样对于您及您的孩子都是相对安全的。然后您就可以在医生指导下进行适度的运动锻炼。运动可以让您心情愉悦，提高睡眠质量，更好地帮助宝宝发育。当然，运动应该适量、避免劳累，注意补钙及补充必要的维生素。

34. 有哪些运动是适合孕妇患者的？

最适合孕妇患者的运动项目是慢走。最好是每天坚持一定时间的运动量，半个小时左右。若运动过程中感到心悸、气促等不适的时候，应当立即停止锻炼，必要就就近就医。

35. 老年患者可以进行运动吗？

答案是肯定的。只要您处于疾病的缓解期，身体素质能够承受，您都可以进行适度的体育运动。同样，在运动中量力而行，避免摔伤和骨折。

四川大学华西医院消化内科　蒋明珊　张　虎
广州医科大学附属第三医院消化内科　李　瑾

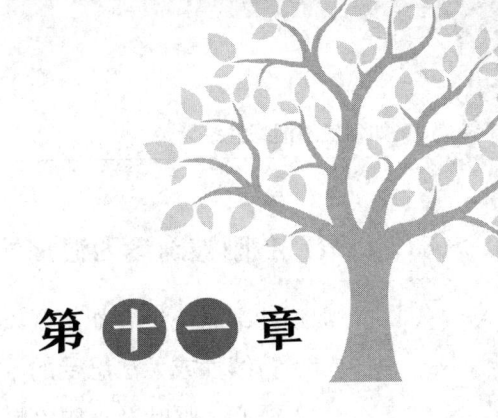

第十一章

护 理 篇

1. 溃疡性结肠炎患者常见的症状是什么？

溃疡性结肠炎患者常见的症状是黏液便或黏液血便以及下腹痛。全身症状多见，可出现发热、乏力、贫血、食欲下降、体重减轻。患者可能还会出现肠道外其他系统的损害，如口腔黏膜病变、皮肤病变、关节及骨骼病变、眼睛病变等。溃疡性结肠炎多起病缓慢且隐匿，呈慢性改变，常为发作期与缓解期交替。少数急性起病。

2. 什么是粪便性质改变？

粪便的性质与溃疡性结肠炎病情轻重有关，多数为糊状，伴鼻涕一样的黏液，重度可为黏液血便或脓血便。黏液血便是炎性渗出、黏膜糜烂及溃疡所致，是溃疡性结肠炎活动性的重要表现。

3. 该如何判断溃疡性结肠炎的严重程度？

溃疡性结肠炎的严重程度与临床表现、病变范围、活动性、疾病行为及病期等密切相关。黏液血便是溃疡性结肠炎的首要症状，其他症状取决于病变累及部位。大多数患者有腹泻伴腹痛、里急后重等。便秘可为直肠型溃疡性结肠炎的重要症状。

临床上，溃疡性结肠炎患者的病情按便血程度分轻、中、重度。轻度：每日0~4次便血，且无中毒症状；中度：每日4~6次便血，伴轻微中毒症状；重度：每日6次以上便血，且伴明显的中毒症状，如发热、心动过速、贫血等。

4. 我刚被确诊为溃疡性结肠炎，如何判断是否发生危急情况？

溃疡性结肠炎患者如出现以下症状，提示病情危重，需要立刻就医。
（1）持续性或无法忍受的剧烈腹痛。
（2）恶心、呕吐及上腹疼痛等症状。
（3）严重腹泻伴口干舌燥，极度口渴，头晕，或尿量减少。
（4）大量便血。
（5）明显发热（体温高于38℃）。
（6）排便次数明显增多，黏液血便达10次以上。

5. 溃疡性结肠炎为什么会有严重的腹泻呢？

腹泻，俗称拉肚子，是溃疡性结肠炎患者常见症状之一，但有少数患者也会有便秘。腹泻主要原因是炎症导致直肠及邻近结肠黏膜损伤，刺激直肠及邻近结肠，导致直肠及邻近结肠蠕动明显加快。溃疡性结肠炎的腹泻具有夜间较重的特点，而且伴有明显的便不尽感，即里急后重。因此，溃疡性结肠炎患者的大便会有明显的异常。

6. 什么是腹泻？

排便次数多于平日，且大便稀薄或水样，可伴有黏液便、脓血便或血便。排便次数因人而异，成人每天2～3次或每2～3天1次，只要粪便的性状正常，均属正常范围。婴幼儿每天排便3～5次。因此，腹泻不是单纯地指排便次数的增加，还要有粪便性质的改变。粪便可表现为稀便、黏液便、水样便、血便、脓血便等。

7. 什么是便秘？

排便次数减少，每周少于2次，同时伴粪便干结和排便困难，进而会出现腹胀、食欲缺乏，严重影响生活质量。观察要点：便意少、便次少；大便干结、排便不净感。

8. 什么是排便规律?

排便是日常生活中很自然的一部分,每个人都有自己的习惯。首先是排便时间。对大多数人来说最好的排便时间是早晨,如果你已经固定在其他时间排便也是可以的,不用强行改变,养成规律的排便时间即可。其次是排便的次数,每天排便次数在 1~2 次或 2 天排一次大便,且粪便的颜色、性状正常,都属正常。最后是排便时长。健康状态是 1~2 min 能排完,排得很顺畅,整体时间不超过 5 min,且便后没有残留感或便不尽感,一身轻松。在排便时看书或看手机对身体有害,应避免在马桶上阅读,应缩短排便时间。

9. 正常的粪便是怎么样的?

大便是否正常要从以下几个方面来判断。

(1)正常粪便的颜色是黄色或褐色。偏绿色可能是绿色蔬菜吃多了。墨绿色便可能与消化不良有关。偏棕色可能是肉吃多了。深棕色便与胃肠道炎症有关。发黑可能是吃了特殊的药物、猪肝或猪血类食物。消化道出血时粪便颜色可呈黑色、暗红色或鲜红色,出现此种异常必须立即明确原因,以免耽误病情。淡黄色可能是摄入过多的奶制品所致。偏白或呈陶土色,常见于胆道系统梗阻,胆汁不能流向消化道,大便颜色可为陶土色。

(2)正常粪便的形状是长条状,形似香蕉,不粘连,不会沾便池。

(3)正常粪便的气味是微臭,一般来说,吃素的人臭味轻些,吃肉多的臭味重些。如有异常气味,提示存在健康问题,如消化道出血,粪便会有血腥味。

(4)正常粪便的数量,长度 10~15 cm,每次 2~3 条,200~300 g。如果超过这个量可能是膳食纤维摄入多了或进食量过多,增加排便量。腹泻时排便量也会增多,粪便的颜色、形状和排便次数都会改变。

当排便次数及数量减少,提示进食量不足,或出现便秘;排便、排气消失且腹痛、腹胀提示可能出现肠梗阻,应及时就诊。

10. 什么是黏液便?

粪便中混入或表面附有大量肉眼可见的鼻涕一样的黏液,伴腹痛,里急后重,排便次数增多,称为黏液便。提示消化道黏膜有损伤,导致肠道黏膜分泌过多的黏液。这些黏液可附着在排出的大便表面，严重时排出的可能全部或者大部分是黏液。

11. 什么是脓血便？

脓血便是粪便中混有脓状物质及血液。脓血便的原因是肠道因各种原因已造成黏膜受损，可能存在继发的感染，感染的细菌等进一步加重炎症，导致大量炎症细胞聚集在炎症部位来杀伤细菌，炎症细胞自身也死亡，从而形成脓状物质随大便排出体外。

12. 什么是里急后重？

里急后重是病变累及直肠时的常见症状之一，表现为下腹部不适，很想解大便，然而又无法一泄为快。"里急"形容大便在腹内急迫，欲解下为爽；"后重"形容大便至肛门，欲下不下之感；伴肛门、直肠及骶尾部坠胀，这些总称为里急后重。

13. 溃疡性结肠炎患者腹泻，应注意观察什么？

溃疡性结肠炎患者腹泻时，应该重点观察以下内容。
（1）观察腹泻的次数、粪便性状，需要时进行粪便检查。
（2）严重腹泻患者观察有无其他伴随症状，如生命体征、精神状态、尿量变化。有无口渴、口唇干燥、皮肤弹性下降、尿量减少、神志淡漠等脱水表现。如出现上述症状，应立即就医。
（3）及时遵医嘱补充液体、电解质、营养物质，防止发生水及电解质紊乱。
（4）老年人及婴幼儿应注意输液速度，防止因输液速度过快引起循环衰竭。

14. 如何留取粪便标本？

留取粪便作为标本进一步检查时应该注意以下内容。
（1）留取粪便标本时，最好排空膀胱，避免解便时尿液排出。
（2）粪便常规：用检便匙取中央部分或明显异常部分约 5 g，放于检便盒内，如水样便应置于容器中。

（3）粪便培养：用无菌棉签取中央部分或明显异常部分 2~5 g 放于培养瓶内，塞紧瓶塞。如无便意，可用无菌棉签蘸无菌生理盐水，由肛门缓慢插入 6~7 cm，顺一方向轻轻旋转后退出，将棉签置于培养管内。如病变部位在较低位置，尤其是在直肠、乙状结肠下段或已出现肛周病变，此方法应避免使用。

（4）粪便隐血标本：按常规标本留取，嘱患者检查前三天禁食肉类、肝、血、含大量绿叶素的食物和含铁剂的药物，控制饮食三天后再收集标本。

（5）寄生虫标本：在粪便不同部位取带血或带黏液部分 5~10 g，如服用驱虫药或作血吸虫孵化检查应留取全部粪便。检查阿米巴原虫，将便盆加温至接近人的体温，留标本后在 30 min 内连同便盆送检，要求及时送检，防止阿米巴原虫死亡。

（6）有一些细菌的检查需要留取粪便后立即装入密闭和避光的瓶中，并立即送检。

（7）留取标本后要洗手，最好戴手套留取标本。

15. 溃疡性结肠炎患者出现黏液脓血便，提示什么？

溃疡性结肠炎患者出现黏液脓血便，提示溃疡性结肠炎处于活动期，而且炎症较重。大多数的患者可有便血，血量一般较少，结肠病变者便血较多，应观察便血的次数、性状、量，做好记录。溃疡性结肠炎患者出现少量便血，一般情况下可进食少量流食或无渣半流食。如果出现血便次数增多，便量增加，应该禁食并立即通知医生。

16. 溃疡性结肠炎患者大便中出现大量鲜血，提示什么？

溃疡性结肠炎患者大便中出现大量鲜血，提示肠道黏膜损伤非常严重，可能有深大溃疡，并可能损伤到较大的血管。

如果出现这种情况，应立即卧床减少活动，并由专人陪护在身旁，同时立即联络医生，准备住院进一步检查和治疗。如患者伴随出现面色苍白、大汗、脉搏细速等异常表现，提示出血量大，可有生命危险，应立即通知急救中心，准备好抢救措施，做好输血前准备。

17. 溃疡性结肠炎合并消化道大出血时，需要观察什么？

溃疡性结肠炎合并消化道大出血时，应该重点观察以下内容。

（1）观察呕血或便血的次数，要绝对卧床休息，避免再次呕血或便血。

（2）观察呕血或排便的量、颜色、性质及伴随症状，以此来判断出血量和出血部位，若患者出现排便次数增多且粪质稀薄，颜色转为暗红色或鲜红色，伴肠鸣音亢进或患者诉腹部有流水声，提示有继续出血。若排便颜色加深，粪便干硬，可考虑为肠道积存的陈旧出血或出血量很少，是少量渗血。

（3）观察精神和意识状态，有无精神疲倦和意识障碍，观察生命体征，观察皮肤及甲床色泽，观察肢体是温暖或是湿冷，判断患者是否出现休克等危急征象。

（4）观察患者的心理反应，消除紧张恐惧的情绪，增加安全感。

18. 溃疡性结肠炎合并消化道大出血时，应如何休息和饮食？

溃疡性结肠炎合并消化道大出血时，其休息和饮食应该注意以下事项。

（1）应绝对卧床休息，由专人陪护，协助日常生活需要。

（2）出血量较大时取平卧位，将下肢略抬高，以保证重要脏器供血。

（3）如有呕血，呕吐时头偏向一侧，防止呕吐物误吸入呼吸道。如排黑便或血便，及时清除血迹，减少对患者的不良刺激。

（4）溃疡性结肠炎合并消化道大出血时，应禁食水，若出血停止，可根据病情开始适当饮食。

19. 溃疡性结肠炎患者活动期严重腹泻，出现肛周皮肤损伤，应如何护理？

溃疡性结肠炎患者腹泻严重时，肛周皮肤长期处于潮湿状态，肛周皮肤黏膜薄，因粪便及手纸摩擦等刺激，可使肛周皮肤损伤，引起糜烂及感染。一旦出现这种情况，应该进行以下护理。

（1）及时用温湿软毛巾轻轻拭去排泄物，每次清洗后可吹风促干，保持皮肤干燥。

（2）可以使用红外线理疗，每天3次，充分暴露臀部皮肤，灯距30～

40 cm，观察局部皮肤颜色及温度变化，防止发生烫伤。

（3）皮肤潮红处涂擦氧化锌软膏，糜烂处外用爱可欣银离子敷料以达到消毒及促进收敛的作用。

（4）会阴部红肿或有湿疹时，每次便后用 0.1% 高锰酸钾溶液 2 000 mL 坐浴 15~30 min，外涂咪康唑霜。

（5）肛周糜烂时，会阴及肛周冲洗，晾干后涂皮肤保护粉。

（6）女患者月经期间禁止坐浴，防止逆行感染。

20. 溃疡性结肠炎患者为什么会出现肛周病变，常见的肛周病变有哪些？

肛周病变作为溃疡性结肠炎的并发症之一，常见的有肛裂、肛周脓肿、肛瘘、痔疮等。

导致溃疡性结肠炎肛周病变发生的危险因素如下。

（1）长期腹泻，肛周皮肤长期处于潮湿状态，肛周皮肤黏膜薄。

（2）不健康的饮食习惯，如过食辛辣刺激的食物，水果蔬菜摄入不足等。

（3）长期营养不良。

（4）体力活动不足，久坐，肛周血液循环不畅。

（5）不良的个人卫生习惯。

21. 如何护理肛周感染？

溃疡性结肠炎患者有肛周感染时，应该从以下几个方面进行护理。

（1）肛门部潮湿难受，所以加强肛门部清洁卫生极为重要，每日进行肛门部的清洁，可用温盐水（3 000 mL 温水加 30 g 食盐）清洗，也可用明矾水外洗（3 000 mL 温水加明矾 60 g）。

（2）内裤要勤洗，勤暴晒，不要让分泌物积留在患处。

（3）出现肛周脓肿，未穿透皮肤或外口闭塞，可用消毒针头将外口挑破，排出脓液，可减轻疼痛，防止感染向其他部位蔓延。同时，用清热解毒的中药煎汤外洗，也可理疗、外敷中药、银尔通喷雾剂局部喷洒治疗或用抗生素作局部注射等。银尔通在临床上是一种应用广泛的非抗生素类杀菌剂，含有高活性的银离子，具有消炎、杀菌、修复、止痒、除臭五大功能。能杀灭生殖道感染的阳性菌、阴性菌、真菌、滴虫、支原体、衣原体等病原微生物，不影响肛门周围的正常菌群。且修复糜烂组织，促进愈合，无耐药性。临床已广泛应用于口腔、会阴等，它无色、无味、无毒、无刺激，患者易于接受。具有多种剂型。使用方法为：暴露肛门，调整喷嘴对准肛门及肛周部位，距离 8 cm，喷洒 3 次，如有潮红、破损喷洒范围以超过其 2 cm 为宜，并增加喷洒次数，以不滴水为宜，7 天为 1 个疗程。

（4）肛周感染一般内科治疗无效时，必须采用手术治疗，应做好术前准备，保持情绪稳定，避免精神紧张和焦虑。术前洗澡更衣，尤其肛周皮肤用肥皂多清洗，晨起排净大便后清洗肛周皮肤。术后保持大便通畅，肛周脓肿时常伴便秘，必要时服用缓泻剂（石蜡油、蜂蜜等），虽然排便很痛苦，也要保持每日排便 2~3 次，痛时可服用止痛片，术后第二天可遵医嘱开始温水坐浴，便后用 1∶5 000 的高锰酸钾溶液坐浴等。术后要密切关注体温的变化，体温可能会升高，这是机体对外界刺激的正常反应，一般不会超过 38℃，可在 2 天内自动恢复。如果体温超过 38℃，且一直居高不下，可能是伤口感染或并发症的原因，可遵医嘱进行物理降温或进行药物治疗。

（5）溃疡性结肠炎患者有肛周感染时，应卧床休息，如果患者可经口进食，可按活动期的饮食原则进行，宜进营养丰富、清淡、少渣、易消化的饮食，进食新鲜的水果蔬菜对疾病的好转有益，如果患者不能进食，可静脉补充能量及维生素。

（6）溃疡性结肠炎合并肛周感染时，应遵医嘱使用抗生素，同时观察是否有真菌感染。

（7）患者肛门处流脓，刺激周围皮肤，易引起湿疹、瘙痒、伤口经久不愈，有时外口愈合还会复发，患者非常痛苦，精神压力大，常表现出焦虑、恐惧、抑郁的情绪，应关注患者的心理问题，鼓励家属多陪伴患者，并多与患者聊天，让患者感到关心和支持。

溃疡性结肠炎患者的肛周病变一般较轻，如出现严重复杂的肛周窦道、瘘管和脓肿，须与克罗恩病相鉴别。

22. 我是溃疡性结肠炎患者，出现了肛瘘或会阴瘘，如何护理？

溃疡性结肠炎患者出现肛瘘或直肠会阴瘘的机会明显少于克罗恩病患者。

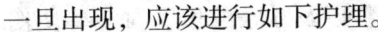

一旦出现，应该进行如下护理。

（1）因直肠肛门瘘或直肠会阴瘘往往有脓性液体分泌，裤子易粘上分泌物，干后结成硬壳，活动时刺激肛周皮肤，造成新的损伤。因此，您需要穿宽松棉质短裤，勤更换、勤清洗。

（2）在肛周皮肤清洁干净后，可予造口护肤粉保护皮肤。造口护肤粉由羧甲基纤维钠、瓜尔豆胶和黄原胶组成，有较强吸收排泄物的作用，使肛周周围皮肤保持干爽，从而减轻排泄物对皮肤的刺激，减少溃疡的发生。

（3）当渗液较多时，可用人工肛袋接瘘口，收集分泌物，减少对皮肤的刺激。

（4）局部可给予热敷，以改善肛门皮肤血液循环，减轻疼痛、水肿。

（5）经久不愈的肛瘘多为虚证，饮食上多吃蛋白质类食品，如瘦肉、牛肉、蘑菇等。

（6）及时治疗肛窦炎、肛乳头炎，以免发生肛管直肠周围脓肿及肛瘘。如出现肛门灼热不适、肛门下坠者，要及时查清原因，及时治疗。

23. 我是溃疡性结肠炎患者，做了肛瘘手术，术后需要做什么来恢复肛门功能？

术后您要学会练习肛门的括约肌，要求在吸气时肛门收缩，并放松腹部和大腿的肌肉，肛门收缩坚持 3 s 后，呼气并放松肛门，每天练习 3 次以上，每次约 10 min。

24. 我是溃疡性结肠炎患者，做了肛瘘手术，害怕复发怎么办？

肛瘘容易复发，做到以下几点可以降低复发的风险。

（1）防治便秘与腹泻，保持良好的排便习惯，尽量做到一天两次大便，养成便后洗净局部或每日早晚清洗会阴部及肛门的习惯，保持肛门清洁，及时换药。对于肛门相关疾病及时发现，及时治疗。

（2）肛瘘术后应防止出血，换药宜认真仔细，防止创口假性愈合，肛瘘不愈。对于手术创口实施严密的观察，及时发现问题，及时作出反应，采取治疗，防止肛门其他相关并发症的出现（如出血、便秘、肛口失禁等）。手术实施 24 h 后才可以解大便，只需外部药物更换，且在 24 h 后进行正常换药，

1次/天，换药注意保持引流的畅通。在进行敷料以及纱条的填塞时，要使伤口处于内松外紧状态。

（3）建立健康的饮食结构。因肛瘘的发生与湿热有关，应多吃清淡含丰富维生素的食物，如新鲜蔬菜、水果，对油腻饮食不宜多吃。

（4）积极治疗全身性疾病，及时治疗肛窦炎、肛乳头炎，以免发生肛管直肠周围脓肿及肛瘘。发现肛门周围脓肿，宜早期切开排脓，行脓肿根治术，避免形成肛瘘。肛瘘患者应及早治疗，避免外口堵塞后引起脓液积聚，排泄不畅，引发新的支管。

（5）消除不良情绪，促进治疗的有效进行。

25．我是溃疡性结肠炎患者，出现了肛裂，如何护理？

肛裂是齿状线以下肛管皮肤层裂伤后形成的小溃疡，其方向与肛管纵轴平行，长 0.5～1.0 cm，呈梭形或椭圆形，常引起剧痛，愈合困难。日常护理如下。

（1）通畅大便：保持大便通畅，患者应养成每天排便习惯，定时排便，适当地增加户外活动，必要时可服缓泻剂。

（2）调整心理：您需要多学习肛裂卫生知识，缓解紧张心情，增强与疾病作斗争的信心，从而保持心情舒畅、平和。

（3）调理饮食：合理安排膳食，有利于保证大便通畅，膳食中应多食新鲜水果、蔬菜及粗纤维食物。

（4）注重食疗：常食用粗纤维食物可刺激胃肠蠕动，有利于排便。

（5）注意卫生：保持肛门处卫生、便后应及时清洗肛门，勤洗澡，勤更换内裤，可有效地防止感染。

（6）坚持坐浴：便前便后均用 1∶5 000 高锰酸钾温水坐浴，温水为 43～46℃，每天 2～3 次，每次 20～30 min。

26．溃疡性结肠炎患者活动期严重腹泻，能否进食？

溃疡性结肠炎患者腹泻常见，能否进食取决于患者的具体情况。

（1）溃疡性结肠炎患者活动期频繁腹泻须禁食、禁水，给予肠外、肠内营养支持治疗。

（2）若出现水电解质紊乱，遵医嘱及时合理补液。同时，监测患者体重和实验室指标，及时调整营养支持方案。

（3）若溃疡性结肠炎患者腹泻症状明显好转，可酌情给予清淡的流食或半流食，避免油腻、辛辣、高纤维的食物。

（4）溃疡性结肠炎患者都会有不同程度的营养不良，在饮食不足的情况下最好给予口服营养补充剂。

27. 溃疡性结肠炎患者活动期腹痛、腹泻，应如何休息？

溃疡性结肠炎患者活动期应充分休息，有严重腹痛、腹泻的患者应绝对卧床休息，注意腹部保暖，可用热水袋热敷腹部，能减弱肠道活动，减少排便次数。但是，溃疡性结肠炎患者便中出现鲜血，提示有肠内出血，禁止腹部热敷。

28. 溃疡性结肠炎患者缓解期应如何休息？

溃疡性结肠炎患者缓解期适度休息有时也十分必要。不过，可以做体力完全能够耐受的、适度的活动，适当的体育锻炼能增强体质，减少压力，提高自身免疫力。如瑜伽、散步、太极拳等。

29. 溃疡性结肠炎患者缓解期能上学或工作，或与朋友外出吗？

溃疡性结肠炎患者缓解期完全可以像正常人一样学习、工作、生活和进行社交活动。但是，需要注意，当感觉不好或者觉得累的时候，要重新安排你的活动。

30. 溃疡性结肠炎患者如何安排活动期和缓解期的职业生活？

在溃疡性结肠炎的重度活动期要严格卧床休息，任何类型的工作在此期间都尽量取消。轻度活动期以及缓解期可继续原职业生涯，很少有患者必须换份工作或放弃职业生涯，只有在特殊情况下才需要，在这种情况下患者不适合从事重体力劳动或压力大的工作，需要换一份轻微体力的劳动或压力较小的工作。青少年患者除积极治疗和控制症状外，应鼓励他们努力完成学业。总之，如果做好准备，同时管理好自己，溃疡性结肠炎并不能限制你的生命和生活。

31. 溃疡性结肠炎患者的腹痛常见吗？

腹痛是溃疡性结肠炎最常见的症状之一。轻型患者可无腹痛或仅有下腹部隐痛。中重度溃疡性结肠炎患者可有轻度至中度腹痛，多数为左下腹或下腹的阵痛，亦可涉及全腹。溃疡性结肠炎患者的腹痛是疼痛—便意—便后缓解。常有里急后重及肛门下坠感。溃疡性结肠炎患者如果出现严重的、难以缓解的腹痛，应该考虑继发了腹部穿孔、感染或合并了血管栓塞性疾病，应该立即进行相应的检查。

32. 如何评估疼痛程度？

世界卫生组织将疼痛程度分为四级。

0级：无痛。

1级（轻度疼痛）：有疼痛感但不严重。可忍受，睡眠不受影响。

2级（中度疼痛）：疼痛明显，不能忍受，睡眠受到干扰，要求使用镇痛药。

3级（重度疼痛）：疼痛剧烈，不能忍受，睡眠严重受到干扰，需要用镇痛药。

用评分法测量疼痛的程度，比询问患者对疼痛的感受更为客观，目前国际常用的疼痛程度评分法有三类。

（1）数字评分法：用数字代替文字来表示疼痛的程度，按0～10分次序评估疼痛的程度。0分表示无痛，10分表示剧痛，中间次序表示疼痛的程度，请患者自己评分。此法宜用于疼痛治疗前后效果测定对比。

（2）文字描述评分法：把一直线等分成五份，每个点表示不同的疼痛程度，0=无痛，1=微痛，2=中度疼痛，3=重度疼痛，4=剧痛，不能忍受。请患者按照自身疼痛程度选择合适的描述。

（3）视觉模拟评分法：用一条直线，不作任何划分，仅在直线的两端分别注明不痛和剧痛，请患者根据自己对疼痛的实际感觉在线上标记疼痛的程度。

评估疼痛时，还必须观察患者的表情、动作、睡眠等情况，如疼痛剧烈会使面目表情极度痛苦、皱眉、咧嘴或咬牙、呻吟或呼叫、大汗淋漓、辗转难眠等，这些也是评估疼痛程度的参考指标。见疼痛强度评分表（图11-1）。

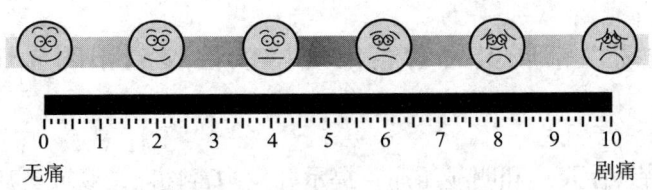

图 11-1　疼痛强度评分表

0：无痛；1—3：轻度疼痛（睡眠不受影响）；4—6：中度疼痛（睡眠受影响）；

7—10：重度疼痛（严重影响睡眠）

33. 溃疡性结肠炎患者的腹痛如何护理？

腹痛是溃疡性结肠炎患者常见的症状之一，那么如何护理腹痛？

首先，严密观察腹痛，判断是否出现了并发症。要注意腹痛的部位、性质和程度，发作时间、频率和持续时间，以及溃疡性结肠炎的其他表现，如是否伴随出现发热、呕吐、排便排气停止。若疼痛突然加重、性质改变，且经一般对症处理疼痛不能减轻，须警惕某些并发症的出现，如肠穿孔引起的弥漫性腹膜炎等。

其次，采取非药物性止痛治疗，如深呼吸、冥想、音乐疗法等。也可采取针灸止痛法。禁止在剧烈腹痛原因不明的情况下应用止痛药物。

再次，腹痛时应卧床休息，取舒适体位，以缓解疼痛。热敷腹部可缓解因肌肉痉挛引起的腹痛，但如腹痛性质改变，尚不能明确诊断时，应禁止腹部按摩、热敷，以免加重病情。

最后，尽量保持情绪稳定。溃疡性结肠炎患者因长期慢性腹痛或急骤发生的剧烈腹痛会产生紧张恐惧心理，稳定的情绪能增强患者对疼痛的耐受性。

34. 溃疡性结肠炎患者腹痛剧烈可以应用止痛剂吗？

患者腹痛剧烈，没有明确诊断时，不能轻易使用止痛剂，以免掩盖病情，错过最佳治疗时机。诊断明确时可根据溃疡性结肠炎患者的病情、疼痛性质和程度选择性应用止痛剂，溃疡性结肠炎多为间歇性、痉挛性阵痛，排便后疼痛缓解，可应用缓解肌肉痉挛的药物来达到止痛的目的，观察药物的不良反应及止痛效果，如口干、恶心、便秘和用药后患者的镇静状态，解痉药的明显不良反应是口干，口渴等。

35. 溃疡性结肠炎患者若出现持续性腹痛和明显压痛，提示什么？

若出现持续性腹痛和明显压痛，提示并发中毒性巨结肠或炎症已波及腹膜或有腹膜内脓肿形成，患者会继续出现体温升高、白细胞计数升高等感染的继发表现，应立即就诊。观察要点：腹痛持续存在，没有减轻的趋势，可明确疼痛点。

36. 溃疡性结肠炎患者若出现突发的全腹剧痛，提示什么？

若出现突发的全腹剧痛，伴腹膜刺激征，提示可能出现病变肠段急性穿孔并诱发了急性腹膜炎，简单地说就是"肠子漏了，肠子的内容物流到了肚子里，引起整个肚子的急性炎症"，这是非常危急的病症，应立即就诊。观察要点：全腹剧痛持续存在，患者的腹壁紧张度增加，或按压时有抵抗感。

37. 什么是腹膜刺激征？

腹部出现压痛、反跳痛、腹肌紧张，称为腹膜刺激征。多种疾病均可引起腹膜刺激征，一般可由腹部感染、穿孔、梗阻、外伤和内脏损伤出血等原因引起。反跳痛是在痛处按压并停留一段时间，然后迅速抬手，在抬手的一瞬间有明显的痛感。

38. 溃疡性结肠炎患者腹部剧痛考虑有急性穿孔能进食吗？

不能进食，必须禁食、禁饮。因穿孔发生很快，局部未发生粘连，进食后胃肠内容物直接漏入腹腔，形成弥漫性腹膜炎，后果很严重。可根据病情采取手术疗法、也可采取保守疗法，但必须禁食水，并放置胃肠减压，抽吸胃内容物及肠腔的积气积液，同时给予肠外营养支持治疗。禁食时间、胃肠减压时间根据病情和具体情况由医生决定。

39. 溃疡性结肠炎患者考虑有慢性穿孔能进食吗？

溃疡性结肠炎的慢性穿孔少见，通常进展较缓慢，穿孔至毗邻脏器可引起粘连和瘘管。此时宜先行碘水造影。若慢性穿孔没有对腹腔、盆腔开放，可以进食，但要特别注意饮食的成分和量。可根据病情给予清淡的流食或半流食，避免油腻、辛辣、高纤维的食物。溃疡性结肠炎患者常会有不同程度的营养不良，最好给予要素饮食。

40．溃疡性结肠炎患者腹痛加重，并出现排气排便停止，提示出现了什么？

溃疡性结肠炎患者腹痛明显加重，并出现排气排便停止，提示出现肠梗阻。溃疡性结肠炎病程后期，由于炎症长期反复刺激，导致管壁纤维化，甚至肠道癌变，造成肠腔狭窄，易引起肠梗阻，以不完全肠梗阻多见，少数患者可出现完全性肠梗阻。若考虑为肠梗阻，应酌情考虑禁食水，并进一步检查，首先除外癌变。观察要点：腹痛的性质及伴随症状。

41．什么是肠梗阻？

肠梗阻简单地说就是"肠子堵住了，上下不通了"，是外科常见的急腹症之一。肠梗阻由多种原因引起，常见原因如下。

（1）肠外原因：粘连与粘连带压迫可引起肠梗阻；嵌顿性疝；肠扭转；肠外肿瘤或腹块压迫。

（2）肠管本身的原因：炎症、癌变、吻合手术及其他肠管病变引起的肠管狭窄。

肠梗阻的观察要点：腹痛、腹胀、呕吐、排气排便停止。

42．溃疡性结肠炎患者考虑已出现肠梗阻，可以进食吗？

如果是轻度不全性肠梗阻，可以酌情进低渣流食。如果是完全性肠梗阻，则不能进食，必须禁食禁水，并放置胃肠减压。胃肠减压能抽吸肠腔内积气积液，降低肠腔内压力，缓解梗阻症状。禁食禁水的同时要给予肠外营养支持治疗。禁食禁水的时间、胃肠减压的时间根据病情和具体情况而定。

43．什么是胃肠减压？

胃肠减压是利用负压吸引和虹吸的原理，将胃管自口腔或鼻腔插入，通过胃管将积聚于胃肠道内的气体及液体吸出。适用范围很广，常用于肠梗阻、胃肠穿孔或胃肠道手术前后等。溃疡性结肠炎患者出现肠梗阻、肠穿孔等并发症以及围手术期间均需放置胃肠减压，消化道出血时可通过胃管抽吸胃液，预判出血部位，也可通过胃管进行短时间的管饲饮食。

44．胃肠减压期间应注意什么？

胃肠减压期间应注意以下事项。

（1）保持负压引流吸引装置的通畅，妥善固定，防止扭曲受压导致引流不畅。重点关注三点：引流管路堵塞；负压引流装置破损，没有负压，不能吸出引流物；鼻胃管脱出或插入深度不够。

（2）观察引流物的颜色、性状及量。若抽出血性液体，高度怀疑绞窄性肠梗阻；抽出物含粪汁，考虑为低位小肠梗阻。

（3）每日更换负压引流器或引流袋，并做好口腔清洁。

45．胃肠减压期间一定要禁食水吗？那怎么吃口服药？

放置胃肠减压期间一定要禁食禁水，因为胃肠减压的目的就是要清除胃内容物、吸引出肠腔内积气、积液。

如需口服药物，先将负压吸引器与胃管分离，再将药物研碎调水后由胃管注入，并用温水冲洗胃管后夹闭胃管 1 h。待药物吸收后，再连接负压吸引器或接引流袋。

46．放置胃肠减压期间可以刷牙吗？

放置胃肠减压期间应做好口腔清洁，可以刷牙、漱口。如患者有活动能力，可鼓励每日刷牙 2 次。做好以下口腔护理：可用生理盐水或淡盐水或漱口水漱口，每日 2～3 次；不能漱口者可由人帮助用盐水棉球清洁牙齿、牙龈、舌体，每日 2～3 次；可根据患者的口腔情况选择具有治疗效果的口腔护理液。

47．我是溃疡性结肠炎患者，因肠道狭窄医生建议在内镜下进行治疗，请问内镜下能进行什么治疗？

首先应该明确狭窄的性质。如果为炎症所致的肠道管壁肿胀引起的狭窄，则通过药物治疗可以消除。如果为肠道癌变所致的狭窄，则宜外科手术。如果为纤维增生性狭窄，一般可在内镜下行肠道支架术或行扩张术。

内镜下支架置入或扩张是目前治疗溃疡性结肠炎肠道纤维性狭窄最简捷有效的手段。这两项治疗前的准备工作较简单：首先，明确适应证和禁忌证；其次，尽量清洁肠道，因为溃疡性结肠炎患者病程长，肠道病变较重，肠道准备可能欠佳，而肠道准备欠佳会影响镜下治疗，并会加重并发症的症状，所以要尽量做好肠道清洁。

48. 内镜下球囊扩张术后如何护理？

溃疡性结肠炎患者有肠道纤维性狭窄时，可以考虑行内镜下扩张术，通常选择球囊扩张术。扩张术的注意事项如下。

（1）应禁食水，卧床休息，静脉补充能量。

（2）球囊扩张后患者通常会感到腹痛，腹痛是由球囊扩张狭窄肠段引起，腹痛呈持续性，多可耐受，也可应用止痛剂。

（3）扩张后肠道局部黏膜可出血、水肿，多数天可缓解。

（4）球囊扩张后可能出现的严重并发症是穿孔、出血，所以要注意观察患者有无腹痛以及腹痛的程度。穿孔引起的腹痛剧烈，患者常不能忍受，故出现剧烈的腹痛要立刻通知医生。如果术后患者出现了面色苍白，脉搏细速，排鲜红色血，提示可能出现消化道出血，且出血量较大，应立即通知医生，给予止血输血对症治疗。

49. 溃疡性结肠炎患者都会有发热吗？

溃疡性结肠炎患者活动期会有发热。发热，既可以是溃疡性结肠炎本身所致，是常见的全身症状之一，也可以是继发了感染所致。轻者发热常不明显，重症时可有伴有心率加快。

如出现发热，应定时测体温并做好记录，一般每日4次，高热时应每4 h测量一次。对于有发热的溃疡性结肠炎患者，首先要除外其他疾病，尤其是继发的感染性疾病。对于溃疡性结肠炎患者突然出现的高热，或持续不明原因发热，应立即就诊。

50. 什么叫发热？

发热（发烧）是指人体体温过高，腋下温度超过37℃，口腔温度超过37.3℃，直肠温度超过37.6℃，昼夜间体温波动超过1℃，可称为发热。根据发热的程度可分为低热（37.3~38℃）、中等热（38.1~39.0℃）、高热（39.1~41.0℃）和超高热（41.0℃以上）。溃疡性结肠炎患者炎症活动引起的发热多为低热，继发感染所致的发热常为中度至高度发热，可伴有寒战，偶为弛张性高热。弛张性高热是指体温在39℃以上，但波动幅度大，24 h 内体温波动达1℃以上，最低体温仍超过正常水平。

51. 如何测量体温？

测量体温有口温、腋温、肛温、额温、耳温等。常用的体温计有两种，水银体温计和电子体温计。如果使用水银体温计有困难，推荐使用电子体温计，测得的温度直接有数字显示，直观读数，测温准确，灵敏度高，携带方便。使用新体温计前或定期消毒体温计后，对体温计进行核对，检查体温计准确性。测温前如进行以下活动：运动、进食、冷热饮、冷热敷、洗澡、坐浴、灌肠，应休息30 min 后再测量。

测口温时，建议使用口表温度计。体温计斜放于舌下热窝，闭紧口唇，用鼻呼吸，勿咬碎体温计，测3 min。舌下是口腔中温度最高的部位，在舌系带两侧，左右各一。婴幼儿、精神异常、昏迷、口腔疾患、口鼻手术、张口呼吸者禁忌测口温。如不慎咬破体温计，首先消除碎屑，以免损伤黏膜，如果是水银温度计，口服鸡蛋清或牛奶，延缓汞的吸收并尽快就诊。

测腋温时，擦干汗液，体温计测量端放在腋窝处，贴紧皮肤，屈臂过胸，夹紧，不能合作者协助完成，时间不低于5 min。腋下有创伤、手术、炎症、腋下出汗多者，肩关节受伤或消瘦不能夹紧体温计者禁忌。腋下汗液会影响测体温的准确性，应尽量擦干。

52. 常用的降温方法有哪些？

常用的降温方法有物理降温和药物降温。物理降温有局部和全身冷疗两种。局部物理降温可采用冷毛巾、冰袋、化学制冷袋，通过传导方式散热；全身冷疗可采用温水擦浴、酒精擦浴的方式,达到降温目的。药物降温是通过使用药物使机体蒸发散热而达到降温的目的。

53. 常用的物理降温方法及注意事项是什么?

常用的局部物理降温方法有冰袋、冰囊、颈部冷敷、头部冷敷。注意要点如下:冰囊用于身体皮肤薄而有大血管分布处,如颈部、腋下、腹股沟等,冰袋可置于头部、体表大血管分布处;避免冰袋直接与皮肤接触;长时间使用须间隔1 h后再重复使用;物理降温后及时整理衣物,注意保护患者的腹部,避免着凉,腹部用冷易导致腹泻;半小时后测量体温。

常用的全身物理降温方法有温水擦浴、酒精擦浴。温水擦浴的水温为32~34℃,与正常皮肤温度接近。擦浴前注意遮挡,避免着凉和保护隐私。禁忌擦拭部位:胸前区、腹部、后颈部、足心部;腋窝、肘窝、手心、腹股沟、腘窝处稍用力擦拭,并延长时间,以促进散热;擦拭时间不宜超过20 min;物理降温后及时整理衣物,注意保护患者的腹部,避免着凉,腹部受冷易导致腹泻;半小时后测量体温。酒精擦浴,酒精是挥发性液体,散热效果较强,擦浴的酒精浓度25%~30%,温度30℃,方法同温水擦浴。

54. 采用酒精擦浴降温应该注意哪些事项?

酒精擦浴降温应该注意以下事项。

(1)高热寒战的患者一般不宜酒精擦浴,因寒战时皮肤毛细血管处于收缩状态,散热少,如再用酒精刺激会使血管更加收缩,皮肤血流减少,从而妨碍体内热量的散发。高热患者血管过度扩张和循环加速,易造成酒精过度吸收而引起中毒。

(2)高热无寒战无汗的小儿,酒精擦浴降温能收到一定的效果,但应防止着凉引起肺炎。

(3)溃疡性结肠炎患者多为高敏状态,可有皮肤高度敏感,或对酒精过敏,故溃疡性结肠炎患者伴皮肤病变者禁用酒精擦浴。如溃疡性结肠炎患者不得已选择进行酒精擦浴时,应避免在已出现皮肤损害的部位上进行。易出现皮肤损害的部位有上肢、颈部、四肢伸肌表面,特别是小腿伸侧和外周关节附近。

（4）正在使用抗生素特别是头孢类药物的溃疡性结肠炎患者，不宜使用或避免使用酒精擦浴。

55. 为什么溃疡性结肠炎患者发热时要谨慎使用药物降温？

目前市场上常用的退热药物如布洛芬、萘普生等都对胃肠道有刺激，只是刺激大小不同。溃疡性结肠炎患者的病变部位通常在下消化道，但也可能会有腹痛、腹胀、呃逆及反酸等上消化道不适，因此，使用药物降温要酌情考虑，尤其是在活动期，要接受临床医生的指导，最终的结果是要选择对胃肠道刺激小的药物。

56. 溃疡性结肠炎患者发热可以应用退热栓剂吗？

退热栓是直肠给药，通过直肠黏膜的迅速吸收进入循环。由于溃疡性结肠炎患者病变部位在下消化道，尤其是在直肠、乙状结肠下段或已出现肛周病变的患者，发热时不能使用退热栓，尤其活动期应绝对禁止使用退热栓。可采用其他方法退热，如退热贴、中药或口服退热药。

57. 溃疡性结肠炎患者发热时能口服退热剂吗？

溃疡性结肠炎患者病变部位多在下消化道，可酌情考虑使用口服退热剂。

58. 溃疡性结肠炎患者营养不良常见吗？

18%~62%的溃疡性结肠炎患者会有营养不良。溃疡性结肠炎患者营养不良与疾病活动有关。

溃疡性结肠炎的病变多在结肠，贫血主要由便血引起，多为缺铁性贫血。

59. 溃疡性结肠炎患者饮食要求是怎样的？

溃疡性结肠炎患者的饮食以清淡、柔软、易消化、富含营养、有足够的能量为基本原则。宜少食多餐，尽量减少肠道负担。活动期需要用要素膳食，以求最大限度地减小粪便体积。随病情改善逐渐采用低渣、清淡饮食。能量来源以糖类供给为主，适当补充蛋白质。注意食品卫生，避免肠道感染诱发或加重疾病。溃疡性结肠炎患者建议开展个体化饮食，即在医疗指导的基础上，根据个人饮食经验、溃疡性结肠炎病变部位、溃疡性结肠炎疾病阶段和病情来选择合理饮食。例如，当溃疡性结肠炎处于活动期，尤其是有明显的腹泻及脓血便时，应以清淡易消化食物为主，不应进食过多的膳食纤维，甚至可以暂停摄入高膳食纤维一段时间；溃疡性结肠炎合并肠道狭窄应进低纤维、低渣流质饮食。

60. 如何规划溃疡性结肠炎患者的个体化饮食？

每个人的疾病情况各不相同，故没有统一的饮食方案。每个患者最好能亲自试下自己对不同食物的耐受能力，以便量体裁衣，选择适合自己肠胃的食物。溃疡性结肠炎患者必须知道自己能耐受什么食物以及吃什么食物会过敏。因此，要记录饮食日记，记录每次进食后的感受，收集个人的饮食信息，从而发现会引起不适症状的食物，形成个人的饮食习惯资料库。建议每次就医时带上饮食日记，有助于医生分析病情、判断营养状况及做出正确的饮食指导。饮食日记要随时记录，最迟当天晚上睡前记录。见饮食日记模板（表11-1）。

表 11-1 饮食日记模板

姓名：　　　性别：　　　年龄：　　　体重：　　　日期：

时间	进食食物、量、烹饪方法	胃肠反应	反应距进食时间	大便情况	整体感觉	其他

61. 溃疡性结肠炎患者提倡个体化饮食，还需要遵医嘱进食吗？

饮食和溃疡性结肠炎的发生、发展以及复发和病情进展都有密切的关系，必须高度重视。

住院患者应严格遵医嘱进食。对于非住院的患者来说，应该以清淡易消化食物为主，其膳食摄入应达到满足每天营养需求量，但应当尽量将食物对炎症部位和可能已狭窄的肠段的刺激减小到最低。有些乳糖不耐受的患者，应避免选择富含乳糖的食物，如牛奶、冰淇淋之类；对有腹痛、腹泻的患者，应减少摄入含纤维素的食物。避免进食生蛋白食物。

62. 我是溃疡性结肠炎患者，我能吃什么？

溃疡性结肠炎患者的饮食应该以清淡易消化食物为主，具体内容如下。

（1）主食：宜精细，用富强粉、精制米面等。

（2）副食：可选用瘦肉、鱼、鸡、肝等作为蛋白质的主要来源。

（3）果蔬：山药、胡萝卜等含粗纤维少的块根类食物及其他合适的蔬菜水果。

（4）其他：可以补充维生素或微量元素，如维生素 D、钙等。

63. 我是溃疡性结肠炎患者，我不能吃什么？

溃疡性结肠炎患者不宜吃下列食物。

（1）油腻、油炸食物：黄油、蛋黄酱、人造黄油、油类、油炸食物等。

（2）粗纤维含量较高的食物：坚果和种子（花生酱、坚果酱），谷物和麦麸等。

（3）产气食物：豆类、包菜、洋葱等。

（4）辛辣刺激食物。

（5）海产品，尤其是生的海产品。

（6）大量红肉类、乳制品类、巧克力。

（7）咖啡、碳酸盐饮料、酒类。

（8）慎用刚从冰箱里取出未经加热的食物。

（9）生冷难消化的食物。

64. 溃疡性结肠炎的发病与常吃冷藏食物有关吗？

目前没有确切的证据证明溃疡性结肠炎的发病与常吃冷藏食物有关。但是，进食刚从冰箱里取出未经加热的食物会引起胃肠道不适，易加重或诱发溃疡性结肠炎。家庭冰箱里生熟食物混放，使致病菌易于传播，摄入大量的致病菌可导致肠道菌群紊乱和改变，从而对溃疡性结肠炎的发生、发展起到一定的促进作用。

65. 溃疡性结肠炎患者的饮食要一直不变吗？

溃疡性结肠炎患者的饮食应该随着病情的变化而有所调整。在炎症活动期，要更加严格地控制饮食。缓解期则可以适当放宽饮食。例如，纤维素在疾病的缓解期很有帮助，而在活动期时就无法耐受。因此，应当根据病情酌情调整饮食。对饮食计划进行微调时，每次改变一种食物，这样更容易明确因果关系。

66. 溃疡性结肠炎患者可以外出就餐吗？

溃疡性结肠炎患者活动期不建议外出就餐或参加聚会，此时的病情也是不准许的。缓解期的患者是可以在外就餐或参加聚会的，只是要注意以下事项。

（1）不要在过于饥饿的时候才吃东西，饥饿的时候可能只是想着填饱肚子，不能选择最合适的食物。

（2）当不确定食物是否合适时，按照简单的原则选择，吃煮过、蒸过、烘焙过、炖过的食物，减少调料或辛辣的饮食。

（3）如果条件准许，可少带一些自己平常吃的食物。

（4）如果确定食物不合适或找不到合适的食物，可以喝一些温水，喝温开水是没有问题的。

67. 真有神奇食谱可以治好溃疡性结肠炎？

饮食对溃疡性结肠炎患者的病情确实有直接的影响，但是，目前尚未发现溃疡性结肠炎是由任何特定的食物导致的，也没有发现溃疡性结肠炎能够被任何特定的食物治愈。因此，虽然许多人声称食用某些食物治好了溃疡性结肠炎，但是，到目前为止，这些都未经科学证明。没有任何食物或饮食可以代替处方药物有效治疗溃疡性结肠炎。

68. 溃疡性结肠炎需要营养治疗吗？

溃疡性结肠炎的营养不良常见，约有半数以上的溃疡性结肠炎存在不同程度的营养不良。因此,溃疡性结肠炎是需要营养治疗的。营养治疗在溃疡性结肠炎中的价值就在于纠正营养不良。

69. 溃疡性结肠炎的营养治疗有哪些方式?

总体来看,分为肠内营养治疗和肠外营养治疗(静脉营养治疗)。其中,肠内营养治疗有分为口服和管饲两种方法。

通常情况下,应该优先考虑口服肠内营养制剂。口服肠内营养治疗可满足大部分溃疡性结肠炎的需要。

70. 肠内营养管饲的方法有哪些?

肠内营养制剂管饲方法包括鼻胃管、鼻肠管(鼻空肠营养管)、胃造口、空肠造口等多种。临床上应用较多的是鼻胃管、鼻肠管(鼻空肠营养管)、空肠造口。

71. 肠内营养时如何选择合适的途径?

肠内营养是临床上非常重要的营养治疗技术之一。安全有效地实施肠内营养的前提是要选择一条合理的营养管放置途径(图11-2)。

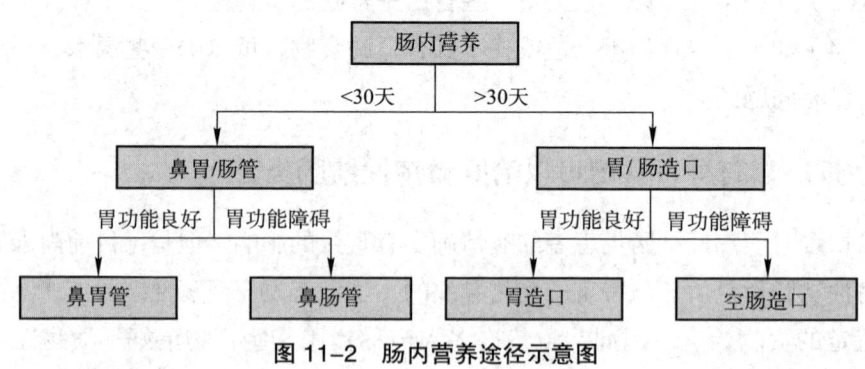

图 11-2　肠内营养途径示意图

(1)鼻胃管是最常用的肠内营养管饲途径,具有创伤小、简便、经济等优点,缺点是鼻咽部刺激、溃疡形成、出血、易脱出、吸入性肺炎等。本法主要适用于胃肠道功能完整、短期行肠内营养且上消化道无梗阻者。鼻胃置管应选用口径较细且柔软的硅胶管、聚乙烯管和聚氨酯管,长度 80~100 cm 即可。

国内外现已有多种商品喂养管问世，可选择应用。

（2）鼻肠管适用于肠道功能基本正常而胃功能受损、胃瘫或误吸风险较高的患者，此法明显减少了误吸等并发症。

（3）经皮内镜胃造口术（PEG）目前已得到广泛应用。适用于需长期（>30天）行肠内营养的患者，成人及儿童均可应用，但有明显食管及咽部狭窄，内镜不能插入者及腹水、胃切除史和严重胃部疾患者不宜施行。

（4）空肠造口在肠内营养支持中具有重要作用，广泛适用于咽、食管、胃、十二指肠病变不能进食的患者，对有明显胃食管反流、误吸高危患者、腹部大手术后、胃切除术后、胃排空不良者尤为适用。一般认为，在其他途径和置管方式不能完成肠内营养时均可选择空肠造口的方法。其主要优点有：较少发生营养液反流而引起的呕吐和误吸；肠内营养可与胃肠减压同时进行，对胃十二指肠外瘘及胰腺疾病尤为适宜；喂养管可长期放置；患者可同时经口进食；管端外露部分在腹部，较为隐蔽，无明显不适，心理负担小，活动方便。

72. 在行肠内营养过程中，我感到恶心、呕吐、腹胀是怎么回事呢，如何预防？

肠内营养治疗时，无论是何种肠内营养制剂，或多或少地都会出现胃肠道不良反应症状，如恶心、呕吐或反流、腹胀、腹泻、腹鸣等，其常见的原因和预防措施如下。

（1）腹部手术、高血糖等因素也会影响患者的胃肠道功能，注意监测血糖。

（2）外科腹部术后的患者、腹膜炎、腹部疾病等，腹压往往较高，容易出现肠内营养不耐受，要注意观察腹部压力。

（3）使用相关药物如阿片类镇痛药可抑制肠道蠕动导致便秘，引发恶心、呕吐及腹痛等；非甾体抗炎药会造成胃肠道黏膜损伤，表现为腹胀、恶心、呕吐、腹泻和消化道溃疡，严重者致穿孔或出血。尽量减少此类药物的使用。

（4）受营养液的成分、喂养速度、温度及总量影响，如短肽型营养液造成患者腹泻的发生率增加，而中链脂肪酸、短肽型和整蛋白型混合制剂则可提高患者对EN的耐受性。温度过低、速度过快、剂量过大均可能造成胃内容物潴留、呕吐或腹泻。因此，要选择合适的营养液，控制输注的速度。EN宜从小剂量、低速度和低浓度开始，遵循剂量由少到多、速度由慢至快、浓度由低到高的原则。并采用恒温器维持于37～40℃。而对高渗型营养液则需稀释至低浓度后使用。

（5）营养制剂是理想的培养液，一旦被细菌污染，细菌可快速增殖。污染途径包括内源性和外源性两种。内源性包括输液装置、存贮不当等；外源性则指患者自身。一般而言，营养液开封后在常温下使用或保存应<8 h，在4℃下应<24 h，输液装置和营养液容器也应每24 h更换一次，防止因营养液被污染而引起的腹泻。

（6）肠内营养治疗时，辅助性应用调节肠道敏感性的药物、生态制剂和消化酶有助于缓解上述不适。

73. 胃肠镜检查前的准备工作有哪些？

胃镜检查应空腹，故须禁食水，检查前一日晚零点后及检查当日早餐均应禁食水，无痛胃镜检查还需要携带心电图及相关其他检查。

肠镜检查仅空腹是不够的，还需要进行全肠道清洁准备。检查前3天吃无渣或少渣的食物，前1天吃流食会让肠道准备容易些。如果肠镜检查安排在上午，检查当天不能吃早餐；如果肠镜检查安排在下午，那么您的中餐也不能吃，但是可以进少量流质早餐。

根据医生指导使用肠道清洁剂，常用的清肠方案有：聚乙二醇电解质、甘露醇+葡萄糖盐水、硫酸镁+葡萄糖盐水、番泻叶等。清肠方案的选择要听从医生安排，不可擅自改变而不告诉医生。如选用甘露醇作为清肠剂，则不能行镜下高频电切治疗和息肉切除术，否则可发生气体爆炸。

检查前要将既往和现在全部的疾病史告知医生，如高血压病、冠心病、血友病、肾功能不全、哮喘、血管支架植入以及过敏史等；服用抗凝药物者，须将药物的名称和剂量、使用疗程等提前告知，建议停用抗凝药物3～5日之后检查。女性避免月经期进行肠镜检查。

74. 肠镜检查前的饮食原则是什么？

肠镜检查前合理的饮食会有助于肠道清洁。检查前三天进食无渣低脂食物。无渣饮食包括稀饭、烂面条、馒头、鸡蛋、豆腐、过滤的肉汤及菜汤。忌食富含纤维的食物如青菜、水果（尤其是香瓜、猕猴桃、西瓜、火龙果等）、肉类、坚果、粗粮等。检查前一日忌食鸡蛋及牛奶，因为鸡蛋、牛奶属产气食物，影响检查效果。

75. 肠镜检查，什么样的肠道准备最佳？

最佳肠道准备，简单地说，口服清肠剂后经肛门排出来的完全是清澈的液体，也就是无色或淡黄色的透明水样便，没有固体掺杂在里面。有效地清洁肠道是肠镜检查成功的关键，只有肠道准备满意，肠腔才能展现本来面貌，对肠道疾病的观察、取检、诊断及镜下治疗是至关重要。见肠道准备质量表（表11-2）。患者自我判断见图11-3。

表 11-2 肠道准备质量表

清洁度级别	肠道清洁表现	肠道清洁质量	检查效果
Ⅰ级	无粪渣或蓄积少许液体	肠道准备好 视野清晰	最佳
Ⅱ级	少量粪渣或蓄积一些液体	肠道准备一般，视野尚可，不影响进镜	一般
Ⅲ级	较多粪渣或蓄积较多浑浊液体	肠道准备差 视野模糊	差
Ⅳ级	肠壁沾满粪便或粪水	肠道准备较差 难以进镜	无法检查

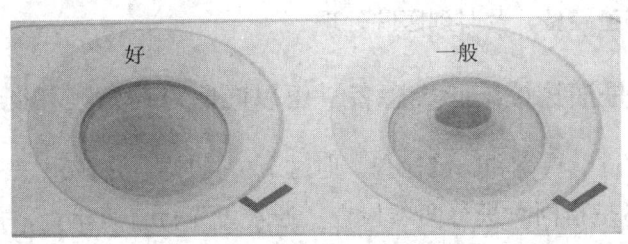

图 11-3　患者自我判断图示

76. 目前医院常用什么清肠剂？服用后有什么副作用？

目前医院常用的清肠剂是聚乙二醇电解质溶液，优点是既不影响机体水电解质平衡，也无镜下高频电治疗时发生气体爆炸的风险。它的副作用很少，是通过纯物理作用达到清肠通便的效果，停药后 24~48 h 后腹泻可自行缓解。但服用聚乙二醇电解质可能缩短其他口服药在消化道停留的时间，干扰药物吸收，因此，服用聚乙二醇电解质应与其他药物间隔较长时间（至少 2 h）。所以溃疡性结肠炎患者在服用清肠剂时可在医生同意的情况下调整服用口服药的时间。

77. 肠镜检查前口服清肠剂效果欠佳，怎么办？

肠镜检查前患者的肠道清洁得不理想，可以联合清洁灌肠或第 2 天早晨再次进行加强的肠道准备，但溃疡性结肠炎患者尤其是活动期的患者不建议进行清洁灌肠，因为肛管的插入是对直肠黏膜的机械性损伤，所以要尽量避免。可在第 2 天早晨再次口服清肠剂，但对于病情严重的溃疡性结肠炎患者应避免过度强调清肠而导致病情加重，病情特别严重的溃疡性结肠炎患者，可不行常规的肠道清洁，直接进行肠镜检查。溃疡性结肠炎患者应避免因肠道准备而加重病情。

78. 溃疡性结肠炎患者肠道准备过程中可能会出现哪些情况？

大部分溃疡性结肠炎患者在肠道准备过程中可因口服清肠剂而出现轻微的腹胀、腹痛及恶心、呕吐等不良反应，多可自行缓解。少数溃疡性结肠炎患者可能会出现肠腔狭窄甚至肠梗阻，在肠道准备的过程中可能诱发或加重梗阻。患者表现为腹部剧烈绞痛、严重腹胀、肛门无排气排便等，如出现上述症状，应立即终止肠道准备，及时到医院处理。

79. 我是溃疡性结肠炎患者，可以同时进行胃镜和肠镜检查吗？

可以同时进行胃镜和肠镜检查，但这个"同时"是指先做完一个再做另一个检查，而不是指同时进行两项检查。通常可先行胃镜检查，再进行肠镜检查，这是完全可以的。如果患者是在麻醉下进行的无痛检查，可减少麻醉次数，适当延长麻醉时间即可，这样会节约患者的时间成本和经济成本。

80. 胃肠镜检查之后的注意事项有哪些？

饮食方面：普通胃镜检查结束后，咽喉部麻醉作用尚未消退，应避免吞咽唾液，以免呛咳误吸。胃、肠镜检查结束后都应禁食水2h，2h后患者的咽部麻醉感、异物感消失，腹胀缓解方可进温凉流食，从饮水和米粥开始。部分患者胃镜检查后会有咽部疼痛感，部分患者肠镜检查后会有腹部疼痛感，待症状逐渐缓解后方可进食。无痛胃、肠镜检查后，要观察血氧饱和度、心率、血压平稳、意识状态无异常，咽部、腹部无不适之后方可进流食。

并发症的观察：胃、肠镜检查结束后要注意观察有无腹痛，如出现剧烈腹痛，伴腹胀提示有穿孔出现，应立即与医生联系。还要注意观察有无大便颜色改变，如有便血、心慌、面色苍白等症状，应立即与医生联系。

胃、肠镜检查后大部分患者会出现腹胀，可指导患者按摩腹部，以促进排气。

81. 我是溃疡性结肠炎患者，最近又出现腹痛、腹泻的症状，因为这已经是第三次了，就自行服药进行治疗，但效果不明显，还有加重的趋势，请问我一定要去医院吗？

溃疡性结肠炎的治疗是量体裁衣、个性化的治疗，需要具体问题具体分析。同一个患者不同阶段（活动期、缓解期）的治疗是不同的。同一患者同一阶段不同时间的治疗也是需要调整的。当溃疡性结肠炎患者出现病情变化时一定要及时与专业医师联系，不能凭经验加药、减药或停药，不能滥用药。所以，您需要及时与医生联系，及时就诊，避免病情加重。

82. 溃疡性结肠炎应用抗生素有哪些注意事项？

目前临床上使用于溃疡性结肠炎的抗生素有甲硝唑、环丙沙星、喹诺酮类药物、利福昔明。应用抗生素治疗大部分是针对溃疡性结肠炎继发的感染性并发症。甲硝唑和环丙沙星是常用药物，环丙沙星通常不在儿童中使用。甲硝唑会有15%～30%的不良反应，以消化道反应最常见，如恶心、呕吐、食欲不振、腹部绞痛等，这些药物的不良反应的出现会加重溃疡性结肠炎患者主观的症状，应做好区分，可指导患者进食后用药。环丙沙星消化道反应也较常见，可在进食后用药，使用环丙沙星时，应避免暴露在阳光下，环丙沙星注射液在强光下会出现变色现象，少数患者还会有光敏反应。当环孢素与环丙沙星联合使用时，须监测环孢素的血浓度，并调整剂量。使用抗生素期间应戒酒。溃疡性结肠炎患者合并重度感染时，应严格在医生指导下使用广谱抗生素，使用期间监测有无真菌感染的发生，如头皮屑增多，手足出现皮癣等情况。

83. 益生菌是什么？可以单独治疗溃疡性结肠炎吗？

益生菌是一些天然生活在肠道内的细菌，它们对人体有益，比如双歧杆菌、乳酸菌、酵母菌等，它们对消化和胃肠道的健康起着关键作用。有研究表明，益生菌对治疗溃疡性结肠炎是有益的，但不能作为药物而单独治疗溃疡性结肠炎。目前，益生菌主要用于溃疡性结肠炎患者的辅助治疗，用于调节肠道菌群及促进消化。益生菌虽不是一线用药，不能迅速控制病情，但临床却普遍应用于联合辅助治疗。

84. 益生菌和酸奶里的乳酸菌有什么区别？酸奶能代替益生菌吗？

益生菌是对人体有益处的细菌的统称，乳酸菌是益生菌的一种。酸奶富含发酵的优质蛋白，有利于人体的消化和吸收，同时含有益生菌乳酸杆菌，有些酸奶中还加入了另外一种益生菌双歧杆菌，对人体有诸多好处。既往的酸奶通常只有1~2种益生菌，较为单一，因此，酸奶并不能充分补充溃疡性结肠炎患者肠道的益生菌。不过，近期已经有富含多种益生菌以及能够促进益生菌生长和活性的益生元的酸奶上市，能够对溃疡性结肠炎患者的肠道微生态有更好的补充作用。

85. 益生菌什么时候吃比较合适？

益生菌的种类比较多，但吃的注意事项基本都是一样的。
（1）饭后吃，空腹胃酸过高，酸性会降低益生菌的活性。
（2）注意温度不要超过37℃，益生菌适合生存的温度是人体的温度。
（3）服用抗生素后间隔2 h后吃益生菌，避免抗生素杀死益生菌。
（4）益生菌是很娇嫩的菌类，因此，在存放时尽量放在室内阴凉干燥通风处，如果已经打开包装，最好放在冰箱里保存。

86. 我是溃疡性结肠炎患者，医生建议用美沙拉秦治疗，请问美沙拉秦是哪类药物？

美沙拉秦的化学成分是 5-氨基水杨酸，是治疗溃疡性结肠炎的首选药物。

对于活动期溃疡性结肠炎，美沙拉秦的疗程为 8~12 周，用法和用量是 3~4 g/d，可分次口服或顿服（即一次口服全天的剂量）。对于缓解期溃疡性结肠炎，美沙拉秦的疗程为 2~3 年，用法和用量为 2 g/d，可分次口服或顿服。美沙拉秦不受食物影响，餐前餐后口服都可以，但如果没有胃肠道反应（如食欲减退、恶心、呕吐等）最好餐前口服。

美沙拉秦有多种剂型，口服剂型（片剂、缓释颗粒）、塞肛的栓剂、灌肠剂。患者口服联合局部用药效果更佳。

美沙拉秦的不良反应很轻，少数患者有过敏，个别患者有白细胞、血小板的减少，肾损害，可每 1~3 月检查血常规和肝肾功。美沙拉秦是所有炎症性肠病用药中不良反应最少的，可以用于长期维持治疗 3~5 年。

87. 可以用美沙拉秦的栓剂代替灌肠剂吗？

美沙拉秦栓剂也是直肠给药，与灌肠剂比较给药更方便，价格更经济。美沙拉秦栓剂适用于病变部位在直肠或乙状结肠末端的患者。美沙拉秦灌肠剂药量大，药物覆盖的范围更广，更适于左半或全结肠病变的患者，所以，不能擅自更换药物剂型。

88. 怎么使用美沙拉秦灌肠剂？

使用美沙拉秦灌肠剂保留灌肠最好在晚上临睡前，因夜晚睡觉时肠蠕动减慢，耐受性更好，可以保留较长的时间。灌肠前，应先入厕排尽大便。灌肠剂的温度要适宜，与人体体温接近即可，药量不可过多，不宜超过 100 mL，药液过多会影响保留时间。给药管插入深度 8~10 cm 即可，避免插入过深。插入动作要轻柔，避免动作粗暴，造成直肠黏膜机械性损伤。注药压力要平稳匀速，避免过急过猛。灌肠时患者保持正确身体姿势（图 11-4），患者应先向左侧卧，伸直左下肢，右下肢向前微曲以支持身体姿势平衡。

灌肠时，将药瓶的给药管润滑后缓慢插入肛门，药瓶微向下倾斜；用平稳匀速的压力将药液全部缓慢注入肠内，药液挤空后，将给药管拔出，患者换成"膝胸卧位"的姿势；尽量维持此姿势一段时间，应不少于30 min，使药液彻底覆盖肠壁，再改平卧位；患者要尽可能长时间保留，使药液停留肠内较长时间，发挥更大疗效。

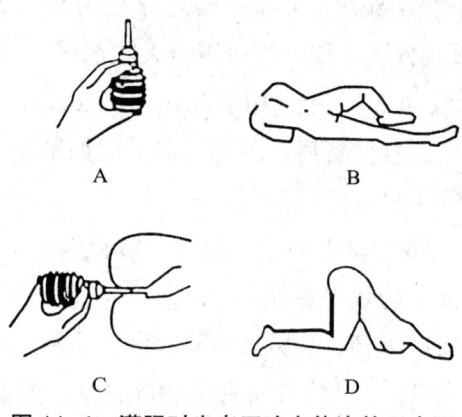

图11-4　灌肠时患者正确身体姿势示意图

89. 我的溃疡性结肠炎正处于活动期，使用氨基水杨酸制剂效果不明显，可以立刻停药吗？

氨基水杨酸制剂并非激素类药物，不用逐渐减量才可停止，也没有药物依赖的说法，可以立刻停药。氨基水杨酸制剂是临床治疗溃疡性结肠炎并预防其复发的最常用的药物。导致氨基水杨酸制剂疗效不明显的原因很多，是否需要停药，您需要咨询专科医生后再决定。

90. 糖皮质激素是神药还是毒药？

糖皮质激素简称为激素，广泛应用于抗炎、退热、抗过敏、抗休克、免疫抑制等多种用途，几乎对所有类型的变态反应性疾病都有效。同时，激素又有诸多副作用，包括痤疮、紫纹、满月脸、水牛背、骨质疏松、股骨头坏死等，还可诱发或加重糖尿病、高血压和精神心理异常，甚至严重抑制患者的免疫功能，参与感染性疾病和肿瘤性疾病的发生和发展。因此，激素是神药还是毒药取决于是否合理应用，合理应用就是神药，不合理应用甚至滥用就是毒药。

第十一章 护理篇

91. 我是重度溃疡性结肠炎活动期患者,刚服用激素7天,朋友们说我的脸看起来有点肿,这是服用激素导致的吗?我不想再吃激素了,可以停吗?

激素用于重度活动期溃疡性结肠炎,特别是急性重症和暴发型的患者,作用迅速,疗效好。但使用激素后会有明显的副作用,短期表现为水肿、满月脸、水牛背、骨质疏松、股骨头坏死、睡眠障碍……您所说的脸看上去有些肿,应该就是吃激素导致的,但激素不会一直吃,只能吃一段时间,通常是2~3个月。

激素停药的过程相对麻烦,应用1周以上就不能立刻停止,也不能快速减量。因为突然停激素或者过快减量会出现撤药反应,后果非常可怕,导致溃疡性结肠炎病情的急剧加重甚至到不可控制,还会出现激素抵抗,这是所有人都不想见到的。所以,停止激素一定要在您的专门医生的指导下,需要一段时间,要逐渐减量,直至最后停止。医生选择激素治疗时是很慎重的。激素对您的影响,也就是这些副作用,会随着药物的停止而逐渐恢复正常。

92. 服用激素时应该注意什么?

口服激素时应该注意下列事项。

(1)早晨吃饭后服药,最好时间在6:00—8:00,忌空腹服药,会引起胃肠不适甚至消化性溃疡等。

(2)增加服药的依从性,按医嘱按计划服药,禁止擅自增减药量,尤其是禁止突然停药。是否停药一定要遵医嘱,随时与医护团队保持紧密联系。

(3)使用辅助药物,如补钙的药物、胃黏膜保护剂等,特别是处于生长发育期的儿童和青少年,补充维生素D和钙质,是非常重要的。

(4)定期复查,建议每次就医时带上激素使用日记(表11-3),有助于医生分析您的病情,梳理用药情况,确立新的用药计划。激素使用日记要求认真严格执行,若有漏服,及时联系医生,禁止擅自中断激素治疗。

(5)切记,激素只能用于活动期溃疡性结肠炎的诱导缓解治疗,而且持续时间通常为2~3个月,无论是否有效,2~3个月后都要逐渐减量至完全停止。激素绝对不能用于缓解期溃疡性结肠炎的维持治疗。

表 11-3 激素使用日记模板

姓名：　　　　　药名：　　　　　体重：

日	一	二	三	四	五	六
	1	2	3	4	5	6
				40 mg	40 mg	40 mg
7	8	9	10	11	12	13
40 mg	40 mg	40 mg	复查 30 mg	30 mg	30 mg	30 mg
14	15	16	17	18	19	20
30 mg	30 mg	复查 20 mg	20 mg	20 mg	20 mg	20 mg
21	22	23	24	25	26	27
20 mg	20 mg	20 mg	20 mg	20 mg	20 mg	20 mg
28	29	30	31			
20 mg	20 mg	复查 15 mg	15 mg			

93. 激素的不良反应有哪些？

激素的不良反应很多，主要表现在以下几个方面。

（1）内分泌及代谢：糖尿病、高酮血症、水钠潴留、低血钾、生长迟缓、肾上腺皮质功能低下等。

（2）骨髓系统：骨质疏松、无菌性骨坏死、肌无力、肌痛。

（3）胃肠道：消化性溃疡、胃出血、胰腺炎。

（4）心血管：高血压、加速动脉粥样硬化。

（5）眼：白内障、青光眼、葡萄膜炎。

（6）皮肤：皮肤萎缩、痤疮、多毛、紫纹、创口不愈合。

（7）生殖系统：月经不调、流产、阳痿。

（8）其他：继发感染、外周白细胞升高、情绪异常、胎儿体重过轻。

94. 什么是药物依从性？

药物依从性是指患者用药与医嘱的一致性，简单地说，就是患者对药物治疗方案的执行程度。药物依从性是患者的责任，是治疗成败的关键。即使世上最好的药，若不按照医生的医嘱服用，就不能将病情控制。所以，无论自我感觉如何，都需要按医嘱用药。

不过，由于溃疡性结肠炎是慢性病，需要长期服药，即使想得再周全，也有忘记的时候，有以下建议，可提醒或帮助按时服药。

（1）利用一些疾病互动管理工具，如应用手机APP，帮助记录病情、治疗方式、饮食以及生活方式等，也可设定日常治疗提醒并储存记录，以便和医生下一次见面时将记录展示给他。

（2）将药物放在每天能看到的地方，如果是早上和晚上服用，可放在餐桌醒目位置。

（3）把药物放在一个分装形式的7天药盒中，将一周的药分类准备，这样每一周就能清楚地看到漏服了多少（图11-5）。

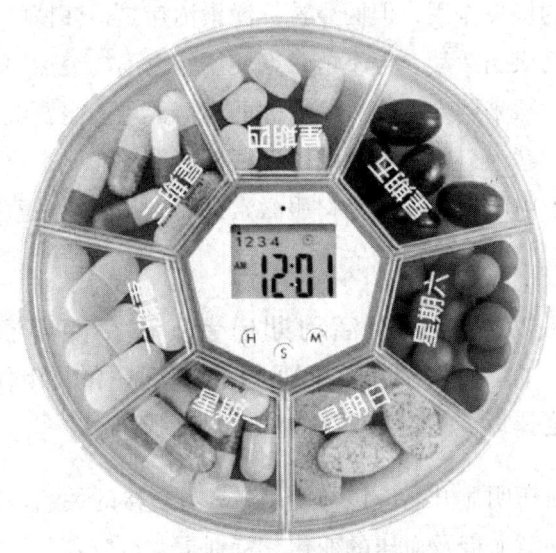

图11-5　一周药盒示意图

（4）填写"服药记录单"，见服药记录单模板（表11-4）。建议每次就医时带上服药记录单，有助于医生分析您的病情，梳理用药情况，确立新的用药计划。

然而，即使完全遵循医嘱，也可能会出现一些症状。当这种情况发生时，需要告知医生以评估是否需要改变治疗方案。

服药记录单要及时记录，不要在数日后进行集中补记，应每日晚睡前记录，保证记录的真实、客观。

表 11-4　服药记录单模板

药物名称	剂型/用法	开始日期	结束日期	剂量	每天服用次数	症状或副作用	用药目的、特殊指征

95. 我是溃疡性结肠炎活动期患者，目前正在静点激素诱导治疗，效果良好，我想出院回家继续治疗可以吗？

激素有良好的抗炎作用，但医生选择激素治疗是很谨慎的。激素虽然能在短期内有效地控制疾病活动，但不能长期使用，也不能突然停药。目前您正在使用静脉注射的激素来诱导治疗，说明你的病情很重，需要继续住院治疗。是否要调整静脉用激素为口服激素要由医生根据病情的变化来决定。如果病情明显好转，可以考虑由静点激素改为口服激素，同时，需要观察几天后根据病情再考虑是否出院。

96. 我是溃疡性结肠炎活动期患者，正在使用激素诱导治疗，最近我的血糖、血压升高明显，服用原来剂量的降糖药和降压药效果也不好了，这是啥原因？怎么办？

您的血糖、血压明显升高应该与使用激素有直接的关系。所以，在使用激素期间，要密切注意血糖及血压的变化，特别是老年患者。目前，您服用原来剂量的降糖药和降压药效果不好，需要请相关科室的医生进行会诊，重新调整降糖和降压药，来控制血糖和血压。

第十一章　护理篇

97. 我是溃疡性结肠炎活动期患者，使用激素诱导缓解后用嘌呤类药物维持缓解治疗已半年，定期随访正常，请问我可以停用硫唑嘌呤吗？嘌呤类药物副作用也很多，长期服用我很担心。

您有担心很正常，但是，请不要过分担心。嘌呤类药物属免疫抑制剂，不良反应虽然常见，但是多不严重，在严密监测下可长期应用，用于维持缓解治疗的疗程通常为2~3年。虽然您目前定期随访正常，表明你仍然处于缓解期，但还需继续维持缓解治疗。

嘌呤类药物不是激素，可以说停就停药。但是，用药过程中的剂量调整，也是需要反复磨合，最终才能找到以最小的剂量达到最大的药效比。

需要注意的是，在使用免疫抑制剂治疗阶段不能接种活疫苗，同时，接种非活疫苗的效果也可能会受到影响。

98. 目前常用的免疫抑制剂有哪些？服用的时候需注意什么？

目前临床上常用的免疫抑制剂有硫唑嘌呤、甲氨蝶呤、环孢素、沙利度胺。免疫抑制剂的特点是起效慢、需长期用药。使用免疫抑制剂前要了解药物的不良反应，并有规律地随诊。

硫唑嘌呤服用3~6个月起效。不良反应包括恶心、上腹不适、白细胞降低（常在用药后1~3月内发生）和肝功能异常，长期用药有发生肿瘤的风险，但概率是非常低的（儿童、老年人应格外注意）。服用硫唑嘌呤期间，应该严密随访，重点检查血常规和肝功能。如有轻微的恶心、上腹不适的症状，可改在餐后服用硫唑嘌呤。

甲氨蝶呤的使用剂量小，15~20 mg/周，可皮下或肌内注射，皮下效果优于肌内注射，起效需2~3月。不良反应包括恶心、食欲下降、肝功能异常、致畸。可在用药后的次日补充叶酸来降低不良反应。

沙利度胺在克罗恩病中应用多年，并有良好的治疗效果，近年才开始适用于溃疡性结肠炎。沙利度胺宜从小剂量开始服用，逐渐加量。不良反应包括白细胞降低、肝功能异常、便秘、嗜睡、外周神经炎、致畸。随访时应该监测血常规、肝功能等，长期用药要观察有无手麻、脚麻等外周神经炎的症状。和甲氨蝶呤一样，沙利度胺都严重的致畸作用，近期有妊娠愿望的溃疡性结肠炎患者禁用，应用沙利度胺期间怀孕应该流产，停用沙利度胺后3个月才可以安全怀孕。

99. 听说生物制剂的疗效很好，请问什么样的患者适合使用生物制剂？使用生物制剂就一定能治好溃疡性结肠炎吗？

在我国，目前被正式许可用于溃疡性结肠炎的生物制剂只有抗TNF的生物蛋白药物英夫利西单抗。不过，国外已经有多种生物制剂用于溃疡性结肠炎的治疗。

目前认为，类克适用于中重度溃疡性结肠炎患者，尤其是不适用于激素治疗的患者。

类克的价格很昂贵，在我国的大部分地区，类克不在医保范围内，因此，使用类克对患者来说经济压力是很大的。类克治疗溃疡性结肠炎有着良好的疗效，但也会有20%的患者疗效不明显，部分患者甚至完全无效，所以，使用价格较贵的类克也不能百分之百地控制住溃疡性结肠炎的病情，而且部分患者初期使用类克有效，后期可能因为产生抗体等原因而失效。

100. 使用类克治疗过程中需注意哪些问题？

在使用类克治疗过程中，应该重点关注过敏、感染性疾病以及肿瘤性疾病。对于过敏反应，预防比治疗更重要。有感染性疾病和肿瘤性疾病时，应该避免使用类克。此外，在治疗期间，应避免接种活疫苗。

101. 我是急性重症溃疡性结肠炎患者，目前激素治疗无效，甚至出现激素抵抗，医生建议尽早使用类克，甚至还要考虑进行外科手术治疗，我想知道类克的治疗效果如何？

类克治疗重症溃疡性结肠炎、频繁反复发作的溃疡性结肠炎、对激素抵抗和对激素依赖的溃疡性结肠炎、中重度儿童溃疡性结肠炎均有着良好的疗效。总体来看，类克治疗溃疡性结肠炎的有效率是70%。类克治疗有效的患者可在用药的当天就能够感觉轻松了不少，第二天明显感到腹泻次数减少，粪便性质改变，腹痛减轻。如果治疗有效，经济条件允许，可以用来持续治疗。

102. 我是溃疡性结肠炎患者，一直有要孩子的打算，治疗溃疡性结肠炎的药物会影响我要孩子吗？

很多的溃疡性结肠炎患者都处在育龄期，有生育的要求。如果您是女性，打算怀孕，建议您先治疗溃疡性结肠炎，把病情控制在完全缓解的情况下再考虑生育。通常，使用的药物美沙拉秦、激素、英夫利西单抗都是低度危险，在妊娠期可以使用，在哺乳期也可以使用。但是，甲氨蝶呤、沙利度胺由于有强烈的致畸胎作用，要在准备妊娠前3~6个月就要禁用，哺乳期也要禁用。

如果您是男性，在受孕前三月避免服用甲氨蝶呤。柳氮磺胺吡啶可降低精子数量，造成不育，在医生允许的情况下可换成美沙拉秦。

所以，不论您是男士还是女士，在病情允许的情况下，可以考虑生育，并及时告知您的专科医生，让他来为您做合理的安排。注意：所有药物的更换都要与专科医生讨论后决定。

103. 我是重症溃疡性结肠炎患者，目前激素治疗无效，甚至出现激素抵抗，医生建议尽早使用类克，甚至还要考虑进行外科手术治疗，请问手术可以治疗溃疡性结肠炎吗？

可以。虽然药物治疗是经典的首选的初始的治疗方法，但最终还会有一些患者需要手术治疗，具体内容如下。

（1）经较长时间的非手术治疗效果不好或反复发作者，或已严重影响生活及生长发育者。

（2）已出现并发症，且非手术治疗不能控制：如中毒性巨结肠、肠腔狭窄和肠梗阻者、急慢性肠穿孔者、消化道出血者等。

（3）疑有癌变者。

你的情况应该是激素治疗无效，完全可以考虑类克治疗，你有很大的可能类克治疗有效。当然，万一类克治疗无效，就应该考虑手术治疗了。

104. 我是溃疡性结肠炎患者,现已出现并发症,医生建议手术治疗,我可以选择手术方式吗?我不喜欢开膛破肚式手术,不喜欢造口,不想带着造口生活。

治疗溃疡性结肠炎的手术方式很多,主要的手术方式如下。

(1)全结肠切除加回直肠吻合术。

(2)全结直肠切除加自控性回肠造口术。

(3)全结直肠切除加永久性回肠末端造口术。

(4)全结肠切除加回肠储袋肛管吻合术。目前推荐的手术方式为全结直肠切除加回肠储袋肛管吻合术。

要根据手术目的来选择手术方式,而手术方式受多种因素影响,包括年龄、发病部位、疾病表现、术前治疗、营养状况、伴随疾病等。不是所有的手术都需要开膛破肚,也可选择微创手术(腹腔镜手术)。微创手术的优点是损伤小,恢复快,但也有它的局限和不足,开腹手术有微创手术所不能比拟的优势,您不能完全否定开腹手术。医生会根据具体情况建议您做什么手术,提出手术方案,由您选择,当然最后由您决定手术方式,只有您接受并配合的手术才能成功。大多数患者都会接受医生的建议,或表达自己的要求,在最佳医疗效果和自身意愿之间达到平衡。

不是所有的溃疡性结肠炎手术都会造口,如病情要求进行造口手术,医生一定会告知,取得您的接受和支持。同时,造口手术也有两种方式:暂时性造口和永久性造口。暂时性造口会在术后3个月左右还纳造口,必要时需要推迟到6~12个月还纳造口。

105. 什么是储袋手术?术后一般情况下排便次数多少?如何减少排便次数?

溃疡性结肠炎手术要求切除全部的可能病变的组织,即需切除全结肠及直肠,传统手术切除全结直肠后需在腹部行肠造口作人工肛门,但通过储袋手术可以重建胃肠道的连续性,利用回肠构建储袋后与肛管吻合可以实现保肛(即仍从肛门排便),同时储袋可以达到暂时存储大便的作用,可以减少术后大便次数。术后一般排便次数会稍有增加,约6次/日。

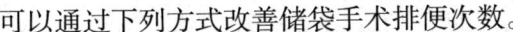

第十一章 护理篇

可以通过下列方式改善储袋手术排便次数。

（1）合理膳食，调整饮食习惯。

（2）积极的肛门控便功能锻炼。

（3）适当使用益生菌及止泻药。

（4）必要时手术治疗。

106. 我是溃疡性结肠炎患者，准备做储袋手术，为什么我要做三次手术？

根据患者不同的疾病情况，手术次数的选择会不同。如果您的病情比较复杂，全身状况差，存在吻合口漏的风险，如贫血（血红蛋白<135 mg/L）、营养不良（白蛋白<35 mg/L）和长期使用激素（使用强的松≥20 mg超过3个月）等不能耐受范围较广的手术时，多采用三期手术。

进行三期手术时，首先在一期进行结肠次全切除和回肠末端造口，然后二期行残余结直肠切除和IPAA并行回肠转流性造口，最后三期进行造口还纳。

三期手术策略在临床上能够提供时间以改善患者的营养状态，调整术前贫血情况以及避免系统性炎性反应。

107. 我是溃疡性结肠炎患者，做了储袋手术后，如何做好肛周护理？

全结直肠切除术后因肠道功能的改变、肛门括约肌和盆腔植物神经功能受到不同程度的损伤，回肠储袋虽可暂时储存大便，但术后控便功能仍受到一定的影响。多数患者术后1个月大便次数在4～20次/天，2个月后开始缓解，半年后维持在2～8次/天，术后2个月内口服蒙脱石散等药物可减轻症状。因此，术后做好肛门护理及肛门功能锻炼非常重要，常见的肛门护理内容如下。

（1）观察肛门周围皮肤、黏膜、血液循环及分泌物性状。

（2）术后早期用无菌棉球和生理盐水擦洗肛门。

（3）排便后改用温盐水擦洗。

（4）肛周皮肤红肿时局部涂抹氧化锌软膏或紫草油。

（5）保持肛周皮肤清洁干燥，防止皮肤破溃和感染。

108. 我是溃疡性结肠炎患者，做了储袋手术后，怎样促进肛门功能的恢复？

您需要进行肛门功能锻炼，具体如下。

（1）肛训练：术前要学会缩肛运动，吸气时收缩盆底肌和肛门括约肌，呼气时放松，术后1周后开始做肛门舒缩运动。

（2）排便反射训练：按术前排便时间和习惯，无论有无便意，均定时如厕排便 10 min。

（3）提肛运动：下蹲时放松肛门，站立时用力缩紧肛门。

109. 我是溃疡性结肠炎患者，做了储袋手术后，害怕出现切口裂开、吻合口瘘，有什么方法可以预防？

储袋手术后因为各种原因，可有切口裂开，多在术后 6～7 天发生。相应的预防措施如下。

（1）术后7天内避免端坐位或长时间下蹲位，咳嗽、咳痰时双手抱于腹部两侧并向中间挤压腹部，以免增加腹压和吻合张力，同时积极治疗咳嗽。

（2）术后进食低渣低膳食纤维的食物，减少粪便形成，防止刺激、污染吻合口。

（3）术后 1～3 个月禁止参加重体力劳动。

110. 我做了储袋手术后什么时候可以饮水吃东西？

通常术后 6 h 开始可以尝试饮水，饮水量不宜超过 100 mL。48～72 h 后开始鼓励半流质、固体饮食，进食内容顺序是清流质（以清水和茶水为主）、半流质（以粥类、糊类为主）、固体饮食（以米饭、面条、馒头等为主）。早期忌牛奶、油腻及辛辣食物。不以经肛排气、排便作为肠道功能恢复和经口进食的条件，只要你能够耐受经口饮食而不伴腹痛、腹胀、呕吐等症状，就表示你的肠功能恢复良好。勿单独食用蛋白粉，避免蛋白质被作为能量消耗而无法被人体吸收利用，而且过多摄入蛋白会加重肾负担，可食用蛋、奶、肉、鱼及大豆蛋白等优质蛋白。

111. 我做了储袋手术后，储袋如何护理？

一般做了储袋术后需要进行储袋冲洗，可有效预防储袋炎的发生。灌肠方法一般采用顺行灌肠：从造口远端进行灌肠，注意灌进去的量要与引流出来的量一致，避免从近端造口灌肠，以免向上灌进胃内。此法能更好地将袋内的粪便冲出体外。

112. 什么是肠造口？

为了治疗溃疡性结肠炎的需要，将近端肠道开口置于腹部皮肤表面，以排泄粪便，就是肠造口，俗称人工肛门。按部位分为结肠造口和小肠造口，结肠造口包括升结肠造口（位于腹部右侧）、横结肠造口（位于腹部右上侧）、降结肠乙状结肠造口（位于腹部左侧）。小肠造口一般为回肠造口，位于腹部右侧。按留置时间长短分为临时性肠造口和永久性肠造口。

113. 肠造口并发症有哪些，我该如何预防和处理？

造口常见的并发症包括造口皮肤黏膜分离、造口回缩及狭窄、造口黏膜移位、造口脱垂、造口凹陷导致皮肤问题等。可以通过下列方法预防和处理肠造口的并发症。

（1）粪水样皮炎。原因有：排泄物不能有效地被收集；造口用品使用方法不良；造口周围皮肤皱褶，导致粪水渗漏到底盘下；造口回缩、凹陷。处理：清洁皮肤，保持干燥，喷洒水胶体形成一层皮肤保护膜，然后再贴上水胶体敷料，防止渗漏的便液侵蚀皮肤，有利于皮炎的恢复；然后按常规贴上造口袋即可；如有渗液及时更换。

（2）造口周围皮肤机械性损伤，原因有：频繁更换造口袋；撕除黏胶时用力过猛；产品使用不当。预防处理：更换造口袋不要过于频繁，更换造口袋时动作轻柔，选择合适的造口袋。

（3）过敏性皮炎。确定过敏原：黏合剂；造口袋本身；药物；皮肤护理产品。处理：去掉过敏原；过敏处使用皮肤保护粉；更换新产品前做过敏试验。

（4）造口凹陷回缩。处理：可使用凸面底盘；没有凸面底盘时使用防漏条、防漏膏。

（5）造口旁疝、脱垂。原因：腹部肌肉软弱，尤其是年老或过胖的人腹部造口周围经过多次手术，腹壁薄弱；持续性腹压增高，例如，慢性咳嗽、提重物等；腹直肌旁造口及经原手术切口处造口最易并发造口旁疝；造口开口过大，肠壁与腹壁间存在一潜在的间隙，术中肌肉横断较多，血管或神经损伤导致肌肉萎缩，从而导致腹壁强度下降；营养状况差、过度消瘦、肥胖、贫血、低蛋白血症、糖尿病和肝、肾功能不全等。预防及其注意事项：改善一般情况，如营养；减轻腹压，避免提重物、咳嗽、便秘等；重新选择合适的造口袋；造口疝比较大者要用较软的造口底板；重新指导患者换袋技巧，如需镜子帮助，剪裁方法等；使用腹带，必要时手术处理。

（6）造口黏膜分离。原因：术前放疗、营养不良、使用激素；局部感染、腹胀；肥胖、糖尿病患者；造口周边缝线固定不足或脱落、造口局部缺血坏死等。处理：常规换药；使用超薄辅料；填塞银离子；涂抹人血白蛋白；使用静脉溃疡贴。

114. 我留置了回肠造口，肠液多，害怕肠液腐蚀皮肤，我该怎么做？

回肠造口是将末端回肠拖出腹壁做的一用于排泄粪便的开口，回肠造口排泄物量多、稀，且腐蚀性强，一旦排泄液渗漏到造口周围的皮肤上，就会引起不同程度的皮肤损害。受粪水浸渍的皮肤不仅让患者疼痛难忍，且受损处的皮肤处渗液明显，引起造口袋粘贴不牢，更会加重造口排泄物渗漏和皮肤损害，如此不断反复的恶性循环，会严重影响患者术后康复信心和生活质量。

预防措施如下。

（1）食物选择。回肠造口术后，患者应早期下床活动促进胃肠功能恢复，若患者无腹胀不适，就可尽早指导进食。及早普食，并增加粗纤维食物摄入，使粪便中水分被锁住，变为糊便或软便，便于收集。同时嘱患者避免进食那些易引起腹泻的食物，如卷心菜、菠菜、草莓、西瓜、酒类等；禁忌食用变质、不洁食物。日常也要注意腹部保暖，避免受凉引起腹泻。

（2）掌握换袋的时机和技巧。根据个人排便习惯，可选择晨起空腹时更换造口袋。或沐浴后更换造口袋，不仅能有效避免排泄物外渗的可能，还能保证身体的清洁舒适。另外在换袋时，可用干棉球或者条状卫生纸轻轻堵塞造口，防止操作过程中,水样便不断涌出,浸渍造口周围皮肤。当造口袋无渗漏,但患者感觉粘贴造口袋的皮肤处有瘙痒感时也要及时更换造口袋,因为此时造口周围皮肤已经受到刺激。

(3)及时更换两件式造口底盘或一件式造口袋,回肠造口宜3~5天更换一次,结肠造口宜5~7天更换一次,如发生泄露立即更换,回肠和结肠造口不宜在饭后2~3h内更换造口袋。

115. 我做了造口,如何更换造口袋?

通常你需要准备以下物品:温水、毛巾、软纸、手套、造口用品(造口袋、造口尺、记号笔、剪刀)、防漏膏、防漏条、造口保护粉,并通过下列步骤进行操作。

(1)取半坐卧位或坐位。

(2)将物品放置于易取的位置。

(3)解开腹部的衣物,露出造口,在同侧铺上看护垫和治疗巾。

(4)摘除旧造口袋:将底板连同造口袋除去,动作要轻柔,防止损伤皮肤,摘除后将造口袋闭合粘贴减少异味,观察摘除下的造口袋有无渗漏。

(5)清洗:用柔软草纸或抹手纸初步清洁后,再用柔软草纸或抹手纸蘸温水轻柔擦拭造口及造口周围皮肤,防止用力过猛,损伤皮肤表皮,不要使用酒精、碘酒等消毒用品,抹洗顺序应从外到内。术后伤口已完全愈合者,可进行沐浴。

(6)抹干:可用柔软草纸或柔软小毛巾抹干造口周围皮肤。如用柔软草纸抹干,应先将草纸搓软,以免损伤造口。同时注意勿用粗糙质硬的纸张去擦拭。注意观察皮肤状况,有无红、疹、破损等。观察黏膜的颜色,通过颜色及外观判断造口是否具有活力。颜色鲜红或粉红色,平滑且湿润,说明正常;颜色苍白说明存在贫血;颜色暗红或淡紫色说明造口缺血;外观水肿是术后正常现象,一般6~8周逐渐消退。

(7)量度造口的大小:用造口量度表或尺子量度造口的大小,然后将尺寸用笔划在造口底板上。

(8)裁剪:用剪刀尖部沿记号剪下(一般比测出造口的大小大2mm)。

(9)粘贴:粘贴造口底板时,把底板保护纸撕下,依造口位置由下而上粘贴，轻压内侧周围，再由内向外侧加压，使造口底板能紧贴在皮肤上。

（10）夹上夹子：如是开口袋，将夹子夹好。

116. 我做了造口，更换造口袋有什么小技巧吗？

更换造口袋的小技巧如下。

（1）保持良好的心理状况。

（2）保持造口周围皮肤干净、干燥。

（3）冬天时可以用手多捂一会底盘，增加柔软度和增强黏性。

（4）粘贴时保持造口周围粘胶要与皮肤粘贴牢固。

（5）暂停肠内营养。

（6）在肠液分泌较少的时间段更换造口袋，多晨起空腹更换，可以减少造口袋更换操作时长，降低造口周围粪水性皮炎的发生率。

117. 我做了肠造口，出现了造口皮肤黏膜分离，我要怎么处理呢？

术后造口患者还未完全适应带造口的生活，一旦看到黏膜分离的伤口常常不知所措，是造口患者最困难的时期。皮肤黏膜分离就是拉出做回肠造口的肠端与皮肤缝合处发生分离，此时腹壁处肠段大多与腹壁粘连，如果得到及时、恰当的处理常常很快愈合。常见的处理方法如下。

（1）严密观察：造口术后须重点观察造口黏膜颜色，造口黏膜与造口周围皮肤缝合处皮肤是否有分离情况。发现异常及时和医护人员沟通，寻找原因。

（2）分离伤口的处理：分离伤口可见新鲜肉芽组织，先用生理盐水棉球清洗黏膜分离处伤口，再清洗造口周围皮肤，最后清洗造口。不可用消毒剂清洗。在上面撒上水胶体粉剂或者水胶体糊剂（吸收渗液，促进肉芽组织生长）。根据分离创面的大小，填上挤干的生理盐水棉球或大小适合的纱布，使创面与周围皮肤尽量保持相平，上面再贴透明贴，透明贴大小根据需要剪用，与造口连接处剪成圆形，透明贴至少要大于分离伤口四周2~3 cm，才有利于固定在皮肤上，在此基础上可贴造口袋。透明贴有高弹性、易贴住、不易脱落等优点，可在创面行成一个相对密闭的环境，既可避免大便污染，又可提供湿性愈合环境，促进肉芽组织生长。若分离伤口较大较深，且有黄色腐肉覆盖伤口，先用0.5%洗必泰碘消毒棉球清洗伤口，尽可能去除坏死组织，用生理盐水清洗后用藻酸盐类敷料填塞分离创面，最后用防漏膏遮挡后贴上造口袋，换药时间依据创面污染情况而定，一般两三天换药一次。

（3）造口袋的选择与更换：造口明显回缩伴造口皮肤黏膜分离者，可选择康乐保凸面底板，附带腰带。采用凸面底板能有效简化造口回缩的护理，利用凸面底板加压于造口周围皮肤，使造口乳头部膨出。造口回缩后易造成排泄物滞积于造口凹陷处，不利于排泄物排出，也增加了皮肤黏膜分离处浸泡在粪水中的机会，不利于伤口的愈合。使用凸面底板后，造口乳头突出，黏膜抬高，周围皮肤下压后，黏膜甚至高出皮肤，改善了回缩的现象。凸面底板必须配合适造口腰带一起使用，腰带可增加对周围皮肤的压力，使底板与皮肤完全接触，周围皮肤下陷明显。腰带的松紧度要适宜，稍偏紧为妥，不影响腹式呼吸。底板圈的大小宜大于肠造口0.5~1 mm，为防止排泄物渗漏至分离创面，在贴底板前可用防漏膏沿造口边缘涂抹一圈，最后用腰带固定。早期创面自溶清创时，每2天更换一次底板，皮肤黏膜分离处全部是红色肉芽组织时，可4天更换一次底板，直至创面愈合。

（4）及时扩肛：考虑到愈合后会出现造口狭窄伴回缩，必须及早扩肛。具体方法是：用食指带上检查手套后涂上石蜡油扩肛，扩肛时注意动作柔软，先在肛门口扩肛，慢慢深入到造口内2~3 cm，每次3~5 min，每日一次。待一小指进入肛门轻松自如后，慢慢增加扩肛手指直径，由小指变为食指或中指。

（5）注意饮食：加强营养，饮食均衡，提供术后机体修复所必需的营养，术后注意饮食卫生，避免腹泻，不然会增加创面污染机会及换药次数，影响创面愈合，增加治疗费用，术后早期进食期间，小量多餐，避免进气体多或者气味大的食物而引起不适，不吃如蘑菇等难消化的食物，以免堵塞造口，有饮食限制的患者要坚持特殊指导，如糖尿病患者，选择糖尿病饮食，并注意监测尿糖变化。

118. 我留置永久肠造口，如何进行开口式造口袋的清洁？

开口式造口袋分为一件式造口袋和两件式造口袋，具体清洁方法如下。

（1）一件式造口袋的清洁：打开造口袋的夹子，先将造口袋中的粪便排空，然后用冲洗器装温水从开口处伸入冲洗造口及造口袋。

（2）两件式造口袋的清洁：先将造口袋的胶环与底板胶环分开后，打开造口袋的夹子，排空粪便，然后用清水清洗。造口袋清洗后可重复使用，清洗时不能用刺激性的碱性物（如肥皂粉）清洗，可用刺激性较弱的清洗液（如小儿沐浴液）清洗。造口袋清洗干净后放在阴凉处干燥。避免放在阳光下晒干，因造口袋的胶袋暴晒后会硬化。

119. 我计划开腹做手术，我有些紧张，手术前我需要做什么准备？

您即将要做手术，紧张是正常的。其实术前真正需要您做的事情并不多，您只需要调整好自己的心态，按照医生的要求去做就很好了。

（1）术前一天须洗澡、禁食禁水、练习深呼吸、练习床上排尿。

（2）术前医生会全面评估您的身体状况（如目前的营养状况和感染情况）、用药情况（如是否使用激素类或生物制剂类药物）、疾病进展（如并发症）等诸多因素，确认您是否可以完成手术，形成手术治疗目标，确定手术方式，敲定手术细节（手术标记，标记造口部位）等，以上这些都是您的医护团队来完成的，您需要配合完成，并给出您的意见和决定即可。

（3）术前肠道准备：术前流质饮食；术前3天适当口服肠道抗生素；术前口服泻剂清洁肠道；术前禁食12 h，禁饮4 h；术前晚清洁灌肠；术前留置导尿及胃肠减压。

120. 我是溃疡性结肠炎患者，术后几天要如何配合？能给我一些指导吗？

手术后您会很辛苦，更需要您的配合，医患的默契配合会减轻您的痛苦，使您早日康复。术后您会面临以下这些问题。

（1）体位：术后在不影响管路通畅的情况下，您可以采取较舒适的体位，但改变体位的幅度不应太大。

（2）口渴：术后很多人都会感到严重的口干、口渴，这与使用麻醉药和术中气管插管有关。但术后要绝对禁水，6 h后方可少量饮水，术后24 h共饮水不超100 mL。

（3）疼痛：术后会疼痛，可以使用止疼泵或静点止痛剂。

（4）体温：术后会有发热，但不会超过 38.5℃，时间不超过三天。

（5）饮食：术后给予肠外或肠内营养，溃疡性结肠炎患者术后 24 h 口服流质饮食，口服营养液，饮食按溃疡性结肠炎饮食要求。

（6）术后锻炼：术后当天即可在床上运动。如缩唇呼吸、抬腿运动、踝泵运动等，鼓励您尽早离床活动，活动时要注意保持引流管的通畅。胃肠道手术后静脉血栓的发生率是很高的，尽早离床活动可减少静脉血栓的发生，还可促进胃肠道功能的恢复。

121. 我是溃疡性结肠炎患者，计划开腹做手术，术后一定会很疼，怎么办？有什么方法可以止疼？

手术后患者忍受剧烈的疼痛那已经是过去的事了。现在有很多方法可以避免术后疼痛。

首先，术中的麻醉会让您在术后 12 h 内感觉不到疼痛，或者仅会感到轻度的疼痛。

其次，术后医生会立即使用止痛的药物，目前用于术后止痛的药物效果很好，能有效减轻疼痛。

最后，如果您对疼痛很敏感，可术前与医生交流，术后还可使用止痛泵，止痛泵能使您完全脱离术后疼痛。

122. 我是溃疡性结肠炎患者，近期要做第二次手术，术后的口渴是我最不能忍受的，有什么办法能减轻吗？

确实，目前很多术后的患者都认为口干、口渴是最难以忍受的。这与麻醉药的副作用和术中气管插管等有关。术后在麻醉药的作用下感觉不到疼痛，而口干、口渴就显得更不能忍受，但术后 6 h 要绝对禁水。为缓解症状，术前唇部可略涂无色润唇膏，术后可用纱布湿润口唇，并覆盖在口唇上，纱布不宜过湿，也不宜过厚，可薄薄一层。术后 6 h 一定要禁水，如饮水超过 10 mL，就会出现严重的恶心、呕吐等胃区不适症状。

123. 术后吃什么会恢复得快一点？

总体上来说，术后饮食应该关注以下事项。

（1）高热能、高蛋白、高维生素、少油少渣膳食。高热能、高蛋白质以补偿长期腹泻而导致的营养消耗，可根据患者消化吸收耐受情况循序渐进地提高供给量。

（2）维生素、无机盐要充足，以补偿腹泻引起的营养丢失。

（3）限制脂肪和膳食纤维：腹泻常伴有脂肪吸收不良，严重者伴有脂肪泻。因此膳食脂肪量要限制，应采用少油的食物和少油的烹调方法。

（4）避免食用刺激性和高纤维的食物，如辛辣食物、白薯、萝卜、芹菜、生蔬果以及带刺激性的葱、姜、蒜和粗杂粮、干豆类等。

（5）少食多餐：为减轻肠道负担，以少食多餐方式补充营养摄入量。

（6）必要时遵医嘱，可采用管饲、肠外营养等方式补充营养。

124. 什么是缩唇呼吸、抬腿运动和踝泵运动？

为了在术后尽快恢复，通常建议患者术后酌情开展下列活动。

（1）缩唇呼吸：从鼻孔吸入空气，嘴唇紧闭，默念1、2、3。吸到吸不动为止再屏住呼吸，随后撅起嘴唇，慢慢呼气，将气体彻底呼出，以同样速度从1数到6（图11-6）。

（2）抬腿运动：平躺在床上。双手放于身后。伸直双腿，双脚并拢慢慢抬起，离床15~20 cm为宜，停留几分钟。重复以上动作，一抬一放为一个来回。可两腿一起做，也可两腿分开做（图11-7）。

（3）踝泵运动：①术后患者平躺在床上，双臂伸直放于身体两侧，双腿自然伸直，双脚靠拢，头放于枕头上，全身放松。②让患者的脚尖及脚面用力向自己的方向勾起，也就是勾脚尖，并保持10~15 s。③让患者再将脚尖向自己身体的反方向，也就是向下，用力向下压，类似芭蕾的动作，在压脚尖的同时要绷直小腿，同样保持10~15 s。④让患者放松小腿部肌肉，将双脚及脚踝关节为圆心，来回做环绕运动。⑤让患者进行左右膝关节的伸屈运动，这也是踝泵运动的一部分，没有固定模式。⑥踝泵运动有些患者可自行完成，如无法自行完成可在护理人员的帮助下完成，切忌一个人鲁莽完成（图11-8）。

第十一章 护理篇

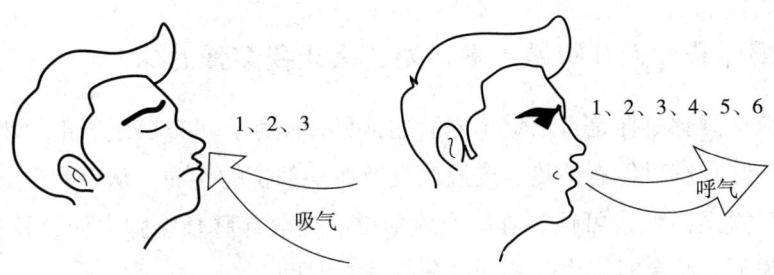

第1步：从鼻孔吸入空气，嘴唇紧闭

第2步：撅起嘴唇，慢慢呼气，如同吹口哨

图 11-6　缩唇呼吸示意图

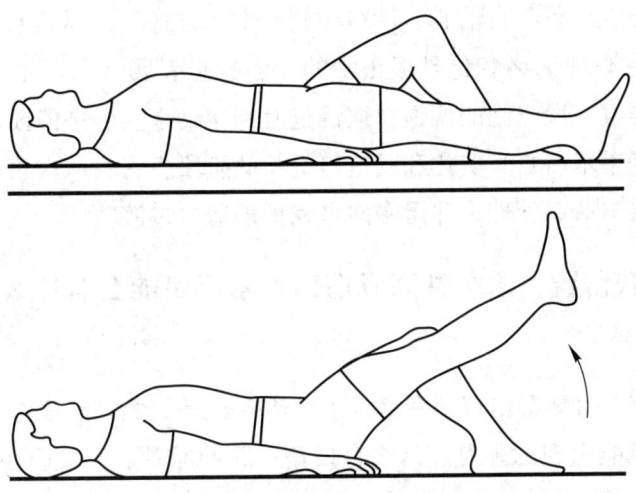

图 11-7　抬腿运动示意图

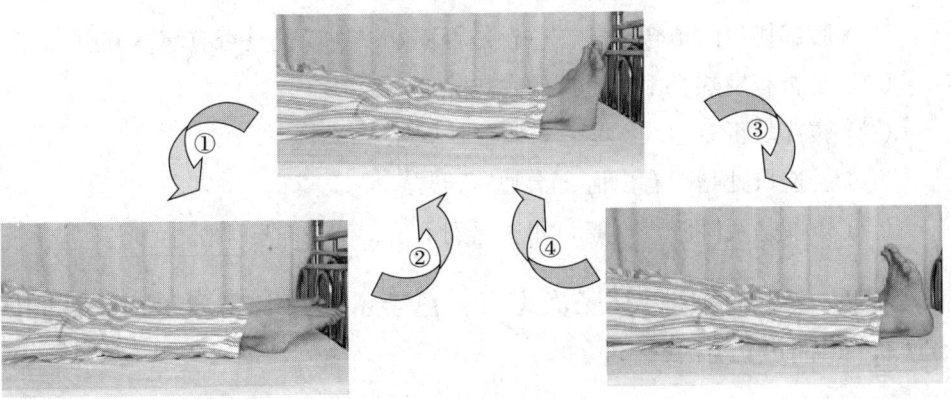

图 11-8　踝泵运动示意图

125. 我今天开腹做手术，为什么让我穿弹力袜？

下肢深静脉血栓是胃肠道手术后的常见并发症，可以表现脚部、小腿或大腿部的水肿，有时伴有低热、皮温改变及血栓部位的疼痛。从手术当天开始穿弹力袜，直至出院，可预防静脉血栓形成。一般穿膝长型弹力袜，只在洗澡、洗脚时脱下，其余时间全部要穿，包括睡眠时间。

126. 肠造口术患者的心理变化是怎样的？

对于肠造口患者来说，造口手术不仅改变正常的生理功能和排便习惯，还影响患者的外观形象、自信心、情绪控制、生活方式、人际关系、婚姻生活等很多方面。有心理情绪变化是很正常的，多数患者肠造口手术前会害怕、紧张、烦躁，经过一段时间的调整，慢慢过渡到接纳事实、平静面对，并开始将注意力转移到手术后自身变化和肠造口上，此阶段患者会从观察护士护理造口到自己逐渐参与造口管理，并慢慢向自我护理造口过渡。

127. 我留置了永久性回肠造口，术后可能会有什么并发症？我需要留心什么？

任何治疗都可能会出现并发症，手术治疗也是如此。溃疡性结肠炎留置永久造口后常可能出现的并发症是吻合口瘘、腹腔脓肿、肠梗阻、造口处出血、静脉血栓、术后癌变等。这些并发症的诊断和处理要由专门医生来完成，作为患者的您还需要留心以下内容。

（1）腹部切口的愈合情况，愈合是否良好，切口处是否有液体流出。

（2）是否有发热，术后正常的发热除外。

（3）腹部是否有包块，是否有腹痛、腹胀。

（4）肠造口处是否有出血、水肿等异常。

（5）下肢是否肿胀、疼痛。如您感到不适，请及时联系医生。

128. 我是溃疡性结肠炎患者，已手术治疗，留置了永久性回肠造口，如何进行自我护理？

一旦接受永久造口手术，造口就将伴随一生。所以，你要了解造口知识，学会自己护理造口，以后的生活才更方便和自信。相关的内容如下。

（1）做好个人清洁卫生，衣着宜适当宽松些，避免腰带压迫造口。

（2）预防粪便渗漏，一旦粪便渗漏，会有臭味并弄脏衣服，皮肤受到排泄物的刺激会有皮炎、甚至并发症的发生。

（3）留心观察造口及其周围皮肤的状况。

（4）选择使用合适的造口袋。

（5）预防肠造口受伤。

（6）逐步开始恢复正常的工作和运动。

（7）饮食，在胃肠道功能恢复的情况下，可恢复术前的饮食规律与习惯，但尽量少食辛辣、刺激性、易激惹的食物与饮料，忌吃产气的食物如洋葱、红薯。

（8）定期随诊。出院不等于完全康复，复诊时间因人而异，一般术后一月左右进行第一次复查，之后遇到问题随时就诊，与医护团队保持紧密的联系。

129. 留置永久肠造口，如何做好个人卫生？

对于留置永久造口的患者，做好个人卫生非常重要，相关内容如下。

（1）肠造口并非伤口，淋浴没有问题，避免花洒直冲造口即可。手术切口愈合后，无论是粘贴造口袋还是撕除造口袋，都可以像以前一样轻松淋浴。不过，尽量不要在浴缸中浸泡。

（2）每次更换一件式或两件式造口袋底盘时，要做好造口周围皮肤的清洁。可用软纸或湿纸巾清洁皮肤，清洁液宜用清水，消毒药水会使造口处皮肤变得干燥而容易破损。

130. 我的肠造口袋漏了，气味很大，让我很尴尬，如何预防粪便泄露？

为防止造口袋渗漏，应做好以下几件事。

（1）随时检查造口底盘，是否发生泄漏，粘贴型的造口袋具有防臭功能，无渗漏时，在排放时才有臭味，持续臭味，要检查造口底盘是否渗漏。

（2）定期排放造口袋。定期排放排泄物并清洁造口袋，一般达到三分之一，最多不超过二分之一就要排放，排泄物成形时宜每次排泄后排放。

（3）及时更换两件式造口底盘或一件式造口袋，回肠造口宜3~5天更换一次，结肠造口宜5~7天更换一次，如发生泄露立即更换，回肠和结肠造口不宜在饭后2~3h内更换造口袋。

（4）如您觉得气味较大时可使用带有活性碳片的造口袋，或在造口袋内放入适量清新剂除味。

131．我刚留置永久性回肠造口，每次更换造口袋都很紧张，要留意些什么？

养成每次排放排泄物和更换造口袋时都留心观察的习惯，相关的内容如下。

（1）要看造口黏膜的颜色是否红润，是否有糜烂、出血、水肿等。

（2）看造口周围是否有脓液、缝线是否脱落等。

（3）看造口周围皮肤是否有发红、破损、变色，是否有疼痛、瘙痒等感觉。

（4）留意造口袋的使用情况、造口底盘的溶解状况，看是否有渗漏。

（5）留心排泄物，检查排泄物的颜色、性质和量。

132．我留置永久性回肠造口，今后离不开造口袋了，如何选择合适的造口袋？

这是个很实际的问题，造口袋种类繁多，选择时应考虑以下因素。

（1）了解自己肠造口的类型，回肠造口的排泄物含大量水分，宜选可排放式造口袋（开口袋），水样便时选泌尿造口袋。横结肠造口排泄物呈糊状或半固体状，宜选可排放式造口袋，乙状结肠造口排泄物多呈固体状，可选不可排放式造口袋（闭口袋），也可选可排放式造口袋。

（2）肠造口的大小及周围皮肤的情况。

（3）是否对皮肤产生刺激或导致过敏，造口袋长期使用，直接接触皮肤易产生过敏。

（4）价钱是否合适，长期使用的消耗品要考虑性价比。

133．我将长期携带肠造口，如何保护它不受伤？

永久性造口会陪伴患者一生，为使它少受伤害，通常应该注意以下内容。

（1）减少造口黏膜的磨损，肠造口突出皮肤表面，高度一般 1~1.5 cm，造口袋容易与造口黏膜发生摩擦，引起黏膜损伤。处理方法：可在造口袋里存放一点气体，或从袋口放入纸巾来避免对造口黏膜的摩擦。

（2）预防衣物或其他外物对造口的损伤，穿宽松的衣物，定时清理造口袋，避免皮带或内裤压伤造口，驾车或坐车必须佩带安全带时，可备软枕保护造口。

（3）避免俯卧睡姿，造口袋 24 h 不离身，俯卧睡觉可能压伤造口，故应避免，建议侧卧和仰卧睡眠。

（4）避免造口被撞击，尽量避免贴身运动，可佩带肠造口保护罩来保护，减少意外受损。

134. 我手术后留置了永久性回肠造口，恢复良好，能开始正常生活了吗？

治疗的目的就是要早日回归正常的工作和生活，在身体状况恢复的情况下，您可重返工作岗位。为了尽快康复和恢复正常生活，需要注意以下事项。

（1）要避免重体力活，以免形成造口旁疝或造口脱垂等。

（2）衣着。肠造口者不需要重新制作他们的衣物，穿回手术前的服装即可。但最好避免穿紧身衣裤（裙），以免摩擦或压迫造口，影响肠造口的血液循环。

（3）沐浴。当手术的切口已愈合，无论是粘贴着造口袋还是脱下造口袋均可选用淋浴。

（4）平时可以酌情参加一些体育锻炼，如太极拳，但避免剧烈的运动以及有身体接触的体育项目，如跆拳道等。如果您要游泳，应做好准备工作，以免造成麻烦。

（5）您也可外出活动或旅行，但在出行前要将造口用品准备充足。外出前做好规划，如在外地急需造口处理或造口用品时，如何想办法找当地的造口机构寻求帮助。旅行可以领略大自然风光，陶冶情操，调节身心。无论坐船、飞机、火车，对肠造口者均不会有影响。但在旅游中要注意：①应携带比平时较多数量的造口袋，以备水土不服，有腹泻的情况发生。同时应将造口用品放在随身行李内，以便随时更换。在飞机上由于压力的变化，胃肠气会多一些，宜使用开口袋或配有过滤的用品。②饮食选择。主要是注意饮食卫生，尽量不改变饮食习惯。最好养成随身自备一瓶矿泉水的习惯，这样既可以保证饮水，也可在有意外时用于冲洗。

（6）性生活。在身体康复的状况下可恢复性生活，但在性生活前双方要做好心理准备和检查工作，确保造口袋贴稳妥、不渗漏，或使用迷你型造口袋。

（7）社交活动。当造口者体力恢复、掌握造口的护理方法后，鼓励您参与各种社交活动，同时鼓励您多参加造口联谊会，在这个组织中可以找到新朋友，互相了解、互相鼓励，交流造口护理的经验和体会，以便减轻造口者的孤独感，激发重新走向新生活的勇气，对促进其心理康复有着积极的作用，以改善生活质量。

135. 我手术治疗后留置了永久性回肠造口，什么时候可以开始过夫妻生活，需要注意些什么？

留置永久性造口后过性生活完全没有问题，但是应该注意以下事项。

（1）一般在造口术后3~6个月，身体复原之后，再过性生活。

（2）性生活前保持造口周围皮肤清洁，更换干净的造口袋，避免胀袋及排泄物因挤压渗漏。

（3）条件允许的患者可进行造口灌洗，因为灌洗后患者一般在24~48 h内无大便排除。

（4）也可佩戴肉色的迷你造口袋或在造口处放置造口栓或纱布。

（5）少吃刺激性及易产气的食物，如豆类、葱、蒜等。

（6）事前放好防护用品，尽可能排除外在影响因素。

（7）可用适量精油熏香或香水除掉异味，为夫妻的性生活创造宽松的环境和良好的氛围。

（8）配偶的理解和配合对患者身心康复至关重要。因此，在做好患者心理护理的同时，也要做好其配偶的心理指导。让其了解疾病并不意味着性生活的终结，消除患者及配偶的错误认识，如认为疾病可能传染、手术后性功能不可能恢复、性交可以引起疾病复发等。应鼓励患者与配偶加强交流，把自己对性生活的理解及需求及时说出来，在性生活过程中赞美对方，表达自己最满意的地方，以避免两人间不必要的误会。女性患者进行性生活的过程中，应使用润滑剂并注意体位的选择，避免压迫会阴部疤痕组织引起性交痛。

136. 我留置了永久性回肠造口，准备过夫妻生活，造口灌洗应该怎么做？

结肠造口灌洗是一种在适当的时间定期将适量的温水由结肠造口慢慢灌入肠内促进结肠加速蠕动，将大肠内的粪便排除体外的操作。灌洗后患者一般在 24~48 h 内无大便排除，可以增加性生活的舒适性。结肠造口灌洗适用于单腔结肠造口者，具有相当文化修养且对造口有较多认识、身体情况良好、居家环境较好的患者，不适用于年老体弱、暂时性结肠造口、造口脱垂或造口周围旁疝并发症、结肠持续性病变（如广泛的憩室炎、放射性结肠炎、结肠炎等）增加肠穿孔的危险、化疗期间、盆腔或腹部放射治疗期间、全身系统疾病（如关节炎、帕金森病、瘫痪）等情况。

结肠造口灌洗需要准备的物品包括：带有胶管和水流调节器的灌洗袋；灌洗圆锥头；底盘、袖带、腰带、夹子；量杯、温水（36~38℃）约 1 000 mL、润滑剂、温度计、草纸、清洗擦；造口袋（如迷尔袋）和纱布；清洁水源、排粪盛器。

结肠造口灌洗实施的具体步骤如下。

（1）接好灌洗装置（集水袋与灌洗圆锥头连接），将水注入集水袋内。

（2）排气。

（3）调整水压。

（4）撕除造口袋，清洁造口及造口周围皮肤，装上袖带，安装腰带。

（5）润滑和插入灌洗锥头（第一次灌洗时，造口治疗师应用食指探查肠造口，了解肠造口的方向，同时也指导患者自探）。

（6）灌入液体。

（7）灌洗完毕，关闭调节器开关，停留 3~5 min 后拔除灌洗圆锥头。

（8）粪水完全排空后，除去袖带，清洁造口并戴上造口用品和遮盖物。

（9）清洁好灌洗物品。

结肠造口灌洗时的注意事项如下。

（1）每次灌洗要在当天同样时间前后 2~3 h 进行。

（2）开始灌洗的第 1 周连续每天灌洗。

（3）大约 6 周内，每次灌洗后患者仍需佩戴合适的造口袋，预防在灌洗间隔时间内有粪便流出。

137. 我有永久肠造口，我可以做什么运动，运动时需要注意什么？

一般来说，造口术后 6 周内避免剧烈运动，在这段时间里，慢速步行是一种很好的选择，应该从短距离的步行开始，逐渐增加距离，以增强耐力和恢复信心。

游泳是一种受欢迎的、推荐的锻炼方式，应选择安静清洁的泳池，确保游泳前只吃一顿清淡的食物，然后在进入水中之前先把造口袋里的东西放空。患者还应该放心，覆盖造口的材料是防水的，不会吸水。此外，选择一件合适的、可以装造口袋的泳衣也很重要。

进行腹部肌肉的锻炼很有必要，增强腹壁肌肉可以降低造口旁疝的发生率。腹部肌肉运动应该慢慢地进行，以免使自己紧张。为预防造口旁疝，患者在运动过程中需要穿一件具有支持作用的衣服或者绑腹带来支撑腹部肌肉。

其他运动如自行车、橄榄球、足球或摔跤，需要佩戴额外的肠造口保护罩，这是一种塑料的保护装置，它直接放置在造口处，由一个可调节的皮带固定在患者的身体周围，并适应一个舒适的位置。可防止造口袋移位，保护造口免受创伤。每次运动后更换造口袋。

138. 切除全大肠后，溃疡性结肠炎就治好了吗？

溃疡性结肠炎累及的部位就是大肠，从这个角度来看，切除全大肠后溃疡性结肠炎就是治好了。但是，切除了全大肠后，还有储袋及造口的一系列问题，这些问题有时候同样非常麻烦。因此，手术切除全大肠后，溃疡性结肠炎是彻底铲除了，但是，仍然有很多麻烦的问题，你应该有心理准备。

139. 如何预防溃疡性结肠炎的复发？

溃疡性结肠炎是慢性复发性疾病，目前无法治愈，而且复发也是不可避免的。但是，注意以下几个方面，可以减少复发。

（1）学会面对挑战、应对压力，乐观的生活态度是预防溃疡性结肠炎复发重要的心理因素。

（2）合理平衡的膳食，良好的生活习惯如充足的睡眠、规律的体育锻炼，是预防溃疡性结肠炎复发重要的行为因素。

（3）遵从医嘱按时吃药、定期随访、及时获得专科医生的指导，是预防溃疡性结肠炎复发重要的外在因素。

哈尔滨医科大学附属第二医院消化内科　邢　慧

东部战区总医院普通外科研究所　叶向红　徐金中

南方医科大学南方医院消化内科　王莉慧

中南大学湘雅二医院消化内科　张　华

哈尔滨医科大学附属第二医院消化内科　李　惠

郑重声明

高等教育出版社依法对本书享有专有出版权。任何未经许可的复制、销售行为均违反《中华人民共和国著作权法》，其行为人将承担相应的民事责任和行政责任；构成犯罪的，将被依法追究刑事责任。为了维护市场秩序，保护读者的合法权益，避免读者误用盗版书造成不良后果，我社将配合行政执法部门和司法机关对违法犯罪的单位和个人进行严厉打击。社会各界人士如发现上述侵权行为，希望及时举报，本社将奖励举报有功人员。

反盗版举报电话　（010）58581999　58582371　58582488
反盗版举报传真　（010）82086060
反盗版举报邮箱　dd@hep.com.cn
通信地址　北京市西城区德外大街4号　高等教育出版社法律事务与版权管理部
邮政编码　100120